高等教育医学专科系列规范化教材

供医学专科层面临床、护理、口腔、影像等专业使用

生 理 学 （第三版）

SHENGLIXUE

主编　孔旭黎　陈　悦

郑州大学出版社

郑州

图书在版编目(CIP)数据

生理学/孔旭黎,陈悦主编. —3 版. —郑州:郑州大学
出版社,2008.5(2017.11 重印)
高等教育医学专科规范化教材
ISBN 978-7-81106-813-9

Ⅰ.生…　Ⅱ.①孔…②陈…　Ⅲ.人体生理学-医学院校-
教材　Ⅳ.R33
中国版本图书馆 CIP 数据核字(2008)第 043133 号

郑州大学出版社出版发行
郑州市大学路 40 号　　　　　　邮政编码:450052
出版人:张功员　　　　　　　　发行部电话:0371-66966070
全国新华书店经销
虎彩印艺股份有限公司印制
开本:787 mm×1 092 mm　1/16
印张:18
字数:440 千字
版次:2008 年 4 月第 3 版　　　　印次:2017 年 11 月第 7 次印刷

书号:ISBN 978-7-81106-813-9　　　　定价:36.00 元

编 委 会 名 单

高等教育医学专科系列规范化教材

编委名单 《生理学》（第三版）

主　　编　　孔旭黎　　陈　悦

副主编　　齐建华　　张新增　　林雪霞　　郜恒友

　　　　　　樊红亮

编　　委　　马凤巧　　刘　芳　　杨永杰　　秦　冰

　　　　　　贾豫芳　　鲁　颖　　樊志刚　　翟喜荣

编 写 说 明

　　随着卫生事业的蓬勃发展,特别是城镇职工基本医疗保险、城镇居民基本医疗保险和新型农村合作医疗制度的全面推进,与之相配套的城乡各级医疗卫生机构进一步得到加强和完善,需要不断补充各级各类医疗卫生专业技术人员,因而各类大专层次的医学教育,如普通专科、成人、高职高专等教育模式得到不断扩展和完善。如何使这一层次的医学教育适应形势和人才培养的要求,如何建设与之相适应的规范化教材,使之更科学、更实用、更具特色、更易于教师参考和学生学习,就显得尤为重要。

　　为此,郑州大学出版社特邀河南省卫生厅、郑州大学医学院、河南大学医学院、河南科技大学医学院、黄河科技学院、河南职工医学院、南阳医学高等专科学校、商丘医学高等专科学校、邢台医学高等专科学校、邵阳医学高等专科学校、广州医学院、郑州澍青医学高等专科学校、郑州市卫生学校、洛阳市卫生学校的领导和有关专家,共同磋商,成立了本套教材第三版的编审委员会,统一了编写指导思想和编写方案并确认了各科教材的主编、副主编和编委。

　　本套教材由《医用化学》、《医用物理学》、《生物化学》、《生理学》、《病理生理学》、《组织学与胚胎学》、《医用信息技术》、《医学遗传学》、《医学免疫学与病原生物学》、《病理学》、《药理学》、《预防医学》、《人体解剖学》、《医学法学》、《医学心理学》、《内科学》、《外科学》、《诊断学》、《妇产科学》、《儿科学》、《眼·耳鼻咽喉·口腔科学》、《皮肤性病学》、《中医学》、《精神病学》、《神经病学》、《传染病学》、《急诊与康复医学》、《临床营养学》、《医学伦理学》等组成,并在第二版的基础上增加了医学人文素养教育的课程和专科教育新增教育内容。

本教材的编写是以卫生部制定的各学科教学大纲为准绳,并参照卫生部新近颁布的《临床执业助理医师考试大纲》的要求,以科学性、新颖性和实用性为出发点,考虑成人教育、普通教育和职业教育的特点,突出了其培养实践能力的素质教育内容并注意相互之间的呼应和衔接。在编撰过程中还遵循现代医学模式的转换,在某些内容上淡化学科界限,融汇新概念和新技术,起到了举一反三的效果,体现了当前医学高等教育改革的精神。本套教材在形式、结构、语言叙述等方面力求一致,其撰写人员都长期工作在教学第一线,具有较丰富的教学经验,在撰写过程中他们将多年的教学经验融入其中,使其达到"学生易学"、"教师易教"和"疑惑易解"的效果。

本套教材适合各高等医学院校普通专科教育、成人专科教育、职业教育等专科层面的教学使用。

本套教材虽经出版各环节认真雕琢,但不当之处在所难免,希望在教学过程中,各位教师和学生及时反馈批评和建议,以便修订和再版,使之更为完善。

高等教育医学专科系列规范化教材编审委员会
2007 年 10 月

前　言　《生理学》（第三版）

　　生理学是各类医学专业的专业基础课程之一,通过学习生理学,使学生掌握人体各个系统、组织器官和细胞的正常功能、活动过程和产生机制,为学习后续课程打下良好的基础。

　　编写本教材的目标是使学生通过学习达到专科学历应有水平,并为读者通过国家临床职业医师资格考试奠定基础。为此,本教材依据国家对高职高专类院校人才培养目标,教材的深度和广度与传统的临床医学大专教材相当,涵盖国家临床职业医师考试大纲规定的全部内容。

　　本教材在保证生理学基本内容基础上,力求突出重点、简洁明了,突出教材的科学性和应用性,力求内容与临床实践相结合。在编写过程中,注重精选内容,内容编排循序渐进,深入浅出。内容的深度以器官水平研究为主,形态结构、公式推导、测量方法不写或少写,适当增加直观、简明的图和表。参考资料以国内出版的教材为主,并且参考国家临床职业医师资格考试大纲要求。为了使读者能够明确本章节的学习重点,在每一章的首编写了“学习目标”,以便学生掌握重点,结尾附设“思考题”,以培养学生思考问题和分析问题的能力。

　　本教材的编写者来自全国八所院校的教师,他们长年工作在生理学教学第一线,具有丰富的教学经验,并将各自的教学经验和体会融入本教材中。本教材在编写过程中,参考了国内出版的生理学及有关书籍,这些书籍给我们许多启示和参考,在此对这些书籍的作者表示感谢。

　　出于水平有限,教材中难免存在不足之处,恳请广大教师和同学们给予批评、指正。

孔旭黎　陈　悦

2008 年 3 月

前　言

（第二版）

　　本书为 2000 年出版的大专教材。2000 年底由郑州大学出版社组织召开了全省医学院校教材工作会议,决定在使用几年后再版这部统一规划教材。再版的《生理学》更加侧重于基本知识与基本理论,考虑方方面面学生的基础水平,更加注重独立思考能力及自学能力。

　　本书与第一版相比较,章节没有大的变更,为便于学生自学,在每一章后面添加了思考题,供学生参考。

　　编写人员是来自郑州大学、河南大学、河南职工医学院生理教研室的老师们,非常感谢他们在百忙之中参与编写工作。

　　由于认识和水平有限,书中难免会有不到之处,请读者们给予批评和指正。

章茜
2003 年 5 月

前　言

（第一版）

本书为生理学大专教材,是河南省医学院校生理同行们的一部集体作品。

1999 年 5 月,由河南医科大学出版社组织召开了全省医学院校教材工作会议,根据全国高等专科统编教材、自编教材的编写以及使用情况,决定编写一套面向全省各医学院校高等职业教育专科学生和成人教育三年制大专学生的统一规划教材,培养具有大专水平的医学科技人才。与本科教材不同,本书贯彻少而精的原则,并非单纯本科教材的浓缩本、非统编教材的翻版。它侧重于基本知识与基本理论,注意科学性、逻辑性、启发性及先进性(适当反映重要的新进展),有助于培养学生科学思想能力、独立思考能力及一定的实际工作能力。

本书以《助理医师资格考试纲要》作为编写大纲,共计十二章。第一章绪论,概述了生理学最基本的概念;第二章、第三章分别论述了细胞外液最活跃的部分——血液的基本功能,由此引出了内环境稳态的生理意义;第四章至第十章论述了机体各系统器官的功能和调节。与其他生理学教材最明显不同的是将衰老写进了生理学,这是依照《助理医师资格考试纲要》制定的,再者,衰老也是机体的自然发展过程,作为生理学的一个章节来体现,也是很有意义的。为便于专科学生自学,特别在每章后面编写了"内容要点"。

编写本书的人员来自河南医科大学、新乡医学院、河南职工医学院、开封医学高等专科学校的中青年教师(教授、副教授、讲师),虽然他们在教材编写上还存在一些不足,却也有着几十年的教学经验,本书的主编也都曾担任过其他教材及专著的主编,在本书的内容精选上融入了他们许多的体验。

本书请河南医科大学生理学李鸿勋教授担任主审。此外,也要对河南医科大学、新乡医学院、河南职工医学院、开封医学高等专科学校全体生理学同仁的支持,深表谢意!

章茜

2000 年 6 月

高等教育医学专科系列规范化教材

目 录 《生理学》（第三版）

▪第一章

▪绪　论

学习要点

1. 掌握人体功能活动的调节：神经调节、体液调节、自身调节。

2. 熟悉反馈的概念及生理意义。

3. 了解人体生理学的研究内容、研究方法，人体生理学与医学的关系。

第一节　生理学的研究内容和方法

一、生理学的研究内容

生理学（physiology）是以活的人体，以及组成人体各个系统的器官、细胞和生物分子为研究对象的一门科学，其研究内容是人体各个系统、组织器官和细胞的正常功能、活动过程和产生机制，以及机体内外环境变化对它们的影响，从而掌握机体各部分功能活动的互相协调、互相制约，维持正常生命活动过程的规律。

二、生理学研究的三个水平

生理学是一门实验性科学，也就是说，生理学的知识主要是通过实验获得的。生理学真正成为一门实验性科学是从17世纪开始的。在此之前，一些经典医学著作对人体器官的生理功能进行描述，但这些描述只是通过尸体解剖和动物活体解剖对器官功能的推测。17世纪初，英国Harvey首先在动物身上用活体解剖和科学实验的方法研究了血液循环。1628年,Harvey的著作《心与血的运动》出版,是历史上第一本基于实验证据的生理学著作。

生理学在研究生命现象的机制时,需要从各个不同水平提出问题进行研究。根据研究的层次,生理学研究基本可以分成三个水平。①整体水平的研究是以完整的机体为对象,即在整体情况下,研究体内各器官、系统的相互联系和相互作用,各个功能相互协调,以及机体与环境之间的相互作用。②器官和系统水平的研究着重于阐明器官和系统的功能及其影响因素。例如,在进行血液循环系统生理功能的研究时,需要阐明心脏各部分如何协同活动、心脏如何射血、血管内血液流动的规律等问题。③细胞和分子水平的研究是研究细胞和构成细胞的各种生物大分子的物理化学特性。例如肌肉细胞收缩时,肌细胞特殊的蛋白质排列方式发生变化的过程。

三、生理学的研究方法

生理学知识来源于医学实践和生理学实验,而现代生理学知识的获得则更多地来自生理学实验。根据实验对象的不同,生理学实验可分为动物实验和人体实验。

(一) 动物实验

生理学实验往往会给机体带来一定的损害,甚至危及生命,因此许多生理学实验不能在人体上进行,只能以动物为实验对象。由于人和动物机体的结构和功能有着许多相似之处,研究者可以利用从动物实验中获得的生理学知识来探讨人体的某些生理功能,但是,人类与动物有着明显的质的差别,因此在应用动物实验资料时,必须注意加以区别,不能简单地把它们套用于人体。生理学所用的动物实验,可分为急性动物实验和慢性动物实验。

1. 急性动物实验   又可分为离体实验和在体实验两种方法。离体实验法是从活着的或处死后不久的动物身上分离出所需的器官、组织或细胞,并将它们置于一个类似于体内的人工环境中,在短时内保持其正常生理动能,直接观察离体器官、组织或细胞的某些功能。如取出蟾蜍的心脏,在人工环境下作离体灌注;用以研究各种离子和药物对心肌收缩力的影响。在体实验法是动物在麻醉条件下;采用一定的手术过程将所要研究的部位暴露出来,以便进行直接的观察和记录。例如在麻醉家兔的颈总动脉中进行颈动脉插管术,记录其动脉血压,观察电刺激某些神经或静脉注射某些药物对血压的影响。

2. 慢性动物实验   是以完整、清醒的动物为研究对象,保持外界环境尽可能接近于自然状态,在较长时间内连续进行观察的一种实验方法。实验前,动物往往需经过某些预处理,例如实验前先进行无菌外科手术,把所需研究的器官露出体外,或摘除,或破坏某种器官、组织,待动物手术康复后,在清醒状态下,观察暴露器官的功能,或观察摘除或破坏某器官、组织后产生的功能紊乱等。例如在对唾液分泌调节的研究,可预先经手术把唾液腺导管开口移至颊部皮肤,在手术康复后进行实验时,就能十分方便地从体表收集到唾液腺分泌的纯净唾液。慢性实验法适用于观察某一器官或组织在正常情况下的功能活动以及在整体中的地位,但不宜用来分析某一器官生理过程的详细机制,以及与其他器官之间的具体关系。

（二）人体实验

借助动物实验来了解人体生理功能固然十分必要,但动物实验所获的资料不能直接应用于人体,所以将动物实验的成果过渡到人体实验仍是必不可少。然而,以人体为对象的实验必须在无创伤的前提下进行,所以人体实验在很大程度上受到限制。目前人体实验方法主要有实验室观察和调查研究。一些特殊条件下人体生理功能变化的资料大多数是在人工创造的实验环境中以人体为实验对象获得的。人体调查研究是以群体为对象进行的,例如中国人的生理正常值就是通过对大量人群的调查、测量和统计得到的。

总之,各种实验方法各有利弊,因此应根据实际情况,如实验的目的、对象和条件选择采用哪种方法进行研究。

第二节 人体生理功能的调节

人体生理功能的调节是指当机体处于不同的生理情况时,或当外界环境发生改变时,体内一些器官、组织的功能活动会发生相应的改变,使机体能适应各种这些变化,使被扰乱的内环境重新得到恢复。人体生理功能活动的调节方式主要有三种,即神经调节(nervous regulation)、体液调节(humoral regulation)和自身调节(autoregulation)。

一、神经调节

神经调节是指通过神经系统的活动而完成的调节方式。神经系统活动的基本过程是反射(reflex),反射的结构基础是反射弧(reflex arc)。反射弧由五个基本部分组成,即感受器、传入神经纤维、神经中枢、传出神经纤维和效应器。反射弧在结构和功能上的完整性对于完成反射活动至关重要,反射弧任何一个环节被阻断,都将导致该反射不能进行。

反射弧中的感受器部分能够感受体内某部位或外界环境的变化,并将这种变化转变成一定的神经信号,通过传入神经纤维传至相应的神经中枢,神经中枢对传入信号进行分析,并作出反应,通过传出神经纤维改变效应器的活动(图1-1)。例如,在生理状态下动脉血压保持相对稳定,当动脉血压高于正常时,主动脉弓和颈动脉窦压力感受器能感受血压的变化,并转变为神经冲动,通过传入神经纤维到达延髓的心血管中枢,心血管中枢对传入的神经信号进行分析,然后通过迷走神经和交感神经传出纤维,改变心脏和血管的活动,最后使动脉血压回降,该反射称为降压反射,此反射活动对于维持动脉血压的稳态起着重要的作用。又如进食时,一方面通过咀嚼肌以及舌部肌肉有节奏的、密切配合的舒缩运动,另一方面又引起唾液、胃腺、胰腺等分泌消化液,为食物进入胃和小肠继续消化做好准备。这些活动的发生,是由于食物刺激了舌和口腔黏膜的感受器,感受器将兴奋转换成神经冲动,并通过传入神经传到调节这些活动的神经中枢,传入信息在中枢经过分析处理后,由中枢发出的神经冲动,再由传出神经将信息传送到咀嚼肌群和有关消化腺,最终产生协调一致的消化活动。在以后的各章中,还会具体讲述神经系统对机体某种生理功能的调节过程。

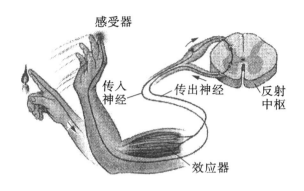

图 1-1   反射弧的组成示意图

人和高等动物的反射可分为非条件反射和条件反射两类。非条件反射和条件反射具有不同的特点,它们的主要特点见表 1-1。

表 1-1   条件反射与非条件反射的主要特点

非条件反射	条件反射
先天遗传,无需训练	后天经过训练获得,有个体差异
反射弧比较固定、不变或少变	反射弧易变,可以新建、消退、分化
数量有限	数量无限
适应性有限	具有精确而完善的高度适应性
多与维持生命的本能活动有关	使机体更能适应生存环境的变化

在非条件反射中,刺激性质与反应之间的因果关系是由种族遗传因素决定的。条件反射是在非条件反射基础之形成的,是人或高等动物个体在生活过程中根据个体所处的生活条件而"建立"起来的。因而刺激性质与反应之间的关系不是固定的,而且是后天获得的,也是灵活可变的。例如,在动物实验中,狗吃食物时有唾液分泌,这是非条件反射,而铃声则不能引起唾液分泌,但若在每次饲喂这条狗时,都预先或同时伴有铃声,在铃声与食物两种刺激多次结合以后,单有铃声而不伴有食物也能引起唾液分泌。条件反射形成的原因是,在一定条件下建立了由铃声引起唾液分泌的反射,铃声则由"无关"刺激变成了条件刺激。通过建立条件反射,可以使大量无关刺激成为预示某些环境变化的信号,从而扩大了人或动物适应环境变化的能力。

二、体液调节

体液调节是指通过体液中某些化学物质而完成的调节方式。这些化学物质种类很多,主要是指内分泌腺细胞分泌的激素(hormone)。体内大多数激素由相应的内分泌腺分泌入血液,再运输到效应器官,改变细胞的功能活动。

另外,由组织细胞产生的一些化学物质和代谢产物,如腺苷、激肽、组胺、CO_2、H^+ 等可以扩散到邻近组织细胞,改变其活动,例如,当心肌活动增强时,心脏冠状血管周围组织中能产生腺苷,它使冠脉血流增加,从而与心脏活动的增强所适应。

体内大多数内分泌腺或内分泌细胞直接或间接受到神经系统的调节,因此,体液调节成为神经调节传出环节的延伸,例如,交感神经兴奋时,肾上腺髓质分泌肾上腺髓质激素(肾上腺素和去甲肾上腺素)增加,肾上腺髓质激素通过血液运输,调节细胞的活动。因此,又将此调节方式称为神经-体液调节(图1-2)。

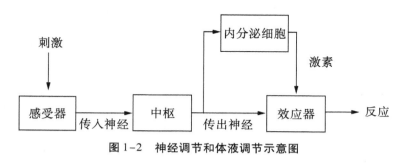

图 1-2 神经调节和体液调节示意图

三、自身调节

自身调节是指组织细胞在不依赖神经调节或体液调节情况下,细胞自身可以对刺激发生的适应性反应。例如,当小动脉的灌注压力升高时,对血管壁的牵张刺激增加,小动脉的血管平滑肌就收缩,使小动脉的口径缩小,血流量不致增大,从而维持组织局部血流量的相对恒定。

比较以上三种调节方式的特点,神经调节的特点是作用迅速而准确,作用部位较局限,作用时间短暂,在生理功能的调节起主导作用。体液调节的特点是作用启动缓慢,作用部位较广泛,作用时间持久,主要调节新陈代谢、生长发育、生殖等生理过程。自身调节的范围较小,对生理功能的调节作用不大。正常情况下,三者相互配合使生理功能调节更趋完善。

第三节 生理功能的反馈调控

人体内存在着各种控制系统。前面在神经调节中已经描述了反射活动的过程,当外界刺激作用于感受器,经过反射弧的传送,最终到达效应器,改变了效应器的活动,此时反射活动并未结束,因为在人体内存在着特殊的感受装置,能够将效应器活动情况的信息又传回到神经中枢,改变神经中枢的活动状态,从而纠正反射活动中出现的偏差,经过这种在中枢和效应器之间的信息往返,使反射活动更加精确和协调。因此,神经调节并不是通过一个开环通路,而是通过一个闭合环路来完成的,这个闭合环路具有自动控制的能力。也就是在控制部分和受控部分之间存在着双向的信息联系,即控制部分发出控制信息到达受控部分,受控部分也不断有信息送回到控制部分。控制部分发出信息可以改变受控部分的状态;同时,受控部分不断有信息送回到控制部分,纠正和调整控制部分对受控部分的影响,这样才能达到精确的调节。

体液调节也是在闭合环路的基础上进行的。在体液调节中,激素的化学信息调节效应组织细胞的活动,同时,效应组织细胞所产生的效应又通过不同的途径影响着激素的分泌,如胰岛素能降低血糖,反过来,血糖的浓度又是调节胰岛素分泌的重要因素。

综上所述,反馈控制系统是一个闭环系统,即控制部分发出信号使受控部分发生活动,受控部分则发出反馈信号返回到控制部分,使控制部分能根据反馈信号来改变自己的活动,从而对受控部分的活动进行调节。在反馈控制系统中,根据反馈信号对控制部分活动的控制方式,将反馈分为负反馈(negative feedback)和正反馈(positive feedback)。负反馈是指受控部分发出的信息反过来减弱控制部分活动的控制方式。正反馈是指受控部分发出的信息反过来加强控制部分活动的控制方式。在人体内负反馈数量多,并且作用极为重要,其生理意义在于维持机体生理功能的相对稳定。例如,在生理状态下动脉血压保持相对稳定,当动脉血压高于正常时,分布在主动脉弓和颈动脉窦的压力感受器兴奋,通过传入神经,抑制延髓的心血管中枢的活动,使心脏和血管的活动减弱,动脉血压回降,此反射称为降压反射,它对于维持动脉血压的稳态起着重要的作用。正反馈数量较少,其生理意义在于促使某一生理过程加速进行,很快达到高峰并发挥最大作用。例如,在正常分娩过程中,子宫收缩导致胎儿头部下降并牵张子宫颈,通过反射活动使子宫收缩加强,使胎儿头部继续下降,加强对子宫颈的刺激,使子宫收缩进一步加强,如此反复,直至胎儿娩出。

（孔旭黎）

■第二章

■细胞的基本功能

学习要点

1. 掌握内容

(1)细胞膜的物质转运四种形式的概念、特点。

(2)静息电位的概念和产生机制。

(3)动作电位的概念、产生机制和特点。去极化、复极化、反极化、超射的概念。

(4)刺激、反应、阈值、兴奋性、阈刺激、阈电位的概念。

(5)神经-骨骼肌接头处的兴奋传递过程、特点及影响因素。

2. 熟悉内容

(1)局部反应的概念和特点。

(2)兴奋在神经纤维上传导方式。

(3)兴奋-收缩耦联的概念,钙离子在耦联中的作用。

3. 了解内容

(1)骨骼肌的细微结构。

(2)肌肉收缩的肌丝滑行理论。

(3)肌肉收缩负荷及收缩方式。

细胞是人体的基本构造单位。一百多年前,科学家发明了显微镜并促成了细胞的发现,由于细胞的发现,使人们对细胞的结构、功能、发育和分化进行更深入的研究。近20年来,人们通过对细胞中各种细胞器的结构和功能的分子水平研究,进一步阐明了物种进化、生物遗传、新陈代谢,以及生长、发育、繁殖、衰老等最根本的生物学现象。本章重点讨论,细胞膜对不同物质的转运功能,细胞膜对不同离子通透性能改变所产生的细胞生物电现象,以及细胞之间信息传递的方式,最后讨论骨骼肌细胞如何在细胞生物电的作用下出现机械性收缩活动。

第一节　细胞膜的物质转运和信号转导功能

　　细胞膜是细胞的屏障和门户,细胞膜的功能可归纳为以下几方面。①屏障作用:细胞膜将细胞内容物和细胞外环境分隔开来,使细胞能相对独立地存在于环境之中,从而维持细胞内的微环境相对稳定。②物质转运功能:细胞膜在细胞与外界物质交换过程中具有重要作用。通过细胞膜的物质转运功能,细胞可从细胞外获得营养物质并将代谢产物排出。③信息的转导作用:细胞膜可接受环境变化的刺激,并将外界的信息转导入细胞内。此外,细胞膜还与机体的免疫、代谢调控、细胞识别、细胞的分裂、分化等过程有密切的关系。

一、细胞膜的分子结构

　　在电镜下细胞膜分为内、中、外三层结构,厚约 7.5 纳米(nm)。内外两层为电子密度高的暗带,厚度各为 2 nm,中层为电子密度低的明带,厚度为 3.5 nm,因此就形成暗–明–暗的图像。细胞膜主要由脂类和蛋白质构成,此外,还含有少量的糖类。20 世纪 70 年代初期,Singer 和 Nicholson 提出细胞膜的液态镶嵌模型学说,其基本内容是:细胞膜以液态的脂质双层分子为基架,其中镶嵌有不同分子结构、不同生理功能的蛋白质分子。脂质双分子层中磷脂分子有两个极,一端为亲水极,朝向细胞膜的外表面和内表面,另一端为疏水极,朝向双分子层内部。膜脂质的这种结构使它具有较好的稳定性和流动性。镶嵌于膜上的蛋白质主要以 α-螺旋或球形蛋白质的形式存在,有的贯穿整个脂质双分子层,两端露出膜内外;有的则靠近膜内侧或膜外侧。细胞膜所含的糖类以共价键的形式和膜脂质或蛋白质结合,形成糖脂和糖蛋白,这些糖链绝大多数裸露在膜外侧(图 2-1)。细胞膜所具有的各种功能,在很大程度上决定于细胞膜上所含有的蛋白质,而细胞膜中的蛋白质的分子构象或构型,是就决定其功能主要因素。例如,细胞膜的载体、通道和离子泵等膜蛋白与细胞的物质跨膜转运有关,而细胞膜外侧的糖蛋白与细胞的识别功能和接受化学刺激有关。总之,镶嵌于细胞膜上的蛋白质可以转运物质、传递信息,从而影响细胞的生理功能。

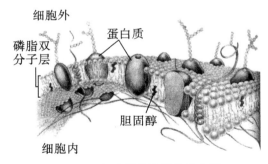

图 2-1　细胞膜分子结构示意图

二、细胞膜的物质转运功能

　　细胞要进行新陈代谢,就必然有许多物质进出细胞,这包括各种营养物质、代谢产物、维生素、O_2、CO_2,以及 Na^+、K^+、Cl^-、Ca^{2+} 等离子。这些物质大多数是水溶性的,很少能直接通过细胞膜的脂质双分子层,它们进出细胞都与镶嵌于细胞膜上特定的蛋白质有关。

由于被转运的物质理化性质不同,因而转运的形式也不同。常见的细胞膜物质转运形式有以下四种。

(一)单纯扩散

脂溶性的小分子物质从细胞膜高浓度一侧向低浓度一侧移动的过程称为单纯扩散(simple diffusion)。这是一种单纯的物理过程,由于细胞膜主要由脂质分子构成,而体液中脂溶性的物质并不很多,所以通过单纯扩散的物质较少,其中比较肯定的有 O_2 和 CO_2 和 NH_3 等气体分子。单纯扩散的特点是,被转运的物质是顺浓度差进行的,不需要提供能量,没有细胞膜上蛋白质的参与。物质扩散量的多少用扩散通量表示,即每秒通过每平方厘米平面的摩尔或毫摩尔数 $[mol/(s \cdot cm^2)$ 或 $mmol/(s \cdot cm^2)]$。被转运物质在细胞膜两侧的浓度差是物质扩散的动力,浓度差愈大,扩散通量愈大。

(二)易化扩散

非脂溶性或脂溶性低的物质,借助于细胞膜上的运载蛋白或通道蛋白的帮助,从膜的高浓度一侧向低浓度一侧转运的过程称为易化扩散。通过易化扩散方式进行跨膜转运的物质有葡萄糖、氨基酸、K^+、Na^+、Ca^{2+} 等。根据细胞膜蛋白质特性不同,易化扩散可分为载体转运(carrier transport)和通道转运(channel transport)两种类型。

1. 载体转运 载体转运是以载体为中介的易化扩散。载体是指细胞膜上具有运载功能的蛋白质分子,这些蛋白质分子上有一个或数个能与某种转运物相结合的位点。在细胞膜的高浓度一侧,这些位点能与被转运的物质相结合,然后可能通过其本身构型的变化而将该物质运至膜的另一侧,然后,被转运物和载体分离,从而完成转运。载体完成物质转运后恢复原来结构,供下次使用(图2-2)。某些小分子亲水性物质,如葡萄糖、氨基酸就是靠载体转运进出细胞的。载体转运具有以下特点。①高度特异性:一种载体只能转运某种特定物质,如葡萄糖载体只能转运右旋葡萄糖,不易转运左旋葡萄糖。②饱和现象:载体转运物质的能力有一定的限度,当膜一侧被转运物的浓度增加至一定限度时,再增加其浓度并不能使转运量随之增加,即达到了饱和。其原因是载体蛋白质分子的数目和结合位点的数目是有限的,所以,当转运某一物质的载体已被充分利用时,转运量不再随被转运物质的浓度增高而增加。③竞争性抑制:即当一种载体同时转运两种结构类似的物质时,当其中一种物质浓度增加时,将导致另一种物质的转运量减少。这一现象的产生也是由于载体结合位点有限的缘故。

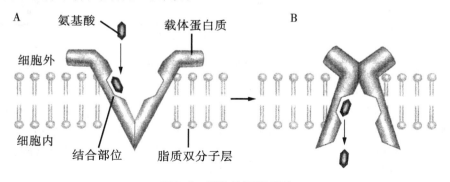

图2-2 载体转运模式图

A.载体蛋白质与被转运物结合 B.载体蛋白质与被转运物分离

2. 通道转运 通道蛋白质是贯穿于细胞膜全层的蛋白质分子,组成这种蛋白质分子的若干亚单位围成一个水性孔道。各种离子如 K^+、Na^+、Ca^{2+} 等主要是通过这种方式进出细胞(图2-3)。通道也有其特异性,即不同的离子,一般由特定的通道转运,例如,钠通道、钾通道、钙通道等。

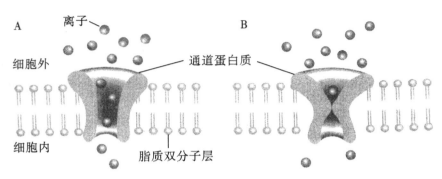

图2-3 通道转运模式图
A.通道开放 B.通道关闭

通道有备用、激活和失活三种功能状态。当膜电位改变或膜受到某些化学物质的作用时,通道蛋白的构型可发生改变,从而造成通道功能状态变化。激活状态即通道被打开,被转运的离子可以顺浓度梯度进行跨细胞膜扩散;失活状态即通道关闭,被转运的离子不能通过细胞膜,即细胞膜对该离子没有通透性。处于失活状态通道,即使给予刺激通道也不能再次打开。备用状态即通道复活,在适当的刺激作用下可以再次被激活开放(图2-4)。例如,心室肌细胞受到刺激后,钠通道开放,Na^+ 顺浓度梯度从细胞外扩散到细胞内,使细胞产生动作电位,由于钠通道开放后迅速进入失活状态,因此,心室肌细胞在此后一段时间内 Na^+ 通道对刺激无反应,因此不能再次产生动作电位,这段时期称为有效不应期(详见第四章)。

通道功能状态的改变是以通道蛋白质的构型和构象变化为基础的。通道的开放或关闭是通过"闸门"进行调控的,故通常称为门控通道。根据通道的门控机制,通道可分为电压门控通道、化学门控通道和机械门控通道等。通道开放和关闭受膜两侧电压控制的通道称为电压门控通道;由化学物质控制通道开放或关闭的通道称为化学门控通道。

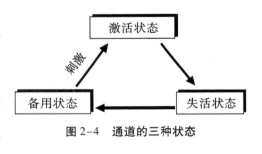

图2-4 通道的三种状态

由于单纯扩散和易化扩散转运物质时,动力来自于膜两侧存在的浓度差或电位差所含的势能,不需要直接利用能量,所以将单纯扩散和易化扩散转运称为被动转运(passive transport)。通过被动转运方式转运物质量的多少,主要取决于该物质在膜两侧的浓度差,以及膜对该物质的通透性。另外,离子的移动还受电场力的影响。

(三)主动转运

1. 原发性主动转运 细胞膜将某种物质由膜的低浓度或低电压一侧转运到高浓度或

高电压一侧的转运方式,称为原发性主动转运(primary active transport)。在细胞膜的主动转运中,研究最多的和最清楚的是钠泵对 Na^+ 和 K^+ 的主动转运。正常细胞膜两侧的 Na^+ 和 K^+ 的浓度有很大差异。以神经细胞和骨骼肌细胞为例,膜内 K^+ 的浓度约为膜外的 39 倍,而膜外 Na^+ 的浓度约为膜内的 12 倍。这种浓度差的形成和维持依靠细胞膜上一种特殊蛋白质的活动,这种膜蛋白称为钠-钾泵,简称钠泵(sodium pump)。钠泵是由两个亚单位组成的二聚体蛋白质。由于钠泵本身具有 ATP 酶活性,所以它可以依靠分解 ATP 而获得能量,并利用此能量进行 Na^+ 和 K^+ 的主动转运。因此,钠泵又称为 Na^+–K^+ 依赖式 ATP 酶。

钠泵的功能是维持细胞内外 Na^+ 和 K^+ 的浓度差。当细胞内 Na^+ 增多,或者细胞外 K^+ 增多时,钠泵被激活,通过钠泵活动把细胞内的 Na^+ 转运到细胞外,同时把细胞外的 K^+ 转运入细胞内。由于这个过程是逆浓度差而进行的,因此是个耗能过程。它泵出 Na^+ 和泵入的 K^+ 这两个过程是耦联进行的,一般情况下,每分解 1 分子 ATP,可将 3 个 Na^+ 泵到膜外,同时将 2 个 K^+ 泵入细胞内(图 2-5)。

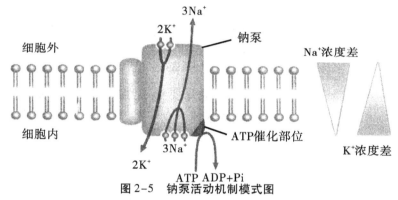

图 2-5　钠泵活动机制模式图

钠泵分解 ATP 供能,将 3 个 Na^+ 逆浓度移出膜外,同时将 2 个 K^+ 逆浓度移入膜内。

钠泵的活动所造成的细胞内高 K^+ 和细胞外高 Na^+ 具有重要的生理意义,首先,钠泵活动建立的细胞内的高 K^+ 低 Na^+ 可阻止细胞外水分大量进入细胞内,这对维持细胞一定结构和功能具有重要意义;另外,钠泵活动建立的细胞膜两侧 Na^+ 和 K^+ 的浓度差,是细胞产生生物电的基础。

2. 继发性主动转运　一些物质在进行主动转运时,所需的能量不是直接来自 ATP 的分解,而是先由钠泵利用 ATP 活动造成 Na^+ 在膜外的高势能,当 Na^+ 顺浓度差从细胞外进入细胞内时,将贮存的势能释放出来,而这些能量则用于其他物质逆浓度差转运,由于被转运的物质利用的能量是间接获得的,所以称此转运方式为继发性主动转运(secondary active transport)。例如,小肠上皮细胞的侧膜上存在钠泵,小肠上皮细胞刷状缘上存在葡萄糖转运体,葡萄糖分子与 Na^+ 可以同时结合于转运载体上,使葡萄糖跟随着 Na^+ 同步转运入细胞。

具体过程为:钠泵不断地将 Na^+ 泵入细胞外,造成细胞外 Na^+ 的高势能,当 Na^+ 顺浓度差被葡萄糖转运体转运到细胞内时,将贮存的势能释放出来用于葡萄糖分子逆浓度差进入细胞。因为,提供葡萄糖转运的能量并不直接来源于 ATP 的分解,而是来源于钠泵活动所建立的势能,所以称之为继发性主动转运(图 2-6)。

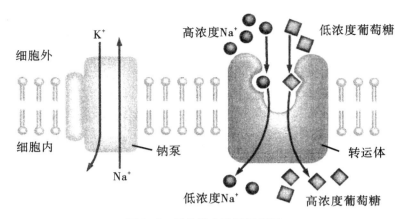

图2-6 继发性主动转运机制

钠泵的活动,造成细胞外 Na$^+$ 的高浓度,转运体将 Na$^+$ 顺浓度差
转入细胞,同时利用释放的能量将葡萄糖逆浓度差移入细胞。

主动转运是人体内最为重要的物质转运形式。除上述钠泵外,还有钙泵、氢泵等。

(四) 入胞和出胞

一些大分子物质或团块物质进入细胞的过程称为入胞(endocytosis)。固体物质入胞称为吞噬,液体物质入胞称为吞饮。例如,血浆蛋白、细菌、异物等进入细胞时,首先是细胞膜对这些物质进行识别,然后伸出伪足将被吞入物质包裹起来,继而出现细胞膜结构的融合、断裂,最后将吞入物连同包裹它的细胞膜一同进入细胞内,形成吞噬小泡,之后,吞噬小泡与溶酶体融合,溶酶体中的蛋白水解酶将吞入物消化分解(图2-7)。

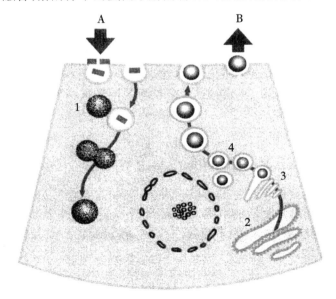

图2-7 入胞和出胞模式图

A.入胞 B.出胞 1.溶酶体 2.粗面内质网
3.高尔基复合体 4.分泌颗粒

出胞主要见于细胞的分泌活动,例如,内分泌细胞分泌激素,腺细胞分泌酶、神经末梢释放递质等活动。被分泌物多在粗面内质网内形成,然后在高尔基复合体包被上单位膜形成囊泡,分泌活动开始时,囊泡向细胞膜靠近并融合,然后在融合处出现裂孔,将囊泡内容物排空(图2-7)。

三、细胞的信号转导功能

人体是由细胞组成的有机整体,每个细胞不断受到内环境中各种理化因素变化的影响,细胞要适应环境的变化,就必须有完善的信息联系,通过细胞之间的信息传递,使细胞的功能发生相应的变化。例如,内分泌细胞通过其分泌的激素作用于"靶细胞",从而调节该细胞的功能;运动神经末梢通过释放的递质的作用,从而触发肌肉收缩活动。

能在细胞间传递信息的物质称为信号分子,约有几百种,例如神经递质、激素、细胞因子等。信号分子通常先与细胞的受体结合后才能发挥作用。信号分子与受体结合后,引发细胞膜发生一连串的物理、化学变化,从而将信息传入细胞内,此过程称跨膜信号转导。受体(receptor)是指能与信号分子作特异性结合而发挥信号转导作用的蛋白质。根据受体存在的部位不同分为膜受体和细胞内受体。细胞内受体又有胞质受体和核受体。受体选择性地接受某种特定信号,引起细胞膜两侧电位变化或细胞内发生某些功能改变。下面介绍几种了解比较清楚的跨膜信号转导的方式和过程。

(一)离子通道耦联受体介导的信号转导

离子通道耦联受体是指细胞膜上的化学门控通道,它具有双重功能,即具有受体的功能,又具有通道的功能。这种受体不是独立的蛋白质分子,只是通道蛋白质分子结构的一部分,当神经递质与受体上的位点结合后,进而引起离子通道的开放(或关闭),导致某种离子跨膜流动,由于离子带有一定的电荷,因此引起细胞膜两侧跨膜电位的变化,从而引发细胞功能的改变,这种信号转导途径称为离子通道介导的信号转导。

神经-骨骼肌接头的信号传递就是离子通道耦联受体介导的信号转导的典型例子。骨骼肌细胞终板膜上的 N_2 型乙酰胆碱受体本身就是一种离子通道耦联受体,它与运动神经末梢释放的乙酰胆碱(acetylcholine,ACh)结合后,使 Na^+ 离子通道开放,引起 Na^+ 内流,造成细胞膜内电位升高,产生终板膜电位,从而引发细胞功能的改变,这样就实现运动神经与骨骼肌细胞之间的信号传递(详细内容请参阅本章第四节中"神经-骨骼肌接头处的兴奋传递")。

(二)G-蛋白耦联受体介导的信号转导

G-蛋白耦联受体也是存在于细胞膜上的一种蛋白质,由于这类膜受体要通过G-蛋白才能发挥作用,故称为G-蛋白耦联受体。首先,信号分子与G-蛋白耦联受体结合,然后激活细胞膜上的G-蛋白(鸟苷酸结合蛋白),进而激活腺苷酸环化酶,腺苷酸环化酶再催化某些物质(如 ATP)形成第二信使(如 cAMP)。之后,第二信使通过蛋白激酶或离子通道引发细胞功能的改变,完成信号转导的作用。因为这种信号转导通过G-蛋白耦联受体进行,故称为G-蛋白耦联受体介导的信号转导。大多数含氮激素是通过G-蛋白耦联受体介导信号转导的方式发挥作用的。

（三）酶耦联受体介导的信号转导

酶耦联受体也是细胞膜上的一些蛋白质分子,它们既有与信号分子结合的位点,起受体的作用,又具有酶的催化作用,通过它们的这种双重作用完成信号转导,这种信号转导称为酶耦联受体介导的信号传导。体内大部分生长因子和一部分肽类激素(如胰岛素)就是通过这种方式进行信号转导的。

（四）细胞内受体介导的信号转导

某些脂溶性激素或小分子激素,如类固醇激素和甲状腺激素,它们可穿过细胞膜进入细胞内,与胞质受体结合,再穿过细胞核的核膜进入细胞核内,与核受体结合,通过调节基因的表达而完成信号转导(详细内容请参阅第十一章)。

以上跨膜信号转导方式并不是绝对的,一种信号分子也可能通过不同的方式发挥作用,如类固醇激素主要通过细胞内受体完成信号转导,但现在发现它们也可通过膜受体发挥作用。

第二节 细胞的生物电现象

活的细胞无论是在安静时,还是活动时都存在电现象,此电现象称为生物电(bioelectricity)。由于生物电发生在细胞膜的两侧,故又称为跨膜电位(trans membrane potential),简称膜电位(membrane potential)。细胞的生物电主要有两种表现形式,即细胞未受刺激处于安静状态下的静息电位和细胞受刺激而处于兴奋活动状态下的动作电位。下面主要介绍神经纤维细胞的生物电现象。

一、静息电位

（一）静息电位的概念

静息电位(resting potential,RP)是指细胞在安静时存在于细胞膜两侧的电位差,又称为跨膜静息电位。如图2-8所示,如果把记录电极 A 和 B 均置于细胞膜的外表面或均插入细胞内,示波器荧屏上的光点无上下位移,说明在细胞膜外表面,或在细胞内的任意两点间没有电位差。如果把记录电极 B 插入细胞内,而记录电极 A 仍留在细胞膜外表面,在电极 B 插入细胞的瞬间,荧光屏上的光点立即向下移位,并停在一个稳定的电位值上,这表明细胞膜内外存在着电位差,如果规定细胞膜外的电位为零,那么细胞内的电位即为负电位,即细胞外电位高,细胞内电位低,这种电位差简称为"外正内负"。大多数细胞的静息电位是一种稳定的直流电位,高级哺乳动物的神经纤维的静息电位为-70~90 mV,平滑肌细胞为-50~-60 mV。

（二）静息电位产生的机制

细胞安静时为什么膜内电位比膜外低呢,其产生的机制是什么? 这与细胞安静情况所处的状态有关。已知所有生物细胞的细胞内外各种离子的浓度分布不均,即存在浓度差。如表2-1所示,哺乳动物骨骼肌细胞内的 K^+ 浓度是细胞外的 39 倍,而细胞外 Na^+ 浓度是细胞内的 12 倍。细胞外 Cl^- 的浓度是细胞内的 31 倍。细胞内的负离子主要是大分子的有机负离子(A^-),多是蛋白质离子,而细胞外有机负离子极少。细胞在不同状态下,

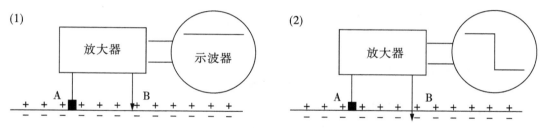

图 2-8　静息电位测定示意图

(1)电极 A 与 B 均置于细胞外表面。

(2)电极 A 置于细胞外,电极 B 插入细胞内,记录到细胞内外的电位差。

细胞膜对各种离子的通透性不同,如果细胞膜上某一通道开放时,相应的离子将顺浓度差产生跨膜流动,即出现 K^+、A^- 的外流;Na^+、Cl^- 的内流。

细胞处于静息状态时,钾通道处于开放状态,细胞膜对 K^+ 有通透性,对 Na^+ 的通透性很小,而对 A^- 几乎没有通透性。因此,K^+ 在浓度差的驱使下,以易化扩散的方式,由细胞内向细胞外扩散。由于 K^+ 本身带正电荷,所以 K^+ 外流就造成细胞外电位升高,细胞内电位降低,即形成外正内负的电位差。随着 K^+ 的向外转移,膜内的 A^- 不能通过细胞膜而留在细胞内,细胞内外的电位差将愈来愈大。但是 K^+ 外流并不能无限制地进行下去,这是因为随着 K^+ 外流,就形成的外正内负的电场力,这一电场力将会阻止带正电荷的 K^+ 继续外流。当促使 K^+ 外流的力量(浓度差)与阻止 K^+ 外流的力量(电场力)达到平衡时,将不再有 K^+ 的净移动,此时,细胞膜两侧就形成了一个相对稳定的电位差,这就是静息电位。因为静息电位主要是 K^+ 外流达到平衡时的电位,所以又称之为 K^+ 平衡电位。

表 2-1　哺乳动物骨骼肌内外离子的浓度(mmol/L)

	细胞内	细胞外	细胞内外浓度比
K^+	155.0	4.0	39 :1
Na^+	12.0	145.0	1 :12
Cl^-	3.8	120.0	1 :31
A^-	155.0		

A^-:有机负离子。

静息电位的大小受细胞外 K^+ 浓度的影响,当细胞外 K^+ 浓度增加,使膜内外 K^+ 浓度差减小,就造成 K^+ 外流减少,结果使静息电位减小。反之,如细胞外 K^+ 浓度减小,使膜内外 K^+ 浓度差增大,K^+ 外流增加,结果使静息电位加大。

二、动作电位

（一）动作电位的概念

动作电位（action potential，AP）是指细胞受刺激时在静息电位的基础上产生的可传布的电位变化。动作电位是细胞兴奋的标志，可兴奋细胞在兴奋时有不同的外部表现形式，例如，肌肉表现为收缩活动，腺体表现为分泌活动等，但是它们都有一个共同的特征，就是在受刺激后首先在原来静息电位的基础上发生了一次迅速而短暂、可以扩布的电位波动，这种电位波动就是动作电位。不同组织细胞受到刺激后产生的动作电位具有不同的形态，例如，神经纤维的动作电位时程仅 $0.5 \sim 2.0$ ms，而心室肌细胞动作电位持续时间较长，可达数百毫秒。

图 2-9 是神经纤维的动作电位，由图可见，动作电位是一个连续变化的过程，由上升支和下降支构成。动作电位上升支是由于神经纤维受刺激之后，膜内电位从 -70 mV 迅速上升到零电位，进而变成 $+30$ mV，即由原来安静时的外正内负转变为外负内正，紧接着又出现膜内电位的下降，即膜两侧的电位又迅速恢复到接近静息电位水平，形成动作电位的降支，其曲线呈现出一次尖锐的脉冲样变化，因而人们常将这一构成动作电位主要部分的脉冲样变化称为锋电位（spike potential）。膜内电位从 0 mV 升高到 $+30$ mV，称为超射（overshoot）。锋电位一般只持续 $0.5 \sim 2.0$ ms。

锋电位之后，即动作电位降支后期到稳定于静息电位水平之前，膜电位还要经历微小而缓慢的波动，称为后电位（after-potential），一般先是持续 $5 \sim 30$ ms 的负后电位，又称去极化后电位；之后，是一段持续时间更长的正后电位，又称为复极化后电位，最后稳定于静息电位水平。

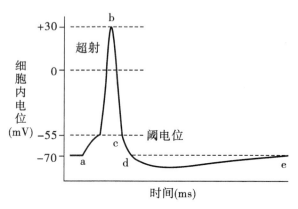

图 2-9　神经纤维动作电位曲线
ab. 锋电位上升支　　bc. 锋电位下降支
cd. 负后电位　　de. 正后电位

在上述电变化过程中，我们将细胞安静时膜两侧外正内负的状态称为极化状态（polarization）；膜两侧电位变化出现极化状态的逆转，即出现外负内正的状态称为反极化；如果膜内电位的负值加大称为超极化；膜内电位从负值上升到零电位的变化，即极化状态逐渐减弱以至消失的过程称为去极化（depolarization）；在发生去极化或者反极化后，膜电位恢复到原来静息水平时外正内负极化状态的过程称为复极化（repolarization）。

（二）动作电位的产生的机制

动作电位的产生是由于细胞受到有效刺激后，细胞膜对离子的通透性发生突然变化，引起离子跨膜流动而形成的。神经纤维受到阈刺激或阈上刺激时，细胞膜上的 Na^+ 通道开放，开始是少量的 Na^+ 内流，使膜内正离子增加，因而膜电位升高，即去极化。钠通道是电压门控通道,当去极化到一定值,使 Na^+ 通道大量开放, Na^+ 迅速内流,使膜内电位进一步迅速上升,形成动作电位上升支。当膜内正电位增大到足以阻止 Na^+ 内流时, Na^+ 内流停止,即形成 Na^+ 的平衡电位。Na^+ 通道开放时间很短即关闭, Na^+ 内流停止。与此同时,细胞膜对 K^+ 的通透性又增大,于是膜内 K^+ 向膜外迅速扩散,使膜内电位逐渐降低,直至恢复到静息电位水平,此过程即为复极化。

复极化结束之后,细胞的电活动基本恢复,但是,由于去极和复极过程中离子的流动,使细胞内外的离子分布发生了变化,细胞内增加了 Na^+ ,细胞外增加了 K^+ 。细胞膜上的钠泵被激活,钠泵将流入细胞内的 Na^+ 转运出细胞,同时把流出的 K^+ 转运入细胞,从而恢复细胞内外 Na^+ 和 K^+ 的正常浓度差。

综上所述,动作电位的升支是由于膜对 Na^+ 的通透性突然增大,引起的 Na^+ 快速内流所形成;而降支主要是 Na^+ 通道关闭后,出现的 K^+ 通透性增大,引起 K^+ 的外流所形成。

研究者发现,河豚毒素可以阻断钠通道,四乙胺可以阻断钾通道,在实验研究中,常将它们作为工具药,研究钠通道和钾通道对动作电位的影响。

(三)动作电位的特点

1. 具有"全或无"现象　动作电位一旦达到最大值,其幅度不会因刺激强度加强而增大。也就是说,给予细胞阈下刺激时,细胞不产生动作电位;给予细胞阈刺激或者阈上刺激时,可以触发细胞产生最大幅值的动作电位。即动作电位要么不产生(无),一旦产生就达到最大(全)。形成这一现象的原因是,当给予细胞阈刺激或者阈上刺激时,使钠通道开放,由于钠通道的开放数量随着膜去极化程度加大而迅速增加,所以,随着 Na^+ 内流增加,去极化程度加大,促使更多的 Na^+ 通道开放,使动作电位迅速达到最大值。

2. 不衰减性传导　动作电位一旦在细胞膜的某一部位产生,它就会迅速向整个细胞膜扩布,即由兴奋部位向邻近安静部位传导,而且动作电位的幅度不会因为传导距离的增加而衰减。

3. 脉冲式　由于绝对不应期的存在,动作电位不能融合在一起,动作电位之间总有一定间隔而形成脉冲样图形。

第三节　刺激与反应

前文已经提到,细胞受阈刺激之后可以兴奋,兴奋的标志是产生动作电位,可见兴奋的发生与刺激有关。

一、刺激与反应的概念

(一)刺激

刺激(stimulation)是指能引起细胞或机体发生反应的环境变化。根据刺激的性质不同,刺激可分为:①物理性刺激,如声、光、电、机械、温度等;②化学性刺激,如酸、碱、盐及各种化学物质等;③生物性刺激,如细菌、病毒等;④社会心理性刺激,如精神紧张、情绪波动、社会的变革等。生理实验中常用的是电刺激,这是因为电刺激使用方便,容易定量控制,不易损伤组织,可重复使用。

刺激要引起机体产生反应,必须具备三个条件,即刺激的强度、刺激的时间、刺激的强度–时间变化率。刺激要达到一定的强度、时间和变化率才能引起机体发生反应。通常以刺激强度来确定所给刺激的临界值。以肌肉收缩实验为例,当刺激强度很小时,肌肉不收缩,当逐渐增加刺激强度,肌肉开始出现收缩,并且随着刺激强度增大,肌肉收缩幅度随之增大。我们将刚能引起肌肉收缩的最小刺激强度,亦即引组织细胞兴奋的最小刺激强度称为阈强度,又称为阈值(threshold),强度等于阈值的刺激则称为阈刺激(threshold stimulus)。不言而喻,强度大于阈值的刺激称为阈上刺激;强度小于阈值的刺激称为阈下刺激。生理学又将阈上刺激和阈刺激称为有效刺激。

(二)反应

反应是指刺激引起机体功能活动的改变。反应是刺激的结果,即当机体受到刺激后,机体内部代谢过程及外表活动改变的结果,例如,肌肉收缩、腺体分泌、神经传导等。

反应有两种形式,即兴奋(excitation)和抑制(inhibition)。兴奋是指机体接受刺激后由相对静止转为活动,或由活动较弱变为活动较强;抑制是指机体由活动转为相对静止,或由活动较强变为活动减弱。兴奋和抑制是人体功能状态的两种基本表现形式,可随条件改变互相转化。对于可兴奋细胞来说,由于兴奋时都有一个共同的内在表现,即产生动作电位,因此,动作电位常被看作是兴奋的指标,或是兴奋的同义词。

二、兴奋性

(一)兴奋性的概念

刺激是否能够引起组织细胞兴奋,除了刺激的量达到一定的强度外,还取决组织细胞本身内在因素。生理学将组织细胞在受到刺激后能够产生反应的能力称为兴奋性(excitability)。由此可见,刺激是引起兴奋的外部条件,而兴奋性则是引起兴奋的内在因素,两者缺一不可。

通常以阈值的大小来衡量组织细胞的兴奋性。组织细胞产生兴奋所需阈值愈小,表明其兴奋性愈高;反之,刺激引起兴奋所需阈值愈大,则表明兴奋性愈低。即兴奋性高低与阈值呈反比关系,即兴奋性 $\propto 1/$阈值。

(二)兴奋性的周期性变化

组织细胞对刺激的反应能力与组织细胞的生理状况有关。当细胞接受一次有效刺激产生动作电位时,在其后的一段时间内,细胞对刺激的反应能力经历一系列有次序的变化,然后才恢复正常(图2-10),这一兴奋性的周期性变化包括以下几个时期。

1.绝对不应期　在细胞受到刺激产生动作电位之后的一个较短的时间内(相当于锋电位),无论给予多么强大的刺激,都不能产生新的动作电位,即在这一时期内,细胞对刺激无反应的能力,这表明兴奋性降低到零,这一时期称为绝对不应期。

2.相对不应期　在绝对不应期之后的一段时间内,如果给予阈上刺激,可引起细胞产生新的动作电位。这表明,这一时期细胞的兴奋性正在逐渐恢复,但是兴奋性仍低于正常,这个时期称为相对不应期。

3.超常期　在相对不应期后,细胞的兴奋性稍高于正常水平,此时只要给予阈下刺激,即能产生新的兴奋,故称此期为超常期。

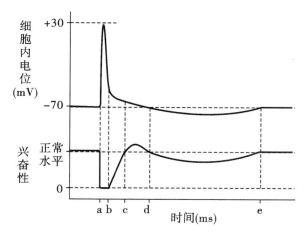

图 2-10　动作电位与兴奋性变化的时间关系

ab. 锋电位——绝对不应期　　bc. 负后电位的前部分——相对不应期
cd. 负后电位的后部分——超常期　　de. 正后电位——低常期

4. 低常期　在超常期之后,细胞又进入兴奋性低于正常的时期,即需阈上刺激才能引起兴奋,所以称为低常期。

不同的组织细胞在兴奋后其兴奋性的变化规律大致相同,但在时程上并不完全相同。神经纤维和骨骼肌的绝对不应期很短,而心肌细胞的可达 250 ms。其他各期的时程长短变化较大,易受代谢和温度等因素的影响。由于绝对不应期的存在,使组织细胞在绝对不应期中,不可能再接受的刺激而产生新的动作电位,所以动作电位总是分离的,不可能融合叠加起来。

三、阈电位与局部反应

(一)阈电位

前文已经提到,动作电位的升支是钠内流造成,因此,刺激能否引起细胞产生动作电位,取决于刺激是否能够使细胞膜上的钠通道大量开放。钠通道属于电压门控通道,也就是说,当细胞受到刺激而去极化达到某一临界值,就造成钠通道蛋白质分子构型发生变化,使钠通道大量开放,Na^+ 大量内流,使细胞产生动作电位。我们将能触发动作电位的膜电位临界值称为阈电位。可见,静息电位去极化达到阈电位是产生动作电位的必要条件。阈电位的数值约比静息电位小 10～20 mV,神经纤维的阈电位为 -55 mV(图 2-11)。

一般来说,细胞兴奋性的高低与细胞的静息电位和阈电位的差值呈反变关系,即差值愈大,细胞的兴奋性愈低;差值愈小,细胞的兴奋性愈高。例如,超极化时静息电位增大,与阈电位之间的差值增大,需要给予阈上刺激才能使静息电位去极化达到阈电位,所以超极化时细胞的兴奋性降低。

(二)局部反应

阈上刺激和阈刺激能使膜去极化达到阈电位,从而引发动作电位。那么阈下刺激对细胞造成什么结果呢? 实验表明,阈下刺激只能引起细胞膜上少量 Na^+ 通道开放,使受刺激的局部膜电位减小,但尚未达到阈电位水平,故不能引发动作电位。阈下刺激引起的受刺激的局部膜电位微小的去极化反应称为局部反应(local response),产生的电位又称为局部电位。局部反应的特点如下。①等级性现象:局部反应不具"全或无"的特点,即局部电位随阈下刺激强度的增强而加大。②呈衰减性传导:局部电位的幅度随传播的距离增加而减小,最后消失,不能进行远距离的传播。③总和现象:多个阈下刺激引起的局部电位可叠加起来。如果在同一点先后给多个阈下刺激,发生的局部电位叠加,称为时间总和;如果在相邻几点同时给阈下刺激,发生的局部电位的叠加,称为空间总和。局部电位的总和可使膜电位达到阈电位,爆发动作电位(图 2-11)。

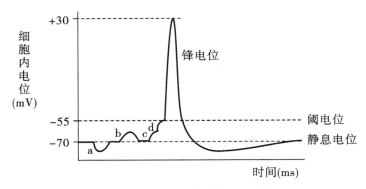

图 2-11 局部反应及其总和现象
a. 超极化   b. 局部去极化   c、d. 局部去极化的时间总和

四、动作电位的传导

细胞受刺激产生动作电位,并不局限在受刺激部位,而要沿着细胞膜进行传导,现以神经纤维为例讨论动作电位的传导机制。

动作电位在同一细胞上的传播称为传导。动作电位一旦在细胞膜的某一点产生,就会沿着细胞膜向周围进行不衰减地传导,直到传遍整个细胞为止。这里不衰减的意思是指在传导的过程中动作电位的幅度不会随传导距离的增加而减小。在神经纤维上传导的动作电位又称为神经冲动(nerve impulse)。动作电位传导的原理可用局部电流学说来解释,下面以无髓鞘神经纤维为例加以说明。

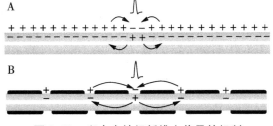

图 2-12 兴奋在神经纤维上传导的机制
A. 有髓鞘神经纤维 B. 无髓鞘神经纤维

如图 2-12A 所示,神经纤维兴奋时,兴奋部位产生动作电位,出现了外负内正的反极化状态,但与它相邻的未兴奋部位仍处于外正内负的极化状态,这样在兴奋部位与未兴奋部位之间就有了电位差,因此会产生由正电位到负电位的电流流动。电流流

动的方向是,在膜外侧,电流由未兴奋部位流向兴奋部位;在膜内侧,电流则由兴奋部位流向未兴奋部位,这种在兴奋部位与未兴奋部位之间产生的电流称为局部电流(local current)。由于局部电流的刺激作用,使相邻的未兴奋部分爆发动作电位,于是,动作电位就又由兴奋部位传导到相邻未兴奋部位。这样兴奋部位与相邻未兴奋部位之间产生的局部电流不断地向周围流动,使整个细胞膜依次爆发动作电位为止。可见,动作电位的传导是局部电流作用的结果。

有髓鞘神经纤维的髓鞘具有绝缘作用,动作电位的传导只能在没有髓鞘的郎飞结处进行。传导时,局部电流从已兴奋的郎飞结传导到与它相邻的郎飞结,使相邻的郎飞结受刺激而爆发动作电位,这样动作电位就从一个郎飞结跳跃到下一个郎飞结,故称跳跃式传导(图2-12B)。跳跃式传导的速度很快,所以有髓鞘神经纤维的传导速度要比无髓鞘神经纤维快得多。

第四节　骨骼肌细胞的收缩功能

骨骼肌的收缩是在中枢神经控制下完成的,当支配它的神经纤维兴奋时,即神经冲动到来时,兴奋经神经-骨骼肌接头传递给肌肉,引起肌肉细胞的兴奋和收缩。因此,可以将骨骼肌细胞的收缩过程分为三个基本步骤:①神经-骨骼肌接头处兴奋传递过程,即运动神经纤维兴奋引起骨骼肌细胞兴奋的过程;②骨骼肌细胞兴奋-收缩耦联过程,即骨骼肌细胞兴奋触发骨骼肌收缩的过程;③骨骼肌细胞的收缩机制,即肌丝滑行的过程。

一、神经-骨骼肌接头处兴奋的传递

(一)神经-骨骼肌接头的结构

神经-骨骼肌接头是由运动神经末梢与骨骼肌细胞膜构成的,它由接头前膜、接头后膜和接头间隙三部分组成(图2-13)。神经末梢在接近肌细胞处失去髓鞘,裸露的轴突末梢嵌入肌细胞,这部分轴突末梢的膜称为接头前膜,轴突末梢中含有许多接头小泡,每个小泡内约含有1万个乙酰胆碱(acetylcholine,ACh)分子。与接头前膜对应的肌膜称为终板膜或接头后膜,它较一般的肌细胞膜厚,并向内凹陷形成许多皱褶,这样可以扩大终板膜的面积,有利于兴奋的传递。在终板膜上有乙酰胆碱受体,即N型乙酰胆碱受体。在终板膜的表面还分布有胆碱酯酶,它可将乙酰胆碱分解为胆碱和乙酸。接头前膜与接头后膜之间还有间隔约50 nm的接头间隙,其中充满细胞外液。

(二)神经-骨骼肌接头处的兴奋的传递过程

如图2-13所示,当动作电位沿神经纤维传到轴突末梢时,引起接头前膜去极化,进而使接头前膜上电压门控式钙通道开放,Ca^{2+}从细胞外液进入轴突末梢,触发轴浆中的囊泡向接头前膜方向移动,囊泡膜与接头前膜融合并破裂,将贮存在囊泡中的乙酰胆碱分子释放进入接头间隙,乙酰胆碱经细胞外液扩散至终板膜,立即与终板膜上的N型乙酰胆碱受体结合。终板膜上的N型乙酰胆碱受体是一种离子通道耦联受体,它与乙酰胆碱结合后,发生构象变化,导致钠离子通道开放,引起Na^+内流和少量的K^+外流,因而引起终板膜静息电位减小,即终板膜产生去极化。终板膜上的这一去极化电位称为终板电位

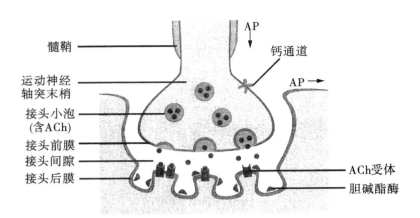

图 2-13　神经-骨骼肌接头处兴奋的传递过程示意图

（end-plate potential）。终板膜内不存在电压门控性钠通道,故终板电位不能在终板膜处转化为动作电位,但是,终板电位可通过扩布传导到周围的肌膜,使肌膜上的电压门控性钠通道大量开放,而爆发动作电位。随后,动作电位通过局部电流传遍整个肌膜。终板电位属于局部反应,其幅度与接头前膜释放的乙酰胆碱的量呈正变关系。

据估算,一次动作电位大约能使200个至300个囊泡内的乙酰胆碱"倾囊"释放到接头间隙,这种方式称为量子释放。释放到接头间隙中的乙酰胆碱并没有进入肌细胞,它只起到传递信息的作用,很快即被存在于接头间隙和终板膜上的胆碱酯酶分解为胆碱和乙酸,而失去作用,这样就保证了一次神经冲动仅引起肌细胞兴奋一次,表现为一对一的关系。

综上所述,神经-骨骼肌接头处兴奋的传递过程可概括为电-化学-电的过程,通过这一传递过程,使神经纤维的电活动转化成为骨骼肌细胞的电活动。

（三）神经-骨骼肌接头处兴奋传递的特点

1. 单向传递　兴奋只能由运动神经末梢传向肌肉,而不能作相反方向的传递。这是因为,乙酰胆碱只能从接头前膜释放,与接头后膜的受体结合的缘故。

2. 时间延搁　兴奋通过神经-骨骼肌接头,至少需要 $0.5 \sim 1.0$ ms,比兴奋在同一细胞上传导同样距离的时间要长得多,因为在接头传递过程中,乙酰胆碱的释放、扩散以及与终板膜上受体结合等均需消耗时间。

3. 易受内环境因素变化的影响　接头间隙与细胞外液相通,而且递质的释放与扩散都是在接头间隙内进行的,所以,接头传递过程很容易受内环境理化因素改变的影响,如细胞外液的 pH、温度、药物和细菌毒素等的影响。

（四）影响神经-骨骼肌接头处兴奋传递的因素

凡能影响乙酰胆碱的合成与释放、乙酰胆碱与受体的结合、乙酰胆碱的灭活等过程的因素,都能影响其兴奋传递。

1. 影响乙酰胆碱释放的因素　乙酰胆碱释放量受神经末梢膜电位的影响,神经末梢膜电位在静息电位水平时仅有少量乙酰胆碱释放,而当神经末梢膜产生动作电位时,则有大量的释放。另外,乙酰胆碱的释放量还受细胞外液 Ca^{2+} 的影响,Ca^{2+} 是兴奋-分泌耦联因子,能触发乙酰胆碱的释放。当动作电位传到神经末梢时,末梢膜上的 Ca^{2+} 通道开放, Ca^{2+} 进入末梢内。Ca^{2+} 进入末梢内可以降低轴浆的黏度,有利于囊泡向接头前膜移动,另外,还可以消除接头前膜内侧负电位,便于囊泡和接头前膜接触、融合。乙酰胆碱的释放量取决于进入末梢内的 Ca^{2+} 的量,如果细胞外液 Ca^{2+} 浓度降低,可减少乙酰胆碱的释放量,从而影响神经-骨骼肌接头处的兴奋传递。肉毒杆菌毒素能选择性地阻滞神经末梢释放乙酰胆碱,引起神经-骨骼肌接头传递阻滞。

2. 影响乙酰胆碱与受体结合的因素　美洲箭毒和 α-银环蛇毒能与终板膜上的乙酰胆碱 N 型受体结合,与乙酰胆碱竞争结合位点,从而导致神经-骨骼肌接头处兴奋传递受阻。

3. 影响乙酰胆碱灭活的因素　正常情况下,乙酰胆碱与受体结合产生肌肉的收缩效应后,乙酰胆碱能迅速地被存在于终板膜皱褶处的胆碱酯酶灭活,从而使肌肉在进行一次收缩后出现舒张。有机磷农药和新斯的明等胆碱酯酶抑制剂,能灭活胆碱酯酶的生物活性,使乙酰胆碱不能及时被水解,造成乙酰胆碱在接头间隙的大量堆积,并持续作用于终板膜乙酰胆碱受体,导致肌肉颤动等一系列中毒症状,药物解磷定能复活胆碱酯酶的活性,所以用它治疗有机磷农药中毒。

二、骨骼肌细胞的兴奋-收缩耦联

前文已述,通过神经-骨骼肌接头处电-化学-电的兴奋传递过程,兴奋就由神经纤维转化成为骨骼肌细胞膜的兴奋。那么,骨骼肌细胞膜兴奋后如何引起其收缩呢? 这个中间联系过程就称骨骼肌细胞的兴奋-收缩耦联(excitation-contraction coupling),即兴奋-收缩耦联是指骨骼肌细胞兴奋时产生的动作电位导致肌细胞收缩的过程。

实现兴奋-收缩耦联的组织结构是肌管系统,起关键作用的物质是 Ca^{2+}。

骨骼肌细胞有两套独立的肌管系统(图2-14),一种是走行方向与肌原纤维垂直的管道,称为横管。它是肌膜在 Z 线处向细胞内凹陷而形成,包绕在肌原纤维上,所以横管实质上是肌膜的延续,管中的液体就是细胞外液。当肌膜兴奋时,动作电位可沿横管传入肌细胞深部。另一种是走行方向与肌原纤维平行的管道,称为纵管,也称肌质网。纵管交织成网,包绕在肌原纤维周围。纵管在靠近横管附近膨大,称为终池,因为它是细胞内贮存 Ca^{2+} 的场所故又称钙池。以横管为中心,加上它两侧各一个终池就形成三联管。在三联管处的横管膜与终池膜之间有一定的间隙,所以横管与终池并不相通。三联管的作用是完成横管向纵管的信息传递,即把从横管传来的动作电位与终池释放 Ca^{2+} 联系起来,Ca^{2+} 又触发肌细胞收缩。由此可见,终池释放的 Ca^{2+} 则是引起肌细胞收缩的直接动因。

一般认为,兴奋-收缩耦联至少包括以下三个步骤。①动作电位通过横管系统传向肌细胞深处:因为横管膜本身就是肌细胞膜的延续部分,所以肌细胞兴奋时,膜上产生的动作电位沿着凹入细胞的横管膜传导,传到细胞深处的三联管结构。②三联管结构处的信息传递:这一过程制尚不十分清楚,有人认为横管膜上存在一种特殊蛋白质分子,平时对肌质网上的 Ca^{2+} 通道外侧口起机械阻塞作用,当横管膜有电变化时,发生构型改变,解除阻塞作用。③纵管系统对 Ca^{2+} 的释放和再聚集:动作电位经横管膜传至三联管部位时,使终池膜上的钙通道开放,贮存在终池内的 Ca^{2+} 顺浓度差进入肌质到达肌丝区域,Ca^{2+} 触

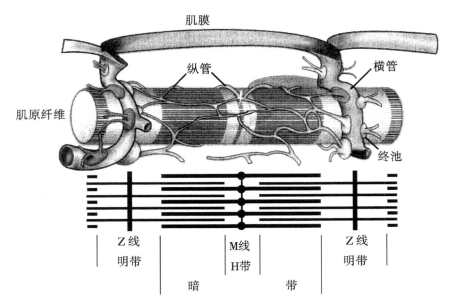

图 2-14　骨骼肌细胞肌原纤维和肌管系统模式图

发肌丝滑行,使肌细胞收缩。据测定,肌细胞兴奋时肌质中 Ca^{2+} 的浓度比安静时要高 100 倍左右。此后,释放到肌质的 Ca^{2+} 可激活纵管膜上的钙泵,被钙泵将 Ca^{2+} 转运回终池,使肌质内 Ca^{2+} 的减少,引起肌细胞舒张。

由此可见,Ca^{2+} 在兴奋-收缩耦联过程中具有重要作用,它是兴奋-收缩耦联过程的耦联因子,而实现这一过程的结构基础是三联管。如果肌质中缺少 Ca^{2+},尽管肌细胞仍可以产生动作电位,但不能触发肌细胞的收缩,这种只产生兴奋不能引发收缩的现象称为兴奋-收缩脱耦联。

三、骨骼肌细胞的收缩机制

我们已经知道,当终池内的 Ca^{2+} 顺浓度差进入肌质到达肌丝,Ca^{2+} 将触发肌丝滑行,使肌细胞收缩。下面进一步讨论骨骼肌细胞的收缩和舒张的过程。

(一)肌原纤维和肌小节

如图 2-14 所示,肌细胞内含有大量的肌原纤维,它们平行排列,纵贯肌细胞全长。在显微镜下观察,肌原纤维呈明暗相间的节段,分别称为明带和暗带,明带只有细肌丝,暗带主要由粗肌丝组成。暗带中央也有一条横线称为 M 线,它是把许多粗肌丝联结在一起的结构。暗带中央相对透亮的区域称为 H 带。明带中央有一条与肌原纤维垂直的线称为 Z 线,它是联结丝肌丝的结构。两侧相邻 Z 线间的节段称为一个肌小节,安静时肌小节的长度约为 $2.0 \sim 2.2$ μm,在不同情况下,长度可变动于 $1.5 \sim 3.5$ μm 之间。肌小节是肌细胞收缩的基本功能单位。肌细胞的收缩或舒张,实际上就是肌小节的缩短和伸长。

(二)肌丝的分子结构

细肌丝由三种蛋白质分子组成,分别称为肌动蛋白、原肌凝蛋白和肌钙蛋白(图 2-

15C)。肌动蛋白分子呈球型,许多球形的肌动蛋白分子聚合成双螺旋形状,构成细肌丝的主体,在肌动蛋白上有与横桥结合的位点。原肌凝蛋白分子首尾相接,也聚合成双螺旋结构,缠绕在肌动蛋白上,在肌肉静止状态时,原肌凝蛋白分子遮盖着肌动蛋白上横桥作用的位点,阻止横桥与肌动蛋白结合。肌钙蛋白是由三个亚单位组成的球形分子,肌钙蛋白结合在原肌凝蛋白上,它的作用是与 Ca^{2+} 结合,触发肌肉收缩。

　　粗肌丝由许多肌凝蛋白分子组成。一个肌凝蛋白分子分为杆和头两部分(图 2-15A)。在粗肌丝内肌凝蛋白的杆部朝向 M 线,呈束状排列,而它的头部则规则地分布在粗肌丝表面,形成横桥(图 2-15B)。横桥在细肌丝滑行过程中具有重要作用,是滑行的直接发动者。横桥有两个主要作用,第一,横桥与细肌丝的肌动蛋白上的横桥作用位点结合之后,引起横桥向 M 线摆动,继而横桥与此细肌丝分离,再与另一个肌动蛋白的横桥作用位点结合,再次出现细肌丝向 M 线摆动,这样产生同方向连续摆动,就拉动细肌丝向 M 线方向滑行。第二,横桥具有活化 ATP 酶的作用,可分解 ATP,为肌肉的收缩提供能量。

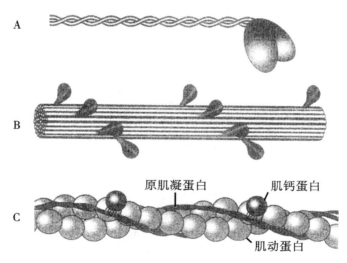

图 2-15　肌丝分子结构示意图
A.肌凝蛋白　B.粗肌丝　C.细肌丝

　　粗肌丝肌凝蛋白和细肌丝的肌动蛋白是直接参加肌细胞收缩的蛋白质,所以称为收缩蛋白。细肌丝的原肌凝蛋白和肌钙蛋白不直接参加肌细胞收缩,而是对收缩过程起调控作用,故称为调节蛋白。

(三)肌细胞收缩过程

　　20 世纪 50 年代初,Huxley 等首先提出解释骨骼肌收缩机制的滑行学说,目前已为大家所公认。滑行学说的要点是:肌细胞收缩时肌小节的缩短,并不是由于肌丝本身的缩短或卷曲,而是细肌丝向粗肌丝中间滑行的结果。在显微镜下可见,当肌细胞收缩变短时,暗带的长度不变,而明带变短,H 带变窄,粗细肌丝重叠部分增加,相邻的 Z 线互相靠拢,肌小节缩短。可见,骨骼肌的收缩是因细肌丝向 M 线滑动,导致相邻的 Z 线的相互靠近,造成肌小节缩短(图 2-16)。

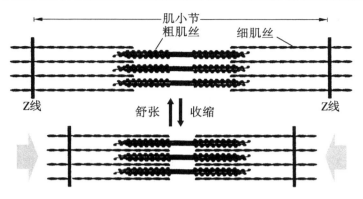

图 2-16　肌丝滑行示意图

　　下面我们从分子水平来阐明肌丝滑行的基本过程。如图 2-17 所示,肌肉处于静息状态时,原肌凝蛋白遮盖于肌动蛋白表面横桥作用的位点,使横桥无法与肌动蛋白上的位点结合(图 2-17A)。当终池内的 Ca^{2+} 进入肌质,Ca^{2+} 与肌钙蛋白结合,引起肌钙蛋白构象的改变,继而使原肌凝蛋白发生构象改变,使原肌凝蛋白侧向移位,从而暴露出肌动蛋白上横桥作用的位点。于是,横桥与横桥作用位点相结合,横桥拖着肌动蛋白向 M 线方向摆动(图 2-17B)。当完成一次摆动后,横桥与肌动蛋白分离,然后再次与下一个位点再结合。如此重复结合、摆动、脱离的过程,使肌小节逐渐缩短。当肌浆中的 Ca^{2+} 浓度升高

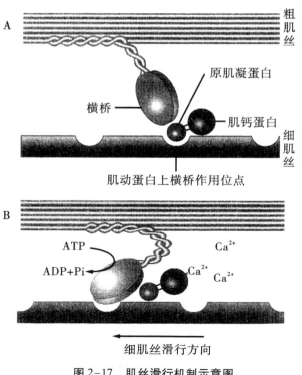

图 2-17　肌丝滑行机制示意图

A.肌肉舒张　B.肌肉收缩

时,肌质网膜上的钙泵被激活,钙泵将肌质中的 Ca^{2+} 转运回终池,当肌质中 Ca^{2+} 浓度降低,使 Ca^{2+} 与肌钙蛋白分离,最终引起肌肉舒张。

四、骨骼肌收缩的外部表现

(一)等长收缩和等张收缩

等长收缩(isometric contraction)是指肌肉收缩时只有肌肉张力增加而无肌肉长度缩短的收缩形式。等张收缩(isotonic contraction)是指肌肉收缩时只有肌肉长度缩短而肌肉张力保持不变的一种形式。例如,当肌肉在移动一个重物时,在肌肉刚开始收缩的一段时间内,仅表现为肌肉张力增加,而肌肉长度并不缩短,这段时间内的肌肉收缩形式即为等长收缩。当肌肉张力增加到足以移动该重物时,肌肉开始缩短,但肌肉张力却不再增加,此时的肌肉收缩形式是等张收缩。

(二)单收缩和强直收缩

在实验室中,如果给予肌肉单个电刺激,先是产生一次动作电位,接着出现一次迅速而短暂的肌肉收缩,这种肌肉收缩形式称为单收缩。如图2-18所示,单收缩包括三个时期。①潜伏期:是指给予刺激到肌肉收缩开始的时间。②收缩期:是指肌肉从开始收缩到收缩达到顶点的时间。③舒张期:是指肌肉从收缩顶点回到收缩基线的时间。潜伏期的时间最短,舒张期较收缩期持续长。

在实验条件下,如果给肌肉以连续电刺激,记录到的肌肉收缩曲线随刺激频率不同而改变(图2-19)。当刺激频率较低时,如果每次刺激都作用于前一次刺激引起的舒张结束后出现,那么将记录到多个独立的单收缩。当刺激频率增加时,如果后一个刺激作用于前一次收缩活动的舒张期内,可出现收缩波的融合,即一次收缩的舒张期还没有结束时就发生下一次收缩,此时记录到的曲线呈锯齿状,这种收缩形式称为不完全强直收缩。如果继续增加刺激频率,当两次刺激的间隔时间逐渐缩短,当后一个刺激作用于前一次收缩活动的收缩期内,则记录到的收缩波形变成平滑的曲线,其幅度也明显增大,这种收缩形式称为完全强直收缩。完全强直收缩产生的肌肉张力,可达单收缩的3～4倍,因而可以产生最大的功效。因为,运动神经的神经冲动是连续发放的,所以,人体骨骼肌收缩都是完全强直收缩。

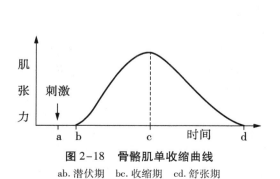

图 2-18　骨骼肌单收缩曲线

ab. 潜伏期　　bc. 收缩期　　cd. 舒张期

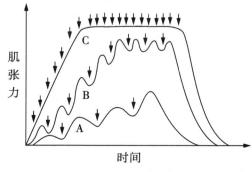

图 2-19　骨骼肌收缩曲线

A、B. 不完全强直收缩曲线

C. 完全强直收缩曲线(曲线上的箭头表示刺激)

五、影响骨骼肌收缩的因素

(一)前负荷

前负荷(preload)是指肌肉收缩前所承受的负荷。肌肉收缩前在前负荷作用下使肌肉处于被拉长的状态,此时肌小节的长度称为肌肉的初长度。实验可见,如果其他条件不变,逐渐增加前负荷,使初长度增加,肌肉收缩时产生的肌张力亦随之增大(图2-20),即肌肉的初长度在一定范围内与肌张力呈正变关系。这是因为随着初长度的增加,横桥与肌动蛋白上的结合位点联结的数量逐渐增加,当前负荷使肌肉的初长度达到一定程度时,产生最大肌张力。这是因为此时粗肌丝的横桥与细肌丝联结的位点数量最多,所以它的作功效率也最高。使肌肉产生最大肌张力的前负荷称为最适前负荷,此时的初长度称为最适初长度。但是,当再增加前负荷使初长度再增加,肌张力则减小,这是因为超过最适初长度后横桥与肌动蛋白上的位点联结数量减少,所以肌肉收缩时肌张力下降。

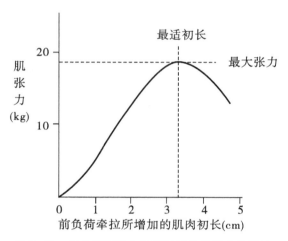

图2-20　初长度对肌肉收缩时产生的张力的影响

(二)后负荷

后负荷(afterload)是指肌肉收缩过程中承受负荷。它是肌肉收缩的阻力或做功对象。肌肉在有后负荷作用的情况下进入收缩时,开始时由于负荷的阻力作用,肌肉不能缩短,因此,总是先有张力的增加以克服后负荷产生的阻力,然后才有长度的缩短,负荷出现移动。在肌肉处于最适初长度时,改变后负荷,测定在不同后负荷情况下肌肉收缩产生的张力和缩短的速度,得到图2-21所示的肌肉张力-速度曲线。横坐标表示后负荷(或者肌肉张力),纵坐标表示肌肉缩短的速度。从图中可见,在后负荷的作用下,肌肉能产生的张力和它收缩速度大致呈反比的关系。当后负荷为零时,肌肉缩短速度为最快(Vmax)。随着后负荷的增加,收缩张力增加,而缩短速度减小,当后负荷增大到一定程度时,肌肉产生最大的张力(Po),而缩短速度为零,即肌肉长度已不能缩短,为等长收缩。显然,后负荷过大或过小均会降低肌肉做功的效率,只要适度的后负荷才能获得肌肉做功的最佳效率。

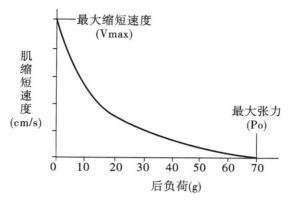

图 2-21 骨骼肌张力-速度曲线

(三)肌肉收缩能力

肌肉收缩能力(contractility)是指肌肉本身的功能状态和内在的收缩能力。它主要取决于兴奋-收缩耦联期间肌质中 Ca^{2+} 的水平和横桥的 ATP 酶活性等因素。其他条件不变,肌肉收缩能力加强时,使肌肉收缩的张力增加,收缩的速度加快,做功效率增加。体内许多神经递质、体液物质、疾病时的病理变化及一些药物,可以通过调节肌肉的收缩能力来影响肌肉收缩效能的。例如肾上腺素使肌肉收缩能力增强,而酸中毒、缺氧则使肌肉收缩能力降低,这些问题将在后面各章进一步学习。

(孔旭黎)

【思考题】

1. 试述细胞膜的跨膜物质转运方式及概念和特点。
2. 试述静息电位和动作电位的产生机制。
3. 试述神经—肌肉接头处兴奋传递过程和影响因素。

第三章

血 液

学习要点

1. 掌握内容

(1) 血浆渗透压的概念、分类和作用。

(2) 红细胞生成的原料、几种贫血的病因和特点、促红细胞生成素的来源和作用。

(3) 生理性凝血的基本过程及其影响因素。

(4) 生理性止血的基本过程。

2. 熟悉内容

(1) 人体血量、血液成分、功能及其正常值。

(2) 血型的分型及其依据,ABO 血型的鉴定原理与方法。

3. 了解内容

(1) 白细胞的分类与作用。

(2) 血小板的生理特性。

(3) 纤维蛋白溶解过程及意义。

第一节 概 述

血液(blood)是存在于心血管中的一种流体组织,由血浆和悬浮于血浆中的血细胞组成。在心脏的驱动下,血液在心血管系统内循环流动,实现运输、防卫及调节等生理功能。血液是体液(body fluid)的重要组成部分。

一、体液

人体内的液体总称为体液,由水和溶解于其中的物质构成,在正常成年人,体液约占体重的60%。根据存在部位,体液又可分为两大部分:存在于细胞内的称细胞内液,约占体重的40%;存在于细胞外的称细胞外液,约占体重的20%。细胞外液包括血浆、组织液、淋巴液、脑脊液、房水等。其中血浆约占体重的4%,组织液约占体重的15%。

二、内环境与稳态

(一)内环境

人体生活的自然界称为人体的外环境(包括自然环境和社会环境),但人体绝大多数细胞并不与外界相接触,而是浸浴在细胞外液中。细胞获取的营养物质直接来自细胞外液;细胞的代谢产物也是首先排到细胞外液中。因此,细胞外液则是细胞直接生活的液体环境。生理学中把细胞直接生活的环境即细胞外液称为机体的内环境(internal enviroment)。在细胞外液中,由于血浆在血管内不断循环流动,是沟通人体各部组织液和与外环境之间进行物质交换的媒介,因此,它是内环境中最活跃的部分。

内环境对细胞的生存以及维持细胞的正常生理功能起着十分重要的作用。因为它不但为机体细胞的活动提供适宜的理化条件,使细胞的各种酶促反应和生理功能得以正常进行,而且它又是细胞直接进行新陈代谢的场所。

(二)稳态

正常情况下,内环境的理化因素,如温度、渗透压、酸碱度、各种化学成分等,虽然经常处于变动中,但变动范围很小,说明内环境具有相对稳定性。内环境的理化特性保持相对稳定的状态称为稳态(homeostasis)。稳态是机体进行生命活动的必要条件和前提,稳态一旦破坏,细胞的新陈代谢就会受到干扰甚至危及生命。

稳态是机体的一种复杂的动态平衡过程:一方面细胞本身的代谢活动及外界环境的变化使稳态不断受到破坏,另一方面人体通过器官的活动与调节使破坏了的稳态得以恢复。由此可见,稳态的概念不仅包括内环境理化性质的动态平衡,还应包括机体生理功能的动态平衡状态,以及维持这些稳定状态的调节机制。

三、血液的组成和血量

(一)血液的组成

血液由血浆和血细胞两部分组成。两者合称全血。血细胞又分为红细胞、白细胞和血小板三类。其中,红细胞占绝大部分。血细胞在全血中所占的容积百分比,称为血细胞比容(hematocrit)。由于血液中的细胞主要是红细胞,故又称红细胞比容。正常成年男性血细胞比容为40%～50%,女性为37%～48%,新生儿约为55%。血细胞比容反映了全血中血细胞数量的相对值,如贫血患者血细胞比容可减小,严重脱水患者血细胞比容可增大。

(二)血量

人体内血液的总量称为血量(blood volume)。正常人血量约相当于自身体重的7%～8%,即每千克体重约有70～80 mL血液,其中大部分在心血管中流动,称循环血量,小部分血液滞留在肝、脾、肺、腹腔静脉及皮下静脉丛等贮血库中,流动很慢,称储存血量。在剧烈运动、情绪激动或大量出血等情况下,贮血库中的储存血量可被动员释放出来,以补充循环血量的相对不足。

正常人体内血液的总量是相对恒定的,它使血管保持一定的充盈度,从而维持正常血压和血流,保证器官、组织、细胞在单位时间内能够获得充足的血液灌注。血量不足时将导致血压下降,血流减慢,最终引起细胞、组织、器官代谢障碍等功能损害。

健康成人一次失血不超过全身血量的10%时,由于心脏活动增强,血管收缩和贮血库中血液释放等功能性的代偿,血管充盈度不致发生显著变化,可无明显临床症状出现,而且血量和血液的主要成分可较快恢复:水和电解质可由组织液加强回流,在1～2 h内即可恢复;血浆蛋白质在肝加强合成,24 h左右可以得到恢复;由于骨髓造血功能加强,使红细胞在1个月内得到补充而恢复。一次失血相当于全身血量的20%时,人体功能将难以代偿,会出现血压下降、脉搏加快、四肢冰冷、眩晕、口渴、恶心、乏力,甚至晕厥等现象。失血量达总量的30%以上时,可发生出血性休克,如不及时抢救,可危及生命。临床上抢救大失血患者,最有效的方法就是输血。当然,在准备输血时,首先要鉴定血型。

四、血液的理化特性

(一)颜色

血液呈红色,是由于红细胞内含有血红蛋白。动脉血中的血红蛋白含氧较多,呈鲜红色;静脉血中的血红蛋白含氧较少,呈暗红色。空腹血浆清澈透明,进餐后,尤其是摄入较多的脂类食物,血浆中悬浮着较多的脂质微粒而变的浑浊。因此,临床上做某些血液化学成分检测时,要求空腹采血,以避免食物对检测结果产生影响。

(二)比重

正常人全血比重为1.050～1.060,其大小主要取决于红细胞的数量,红细胞数量越多则全血的比重越大;血浆的比重为1.025～1.030,主要取决于血浆蛋白的含量;红细胞的比重为1.090～1.092,其大小主要取决于血红蛋白的含量。

(三)黏滞性

血液的黏滞性是由其内部溶质分子或颗粒之间摩擦形成的。通常在体外测定的血液或血浆相对黏滞性(以水的黏滞性为1),全血的相对黏滞性为4～5,主要取决于红细胞的数量和它在血浆中的分布状态;血浆的相对黏滞性为1.6～2.4,主要取决于血浆蛋白含量。严重贫血的病人由于红细胞数量的减少,血液黏滞性下降;大面积烧伤患者,因血浆水分由创面大量渗出,血液浓缩,血液黏滞性升高。血液的黏滞性是形成血流阻力的重要因素之一,当血液的黏滞性升高时,血流阻力增大,使血流速率减慢,易引起血管内凝血和血压升高。

(四)酸碱度

正常人血浆pH值为7.35～7.45(平均7.40),变动范围很小。pH值低于7.35为酸中毒,高于7.45为碱中毒。血浆pH值的相对稳定对生命活动有重要意义。如果血浆pH值低于6.9,或者高于7.8,将危及生命。

五、血液的基本功能

由于血液在体内不停地循环流动,加之血液是由许多重要成分所组成,因此血液能够完成多种功能,在维持内环境稳态中起着重要作用。

（一）运输功能

红细胞能够运输 O_2 和 CO_2,血浆可运输各种营养物质、代谢产物、抗原和抗体以及各种调节物质等。随着血液的循环流动,将营养物质和 O_2 运送到各组织细胞;同时将 CO_2 和细胞代谢的尾产物运送到排泄器官排出体外;将激素运送到靶细胞发挥调节作用等。

（二）缓冲功能

血液中含有多种缓冲物质,如血浆中的 $NaHCO_3/H_2CO_3$、红细胞中的血红蛋白钾盐/血红蛋白等都是很有效的缓冲对。它们可缓冲血浆中可能发生的酸碱变化,维持其 pH 值的相对稳定。

（三）免疫和防御功能

血液中存在有与免疫功能有关的白细胞和免疫物质(免疫球蛋白和补体),它们通过特异性和非特异性免疫反应对入侵的细菌等异物以及体内衰老、坏死的组织进行吞噬、分解、清除;血中的抗毒素还可中和某些毒性物质,从而消除毒性物质对机体的伤害;血小板和血浆中的凝血因子在血管破裂时能参与止血和凝血过程,也体现了血液的防御保护功能。

（四）调节体温功能

血液中有大量的水分,水的比热较大,能吸收大量体内产生的热量,并通过血液的流动,将机体深部热量运送至体表散发,有利于体温的相对恒定。

第二节　血　浆

血浆(blood plasma)是血细胞的细胞外液,是机体内环境的重要组成部分,在沟通机体内外环境之间起着重要作用。

一、血浆的成分及作用

血浆的主要成分是水,占血浆的 91% ~ 92%。溶质占 8% ~ 9%,溶质中含量最多的是血浆蛋白,其余为无机盐及非蛋白含氮化合物等。血浆中的水与小分子物质很容易通过毛细血管壁与组织液交换。因此,测定血浆成分,可反映体内物质代谢或某些器官的功能状况,对诊断疾病有很大帮助。血浆的化学成分见表3-1。

（一）血浆蛋白

血浆蛋白(plasma protein)是血浆中各种蛋白的总称,主要有清蛋白(也称白蛋白)、球蛋白和纤维蛋白原,血浆蛋白总量为 60 ~ 80 g/L。其中清蛋白最多,为 40 ~ 50 g/L;其次是球蛋白,为 20 ~ 30 g/L;纤维蛋白原最少,为 2 ~ 4 g/L。清蛋白与球蛋白的正常比值为 (1.5 ~ 2.5):1,由于血浆中的清蛋白主要由肝合成,所以肝功能异常时该比值常减小。清蛋白相对分子质量小,数量多,对形成血浆胶体渗透压、保持机体水平衡起重要作用;球蛋白主要发挥免疫作用,也参与物质运输;纤维蛋白原主要参与血液凝固。

表3-1　人体血浆主要化学成分

化学成分	正常值	化学成分	正常值
总蛋白	60 ~ 80 g/L	氯离子	96 ~ 107 mmol/L
清蛋白(A)	40 ~ 50 g/L	钠离子	135 ~ 148 mmol/L
球蛋白(G)	20 ~ 30 g/L	钾离子	4.1 ~ 5.6 mmol/L
清蛋白/球蛋白(A/G)	1.5 ~ 2.5	钙离子	2.25 ~ 2.9 mmol/L
纤维蛋白原(血浆)	2 ~ 4 g/L	镁离子	0.8 ~ 1.2 mmol/L
非蛋白氮(NPN)	200 ~ 400 mg/L	尿素氮	90 ~ 200 mg/L
肌酐(全血)	0.010 ~ 0.018 g/L	葡萄糖(全血)	4.0 ~ 6.7 mmol/L
尿酸(全血)	0.02 ~ 0.4 g/L	总胆固醇	1.1 ~ 2.0 g/L

(二)无机盐

无机盐占血浆总量的 9 g/L,主要以离子形式存在,其中阳离子主要有 Na^+、K^+、Ca^{2+}、Mg^{2+} 等;阴离子主要有 Cl^-、HCO_3^- 等。无机盐的主要作用是形成血浆晶体渗透压、维持酸碱平衡和神经肌肉兴奋性。

(三)非蛋白含氮化合物

血浆中除蛋白质以外的含氮化合物总称为非蛋白含氮化合物,包括尿素、尿酸、肌酸、氨基酸、氨、胆红素等。临床上把这些物质中所含的氮称非蛋白氮(NPN)。正常成人血液中 NPN 含量为 200 ~ 400 mg/ L,其中 1/3 ~ 1/2 为尿素氮(BUN),约为 90 ~ 200 mg/ L。这些都是蛋白质的代谢产物,主要经肾排出体外。所以测定血中 NPN 和 BUN 的含量,有助于了解体内蛋白质的代谢情况和肾的功能。

(四)其他成分

血浆中还含有葡萄糖、多种脂类、酶、激素、维生素、酮体、乳酸、O_2 和 CO_2 等。

二、血浆渗透压

(一)渗透现象与渗透压

水分子通过半透膜从低浓度溶液向高浓度溶液中扩散的现象称为渗透现象。渗透压(osmotic pressure)是溶液所具有的吸引和保留水分子的能力,是渗透现象发生的动力。渗透压是由溶液中溶质分子运动所形成的。渗透压的大小与单位体积溶液中所含溶质的颗粒数量多少成正比,而与溶质种类和大小无关。单位溶液中所含溶质数越多,其渗透压就越高。如用半透膜将不同浓度的同一类溶液隔开,水将从低浓度侧渗入高浓度侧,使高浓度侧液面升高(图3-1)。渗透压的单位有两种:一种是千帕(kPa),另一种是渗透克分子(Osm)。由于体液的溶质浓度较低,故医学上用此单位的千分之一,即毫渗透克分子

（mOsm）表示,简称毫渗。

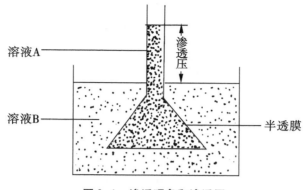

图 3-1　渗透现象和渗透压

（二）血浆渗透压的组成及正常值

人体血浆渗透压约为 300 mOsm/L（280～320 mOsm/L）,相当于 770 kPa（5 800 mmHg）。血浆渗透压由两部分溶质形成,一部分是溶解于血浆中的晶体物质,特别是电解质（主要是 Na^+、Cl^- 等）形成的血浆晶体渗透压（crystal osmotic pressure）;另一部分是血浆中的胶体物质,主要是血浆蛋白形成的血浆胶体渗透压（colloid osmotic pressure）。由于血浆中晶体物质颗粒多,因此,血浆的渗透压主要是晶体渗透压。血浆胶体渗透压数值很小,仅 1.5 mOsm/L,相当于 3.33 kPa（25 mmHg）。

以血浆正常渗透压为标准,与血浆渗透压相等或相近的溶液称等渗溶液,如 5% 葡萄糖溶液和 0.9% NaCl 溶液（生理盐水）。高于血浆渗透压的溶液称高渗溶液,反之为低渗溶液。

（三）血浆渗透压的生理作用

由于细胞膜和毛细血管壁都是半透膜,但二者对不同溶质的通透性不同,因此使血浆晶体渗透压和血浆胶体渗透压表现出不同的生理作用（图 3-2）。

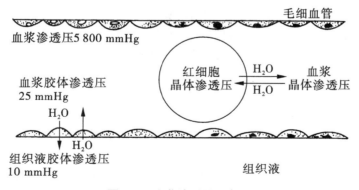

图 3-2　血浆渗透压示意图

1. 血浆晶体渗透压的作用　细胞膜允许水分子通过,不允许蛋白质通过,对绝大部分晶体物质如 Na^+、Ca^{2+}、Mg^{2+} 等也有严格限制。在正常情况下,细胞内外的晶体物质的浓度相等,因而晶体渗透压也相等,它使细胞内外水的交换保持着动态平衡,红细胞内不会因水过多而膨胀,也不会因水过少而皱缩。由此可见,血浆晶体渗透压的相对稳定,对保持细胞内外的水平衡、维持红细胞的形态具有重要作用。当血浆晶体渗透压较低时,水分进入红细胞内,导致红细胞肿胀,甚至破裂,使血红蛋白逸出,称为溶血;而当血浆晶体渗透压增高时,水分从红细胞中渗出,使细胞皱缩。因此,临床上给病人大量输液时,一般应输等渗溶液。

2. 血浆胶体渗透压的作用 血浆胶体渗透压虽小,但它在维持血浆与组织液之间的液体平衡中起重要作用。毛细血管壁通透性较大,它允许水和晶体物质通过,因而毛细血管壁内外的晶体渗透压是相等的,血浆晶体渗透压不影响毛细血管内外的水分交换。但毛细血管壁不允许蛋白质自由通过,由于血浆中蛋白质的浓度高于组织液中蛋白质的浓度,故血浆胶体渗透压高于组织液的胶体渗透压,使血管外的水分不断渗入毛细血管内来。在正常情况下,血浆胶体渗透压和其他因素一起使毛细血管内外的水分交换保持动态平衡,从而以维持了血容量和组织液容量的相对稳定。临床某些疾病如肾病综合征、肝硬化等可使血浆蛋白减少,血浆胶体渗透压降低,组织液中水分增多,形成水肿。

第三节 血细胞

一、红细胞

(一)红细胞的形态、数量和功能

红细胞(red blood cell,RBC)是血液中数量最多的细胞。人类成熟的红细胞呈双凹圆盘状,直径约 7.5 μm,周边最厚处为 25 μm,中央最薄处有 1 μm,无核,也无细胞器。正常成人红细胞数量男性为 $(4.0 \sim 5.5) \times 10^{12}/L$,女性为 $(3.5 \sim 5.0) \times 10^{12}/L$;婴幼儿高于成人,新生儿的红细胞可超过 $6 \times 10^{12}/L$,出生后数周逐渐下降。在红细胞中含有丰富的血红蛋白(hemoglobin,Hb):成年男性为 120 ~ 160 g/L;成年女性为 110 ~ 150 g/L;新生儿约为 170 ~ 200 g/L。当红细胞数量和(或)血红蛋白含量低于正常称为贫血。

红细胞的主要功能是运输 O_2 和 CO_2,并对血液酸碱度变化起缓冲作用。这两项功能都是靠血红蛋白来完成。红细胞通过血红蛋白而携带的 O_2 和 CO_2,比溶解在血浆中的 O_2 和 CO_2 分别多 65 倍和 18 倍。血红蛋白只有存在于红细胞内才有携带的 O_2 和 CO_2 的功能,若红细胞破裂,血红蛋白逸出到血浆,其功能也随之丧失。

(二)红细胞的生理特性

1. 可塑性变形 由于红细胞呈双凹圆盘状,其表面积比等体积的球形细胞大,可发生较大的变形。这种特性有利于红细胞通过直径比自己还小的毛细血管和血窦空隙,通过后又恢复原状。新生的红细胞变形能力较大,衰老的红细胞及遗传性球形红细胞变形能力较差。

2. 悬浮稳定性 红细胞在血浆中保持悬浮状态而不易下沉的特性,称悬浮稳定性。临床上将抗凝血液静置于沉降管内,常以红细胞在第一小时末下降的高度表示其沉降的速度,称为红细胞沉降率(简称血沉,ESR)。正常成年男性 ESR 为 0 ~ 15 mm/h,女性

ESR 为 0～20 mm/h。血沉越快,表示红细胞悬浮稳定性越小。红细胞悬浮稳定性减小的主要原因是由于许多红细胞凹面相贴重叠在一起,称为红细胞叠连。由于红细胞叠连造成表面积/体积之比减小,下沉速度加快。红细胞悬浮稳定性的高低并不是红细胞本身的原因,而是与血浆的成分有关,其中清蛋白可提高红细胞的悬浮稳定性,使血沉减慢;而球蛋白和纤维蛋白原能降低红细胞的悬浮稳定性,使血沉加快。临床上某些疾病,如风湿热、活动性结核病等正是由于血浆中球蛋白浓度增加而引起血沉加快。

3. 渗透脆性　　正常人的红细胞在 0.9% 的 NaCl 溶液中能维持形态大小正常;在 0.8%～0.6% 的 NaCl 溶液中,水分进入红细胞而引起一定程度的膨胀,甚至呈球形,但并不破裂;将红细胞置于 0.46%～0.42% 的 NaCl 溶液中,有一部分红细胞由于过度膨胀而开始破裂;在 0.34%～0.32% 的 NaCl 溶液中完全溶血。说明红细胞膜对低渗液有一定的抵抗力,这种抵抗力的大小,用渗透脆性来表示。红细胞对低渗溶液的抵抗力大则表明渗透脆性小,反之则渗透脆性大。刚成熟的红细胞脆性小,衰老的红细胞脆性大。某些病症患者,如先天性溶血性黄疸患者红细胞脆性大;巨幼红细胞性贫血的病人红细胞脆性减小。在临床上测定红细胞的渗透脆性可作为某些贫血的辅助诊断。值得注意的是,不同溶质的等渗溶液不一定都能使红细胞的体积和形态保持正常。例如,1.9% 的尿素溶液与血浆渗透压相等,但将红细胞置于其中就会发生溶血。这是因为尿素能够自由通过红细胞膜,不能在溶液中保持与红细胞内相等的张力的缘故。此处所谓的"张力"是指溶液中不能透过红细胞膜的溶质颗粒所产生的渗透压。临床上把能使悬浮于其中的红细胞保持正常形态和大小的溶液,称为等张溶液。0.9% 的 NaCl 溶液既是等渗溶液又是等张溶液;1.9% 的尿素溶液是等渗溶液但不是等张溶液。

(三)红细胞的生成与破坏

正常人红细胞的生成与破坏呈动态平衡,使血液中的红细胞维持在正常范围。

1. 红细胞的生成

(1)生成的部位和发育过程　　在胚胎时期红细胞生成部位在肝、脾和骨髓;婴儿主要在骨髓;成人只有胸骨、肋骨、颅骨、髂骨及椎骨和长骨的近端骨骺处的红骨髓才有终生造血的功能。在骨髓内红细胞的生成是一个连续而又呈阶段性的过程,即由骨髓造血干细胞分化为红系定向祖细胞,再经过原红细胞、早幼红细胞、中幼红细胞、晚幼红细胞及网织红细胞阶段发育成熟后释放如血。在发育过程中,红细胞的数量由少变多,体积由大变小,细胞核由有变无,血红蛋白则有无到有且逐渐增多。红骨髓造血功能正常是红细胞生成的前提。当人的骨髓组织遭受物理(如各种放射线)、化学(如氯霉素)等因素影响,其造血功能可受到抑制使全血细胞生成减少而引起的贫血,称为再生障碍性贫血。

(2)生成的原料　　在生成红细胞的原料中,以铁和蛋白质最为重要。铁是合成血红素所必需的原料,成人每天需要 20～30 mg 铁用于红细胞生成。铁的来源有二:一是衰老的红细胞或含铁组织在体内被破坏后释放出的铁,称为内源性铁,这部分铁可重复利用,占机体需要量的 95%;二是来源于食物中的铁,称为外源性铁,占机体需要量的 5%。正常成人每日需从食物中吸收补充铁仅 1～2 mg,不及食物中含铁量的 1/10,故不易造成铁的缺乏。但在儿童生长发育期及女性的妊娠、哺乳期,铁的需要量增多;或者各种慢性失血如月经量过多、痔疮出血造成铁丢失过多,则可使铁缺乏。如果缺铁,将导致血红蛋白合成障碍,血红蛋白含量降低,红细胞体积减小,这类贫血称缺铁性贫血,也称小细胞低色素性贫血。

合成血红蛋白所需的蛋白质来源于食物。一般情况下,日常膳食所提供的蛋白质足够机体造血所需。但对于贫血患者则应补充富含高质量蛋白质的肝、肾、瘦肉等。

(3)成熟因子   红细胞在发育成熟过程中,需要维生素 B_{12} 和叶酸的参与,所以二者被称为红细胞成熟因子。叶酸是合成 DNA 的辅酶,维生素 B_{12} 能活化叶酸。若二者缺乏,骨髓中有核红细胞核内 DNA 合成障碍,细胞的分裂增殖速度减慢,使红细胞的生长停止在初始状态而不能成熟,形成巨幼红细胞性贫血,即大细胞性贫血。正常情况下,食物中维生素 B_{12} 和叶酸的含量能满足红细胞生成的需要。但维生素 B_{12} 必须与胃黏膜壁细胞分泌的内因子结合成复合物,才避免被消化酶破坏;内因子还可促进维生素 B_{12} 在回肠末端吸收。因此,临床上当胃大部切除或萎缩性胃炎时,可使内因子缺乏,导致维生素 B_{12} 吸收障碍,发生巨幼红细胞性贫血。

(4)生成的调节   正常情况下,人体内红细胞的数量能保持相对稳定,与一些调节因子有关。红细胞生成阶段不同,其调节因子也不同。目前已经证明两种调节因子分别调制着两个不同发育阶段红系祖细胞的生长。一种是早期的红系祖细胞,称为爆式红系集落形成单位(BFU-E),它受爆式促进激活物(BPA)的调节。另一种是晚期的红系祖细胞,称为红系集落形成单位(CFU-E),主要接受促红细胞生成素(EPO)的调节。

1)爆式促进激活物   BPA 是一种分子量为 25 000 ~ 40 000 的糖蛋白,主要作用于早期红系祖细胞,可促进细胞从静息状态进入 DNA 合成期,促进早期红系祖细胞增殖活动。

2)促红细胞生成素   EPO 是一种分子量为 34 000 的糖蛋白,是调节红细胞生成的主要因素。肾是产生 EPO 的主要部位,肝也可少量生成。它的主要作用是促进晚期红系祖细胞的增殖,并向原红细胞分化,加速幼红细胞的增殖,促进网织红细胞的成熟与释放,并促进血红蛋白的合成。任何原因引起肾氧供不足,均可刺激肾使促红细胞生成素的合成与分泌增多。待红细胞数量增加,提高了血液运氧能力,机体缺氧得到缓解后,通过负反馈作用,使肾产生的促红细胞生成素减少,维持红细胞数量在正常水平。高原居民、长期从事强体力劳动或体育锻炼的人以及临床上失血、贫血、肺心病患者,其红细胞数量较多,就是由于组织缺氧的刺激,使肾合成促红细胞生成素增加所致。由于促红细胞生成素主要在肾合成,因此,双肾实质严重破坏的晚期肾病患者,因促红细胞生成素产生减少会并发难以纠正的肾性贫血。

3)雄激素   雄激素一方面直接刺激骨髓造血,另一方面也可促进肾产生、释放促红细胞生成素,使骨髓造血功能增强,血液中红细胞数量增多。这也是青春期后男性红细胞和血红蛋白均高于女性的原因。

4)其他   甲状腺激素、生长素和糖皮质激素也有一定促进红细胞生成的作用。

2.红细胞的破坏   红细胞的平均寿命约为 120 d,当红细胞衰老时,其变形能力减弱而脆性增大,容易滞留于小血管和血窦空隙内,被肝、脾的巨噬细胞吞噬,或在湍急的血流中因机械冲撞而破裂。绝大多数破损或衰老的红细胞被肝、脾中的巨噬细胞吞噬消化后,释放的铁可被再利用,脱铁血红素转变为胆色素随粪、尿排出体外。当脾功能亢进时,红细胞破坏增多,可引起脾性贫血。

二、白细胞

白细胞(white blood cell,WBC)为无色、有核的细胞,体积比红细胞大。白细胞在血液中一般呈球形,进入组织后则有不同程度的变形。按其形态特点可分为两大类:一类细胞质中有特殊颗粒,称有粒白细胞,包括中性粒细胞、嗜酸粒细胞、嗜碱粒细胞。另一类细胞质中没有特殊颗粒,称无粒白细胞,包括单核细胞和淋巴细胞。

(一)白细胞的总数和分类计数

我国健康成人血液中,白细胞总数为$(4.0 \sim 10.0) \times 10^9/L$。分别计算每一类白细胞的百分比率,称为白细胞分类计数。白细胞的正常值及主要功能如表3-2所示。

表3-2　我国健康成人血液白细胞正常值及主要功能

名称	均值	百分比(%)	主要功能
粒细胞			
中性粒细胞	$4.5 \times 10^9/L$	50 ~ 70	吞噬细菌与坏死细胞
嗜酸粒细胞	$0.1 \times 10^9/L$	0.5 ~ 5	抑制组胺释放
嗜碱粒细胞	$0.025 \times 10^9/L$	0 ~ 1	释放组胺与肝素
无粒细胞			
淋巴细胞	$1.8 \times 10^9/L$	20 ~ 40	参与特异性免疫
单核细胞	$0.45 \times 10^9/L$	3 ~ 8	吞噬细菌与衰老的红细胞
总数	$7.0 \times 10^9/L$		

正常人血液中白细胞的数目可随年龄和机体处于不同功能状态而有变化:新生儿白细胞数较高,约为$(12 \sim 20) \times 10^9/L$,婴儿期维持在$10 \times 10^9/L$左右。新生儿血液中白细胞主要为中性粒细胞,以后淋巴细胞逐渐增多,可占70%,3 ~ 4岁后淋巴细胞逐渐减少,至青春期与成年人基本相同;有昼夜波动,下午白细胞数较早晨稍高;进食、疼痛、情绪激动及剧烈运动等可使白细胞数明显增多,如剧烈运动时白细胞总数可达$35 \times 10^9/L$;女性在妊娠期白细胞数波动于$(12 \sim 17) \times 10^9/L$之间,分娩时可达$34 \times 10^9/L$。

临床通过检测白细胞的总数和分类计数的变化,有助于某些疾病的诊断。白细胞的总数和分类计数是临床医学中应用最为广泛的检测项目。

(二)白细胞的功能

白细胞主要参与机体的防御功能。从防卫角度可将白细胞分为吞噬细胞和免疫细胞两大类:前者包括中性粒细胞和单核细胞,后者主要是指淋巴细胞。白细胞所具有的变形、游走、趋化和吞噬等功能,是执行防御功能的基础。除淋巴细胞外,所有的白细胞都能伸出伪足做变形运动,穿过毛细血管壁到血管外,这一过程称白细胞的渗出。渗出到血管外的白细胞可借变形运动在组织内游走,在某些化学物质吸引下迁移到炎症区发挥生理作用。

1. 中性粒细胞 中性粒细胞是白细胞的主要部分,它的变形游走能力和吞噬活性都很强,在血液的非特异性免疫系统中起着十分重要的作用。它处于机体抵御微生物病原体,特别是化脓性细菌入侵的第一线。因此,机体在急性细菌性感染性疾病时,白细胞总数和中性粒细胞数量将显著升高。当血液中的中性粒细胞数减少到 1×10^9/L 时,机体的抵抗力就会降低,容易发生感染。

2. 嗜碱粒细胞 嗜碱粒细胞能合成并释放组胺、肝素等。组胺可使小动脉舒张、毛细血管壁通透性增加,局部组织充血水肿;肝素具有很强的抗凝血作用。

3. 嗜酸粒细胞 嗜酸粒细胞缺乏溶菌酶,它虽有吞噬能力,但基本无杀菌作用。嗜酸粒细胞的主要作用是:①限制嗜碱粒细胞在速发性过敏反应中的作用;②参与对蠕虫的免疫反应。在机体发生过敏反应或蠕虫感染时,常伴有嗜酸粒细胞数增多。

4. 单核细胞 单核细胞在血液中吞噬能力很弱,单核细胞在血液中停留 2～3 d 后穿过毛细血管迁移到肝、脾、肺和淋巴结等组织,转变成巨噬细胞,巨噬细胞体积进一步增大,吞噬能力大为提高。此外,巨噬细胞还参与激活淋巴细胞的特异性免疫功能,并能识别和杀伤肿瘤细胞,消除变性的血浆蛋白、衰老和损伤的红细胞、血小板等。

5. 淋巴细胞 淋巴细胞分 T 淋巴细胞和 B 淋巴细胞两大类。血液中的淋巴细胞 80%～90% 为 T 淋巴细胞,主要功能与细胞免疫有关,如破坏肿瘤及移植的异体细胞等。B 淋巴细胞主要留在淋巴组织内,其功能是参与体液免疫。

(三)白细胞的破坏

白细胞多在组织中发挥作用,寿命长短不一,中性粒细胞一般在循环血液中停留 8 h 左右进入组织,4～5 d 后衰老死亡。单核细胞的寿命可能为数周,但组织内的单核细胞寿命可长达数月。B 淋巴细胞一般生存 3～4 d,但有一小部分受抗原刺激的 B 淋巴细胞发展成为记忆细胞,寿命很长且保持特异性,而 T 淋巴细胞可生存 100 d 以上,甚至数年。衰老的白细胞主要被肝、脾内的巨噬细胞所吞噬和分解,少数可穿过消化道和呼吸道黏膜而排出。

三、血小板

血小板(PTL)是从骨髓的巨核细胞胞质裂解脱落下来的具有代谢能力的细胞。血小板的体积小,无色、无核、呈梭形或椭圆形,直径约 2～4 μm,内含十余种生物活性物质。

(一)血小板的数量

健康成年人血液中血小板的正常值为 $(100～300) \times 10^9$/L。妇女月经期血小板减少,妊娠、进食、运动、缺氧或损伤时,血小板增多。血小板数量超过 $1\ 000 \times 10^9$/L,称血小板过多,易发生血栓;血小板数量少于 100×10^9/L,称血小板减少,当少于 50×10^9/L 时,毛细血管壁脆性增加,将导致皮肤、黏膜出血,出现淤点或紫癜,称血小板减少性紫癜。

(二)血小板的生理特性

血小板的功能与其生理特性有着密切的关系。

1. 黏附 血小板与非血小板表面的黏着称为血小板黏附。血小板并不能黏附于正常内皮细胞表面。当血管内皮细胞受损时,血小板即可黏附在暴露出来的胶原纤维上,这是血小板发挥作用的开始。

2.聚集　血小板一旦发生黏附,便彼此粘连而成聚合体,称为血小板聚集。

3.释放　血小板受刺激后,将细胞内的物质排出的现象称为血小板释放。血小板释放的 ADP 促使血小板凝聚,形成松软的血小板血栓,堵塞血管的伤口;5-羟色胺、儿茶酚胺可使小动脉收缩,减慢血流,有助于止血。

4.吸附　血小板表面可吸附血浆中的许多物质,特别是某些凝血因子。当血小板发生黏附和聚集后,可使聚处凝血因子浓度升高,有利于血液凝固和生理性止血。

5.收缩　血小板内含有血栓收缩蛋白。当凝血块中的血小板发生收缩时,可使血块回缩,牢固地封住血管破口,巩固止血过程。

6.修复　血小板能融合入血管内皮细胞,保持血管内皮细胞的完整,并修复受损伤的内皮细胞。

(三)血小板的生理功能

1.参与生理性止血　小血管受损后引起的出血,正常情况下几分钟内就会自行停止,这种现象称为生理性止血。用小针刺破耳垂或指尖,使血液自行流出,测定出血延续的时间,称为出血时间(bleeding time),正常为 1~3 min。出血时间的长短可反映生理性止血的功能状态。血小板数量减少或功能有缺陷时,出血时间延长。

生理性止血过程是血管、血小板和血浆中的凝血因子协同作用完成的。主要包括三个时相:第一时相是血管损伤后发生收缩,若损伤较小,可使血管破口封闭;第二时相是血小板血栓形成,损伤的血管内膜下胶原组织暴露,激活血小板,促使血小板黏附、聚集于血管破损处,形成血小板血栓堵塞伤口,实现初期止血;第三时相是止血栓的形成,血浆中的凝血系统被激活,迅速出现血液凝固,加固血小板血栓,达到有效止血。

血小板在生理性止血过程中的具体作用有:①释放缩血管物质,如5-羟色胺、肾上腺素等,使受损血管收缩,血流减慢,裂口缩小,利于出血停止;②黏着、聚集形成较松软的血小板血栓,暂时堵塞小出口;③参与血液凝固过程,形成坚实的凝血块,封住血管破口,最后完成生理性止血过程。

2.促进凝血　血小板含有许多具有较强的促进血液凝固的血小板因子(PF)。如纤维蛋白激活因子(PF_2)、血小板磷脂表面(PF_3)、抗肝素因子(PF_4)、抗纤溶因子(PF_6)等。其中 PF_3 磷脂表面,在血液凝固过程中起者非常重要的作用。

3.维持毛细血管壁的正常通透性　血小板对毛细血管内皮细胞具有支持作用,它可以填补血管内皮细胞脱落而产生的裂隙,及时修补血管壁,从而维持毛细血管壁的正常通透性。

(四)血小板的破坏

血小板进入血液后,只在开始两天具有生理功能,但平均寿命有 7~14 d。衰老的血小板在肝、脾和肺组织中被吞噬。

第四节　血液凝固与纤维蛋白溶解

一、血液凝固

血液凝固(blood coagulation)是指血液由流动的液体状态变成不能流动的凝胶状态

的过程,简称凝血。在正常生理情况下,血液在血管内始终保持着流动状态,即使血管出现局部损伤等因素,也只会发生局部血管内凝血,不会影响全身血液的流动性。可是,血液一旦离开血管,数分钟就发生凝固。血液凝固后 1～2 h,血凝块发生收缩,并析出淡黄色、透明的液体,称为血清(blood serum)。血清与血浆的区别在于血清中缺乏纤维蛋白原及参与凝血的因子,增加了少量凝血时由血管内皮细胞和血小板释放出来的化学物质。在临床上进行生化检验、血型鉴定和血清免疫学测定等均采用血清标本检查。

血液凝固的实质是血浆中的可溶性纤维蛋白原转变成不溶性的纤维蛋白的过程。血液凝固是一系列复杂的酶促反应过程,需要多种凝血因子的参与。

(一)凝血因子

血浆与组织中直接参与血液凝固的物质统称为凝血因子(coagulation faclor)。国际上依照凝血因子被发现的先后顺序,将公认的 12 种因子用罗马数字命名(表3-3)。此外还有前激肽释放酶(PK)、激肽原及血小板磷脂等也直接参与凝血过程。凝血因子的特点有:①除因子Ⅳ是 Ca^{2+} 外,其余的凝血因子均为蛋白质;②大部分是以酶原形式存在的蛋白酶(如Ⅱ、Ⅶ、Ⅸ、Ⅹ、Ⅺ、Ⅻ、ⅩⅢ和前激肽释放酶),需被激活后才具有酶活性。在凝血因子代号的右下角加上"a"代表"活化型"如Ⅱa、Ⅹa 等;③因子Ⅲ、Ca^{2+}、Ⅴ、Ⅷ和高分子激肽原在凝血反应中起辅因子的作用;④除因子Ⅲ存在于组织细胞以外,其他凝血因子均存在于新鲜血浆中;⑤血浆中的因子Ⅶ必须与组织中的因子Ⅲ相遇,结合为Ⅶ–组织因子复合物,才具有酶活性;⑥凝血因子大多在肝内合成,其中因子Ⅱ、Ⅶ、Ⅸ、Ⅹ的生成需要维生素 K 参与,故又称依赖维生素 K 的凝血因子,因此,肝功能损害或维生素 K 缺乏可出现凝血功能障碍。

表 3-3 国际命名编号的凝血因子

凝血因子	名称	凝血因子	名称
Ⅰ	纤维蛋白原	Ⅷ	抗血友病因子
Ⅱ	凝血酶原	Ⅸ	血浆凝血激酶
Ⅲ	组织凝血激酶	Ⅹ	斯多特–拍劳因子
Ⅳ	Ca^{2+}	Ⅺ	血浆凝血激酶前质
Ⅴ	前加速素	Ⅻ	接触因子
Ⅶ	前转变素	ⅩⅢ	纤维蛋白稳定因子

＊其中因子Ⅵ是因子Ⅴ转变而来,因而被取消。

(二)凝血过程

凝血过程是一系列凝血因子相继激活的过程,最终结果是纤维蛋白的形成,而且每步反应均有放大效应。凝血过程可分为三个阶段:第一阶段生成凝血酶原激活物;第二阶段凝血酶原被激活成凝血酶;第三阶段纤维蛋白原在凝血酶的作用下生成纤维蛋白。

$$凝血酶原激活物$$

$$\downarrow$$

$$凝血酶原 \longrightarrow 凝血酶$$

$$\downarrow$$

$$纤维蛋白原 \longrightarrow 纤维蛋白$$

1.凝血酶原激活物的形成　凝血酶原激活物可通过内源性凝血途径和外源性凝血途径生成,二者的主要区别在于启动方式和参与的凝血因子不同。

（1）内源性凝血途径　内源性凝血途径是指参与凝血的因子全部来自血液,启动因子是因子Ⅻ。

当血液与带负电荷的异物表面(如血管内膜下胶原纤维、玻璃、陶土、硫酸酯等)接触时会启动凝血过程。在机体当血管损伤时,血浆中的因子Ⅻ与血管内膜下胶原纤维接触,立即被激活为Ⅻa。Ⅻa可激活前激肽释放酶为激肽释放酶,激肽释放酶反过来又能促进Ⅻa的激活,通过这一正反馈过程形成大量的Ⅻa。Ⅻa的主要功能是激活因子Ⅺ,使之成为Ⅺa,从而启动了内源性凝血途径,这一过程称为表面激活。表面激活所生成的Ⅺa在Ca^{2+}的存在下可激活因子Ⅸ,生成Ⅸa,Ⅸa再与因子Ⅷ、Ca^{2+}和血小板第三因子(PF_3)在血小板磷脂表面上形成因子Ⅷ复合物。该复合物中的Ⅸa是一种蛋白水解酶,能使因子Ⅹ水解而被激活形成Ⅹa。在此过程中,因子Ⅷ作为辅因子,使Ⅸa对因子Ⅹ的激活速度提高20万倍。因此,缺乏因子Ⅷ的患者凝血速率显著减慢,微小的创伤也会出血不止,临床上称为甲型血友病。

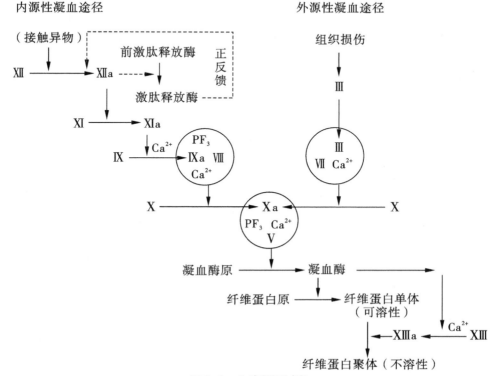

图 3-3 血液凝固过程

（2）外源性凝血途径　外源性凝血途径是指由来自血管之外的凝血因子Ⅲ（组织凝血激酶）与血液接触而启动的凝血过程。因子Ⅲ是一种跨膜糖蛋白，存在于大多数组织细胞中。在组织损伤，血管破裂情况下因子Ⅲ释放，与血浆中的因子Ⅶ、Ca^{2+}形成复合物，激活因子Ⅹ成为Ⅹa。其后的反应与内源性凝血完全相同。此外，该复合物还能激活因子Ⅸ，使内源性凝血途径和外源性凝血途径相互联系，相互促进共同完成凝血过程。

由内源性和外源性凝血途径所形成的Ⅹa，与因子Ⅴ被Ca^{2+}连接在血小板磷脂表面（PF_3），形成复合物，即凝血酶原激活物，其功能是激活凝血酶原。

2.凝血酶的形成　凝血酶原激活物可激活凝血酶原（Ⅱ），使之成为有活性的凝血酶（Ⅱa）。此外，凝血酶还能加强因子Ⅴ、因子Ⅷ的作用。

3.纤维蛋白的形成　凝血酶是一种多功能凝血因子，其主要作用是使纤维蛋白原（四聚体）转变为纤维蛋白单体。在Ca^{2+}的作用下凝血酶能激活因子ⅩⅢ生成ⅩⅢa，ⅩⅢa能使纤维蛋白单体变为牢固的不溶于水的纤维蛋白多聚体，其交织成网，把血细胞网罗其中形成血凝块，完成凝血过程。

近年的研究发现：在生理性凝血过程中，外源性凝血途径可能是凝血的重要始动机制，而内源性凝血途径则在凝血过程的维持中起重要作用。

（三）血浆中的抗凝因素

正常人血液中虽含有多种凝血因子，但血液是不会发生凝固的，究其原因在于：血管内皮完整光滑，因子Ⅻ不易被激活，血液中又无因子Ⅲ，故不会启动内源性或外源性凝血；血流速度快，即使个别凝血因子被激活，也被及时稀释运走，不易在局部聚集而发挥凝血作用；同时肝、脾等处的巨噬细胞也能清除已活化的凝血因子；在血液中还存在着与凝血系统相对抗的抗凝血物质。这些抗凝血物质主要有抗凝血酶Ⅲ、肝素、蛋白质C等。

1.抗凝血酶Ⅲ　抗凝血酶Ⅲ是肝细胞合成的一种脂蛋白，为血浆中主要的抗凝血物质。它能与凝血酶以及因子Ⅶ、Ⅸa、Ⅹa、Ⅺa、Ⅻa等结合，使这些凝血因子失活而达到抗凝作用，故抗凝血酶Ⅲ是多种凝血因子的抑制物。抗凝血酶Ⅲ单独的抗凝作用慢而弱，但它与肝素结合后，其抗凝作用可增强2 000倍。

2.肝素　肝素是一种酸性黏多糖，由肥大细胞和嗜碱粒细胞产生。肝素是一种很强的抗凝血物质，它除与抗凝血酶Ⅲ结合，提高抗凝血酶Ⅲ的抗凝血作用外，还能抑制凝血酶原的激活过程；阻止血小板的黏附、聚集与释放反应；促使血管内皮细胞释放凝血抑制物和纤溶酶原激活物；增强蛋白质C的活性。肝素在临床上作为一种抗凝剂广泛应用于防治血栓性疾病。

3.蛋白质C　蛋白质C是由肝细胞合成的依赖于维生素K的血浆蛋白。它能灭活因子Ⅴ和因子Ⅷ；削弱Ⅹa的活性；促进纤维蛋白溶解，故有抗凝作用。

4.组织因子途径抑制物　组织因子途径抑制物是由小血管内皮细胞产生的一种糖蛋白。其作用是直接抑制Ⅹa的活性；在Ca^{2+}存在下，灭活因子Ⅶ-Ⅲ复合物，发挥抑制外源性凝血途径的作用。

（四）血液凝固的加速与延缓

根据血液凝固的原理，在临床上可采用一些措施来加速、延缓或防止血液凝固，以取得较好的临床效果。

1.加速凝血措施　在外科手术时常用温盐水纱布、明胶海绵进行压迫止血。因为纱布是异物,可激活因子Ⅻ和血小板;又因凝血过程为一系列酶促反应,在一定范围内(<42℃),升高温度,酶的活性增强,可使凝血反应加速,有利于止血。

2. 延缓或防止凝血的措施　若将血液置于光滑、低温的环境中可延缓血液凝固。Ca^{2+}是血液凝固过程中的重要因子,在临床化验和输血时常在血液中加入一定量的草酸盐或枸橼酸盐可以除去血浆中的 Ca^{2+},从而阻断多个凝血环节,起到抗凝作用。

二、纤维蛋白的溶解

纤维蛋白溶解是指血液凝固过程中形成的纤维蛋白被分解液化的过程,简称纤溶(fibrinolysis)。纤溶的作用是使生理止血过程中所产生的局部凝血块随时溶解,从而保证血管的畅通,对防止血凝过程的蔓延和血栓形成具有重要意义。此外,纤溶系统还参与组织修复、血管再生等多种功能。纤溶系统由四种成分组成:纤维蛋白溶解酶原(简称纤溶酶原)、纤溶酶、纤溶酶原激活物与纤溶抑制物。纤溶过程可分为纤溶酶原的激活与纤维蛋白(或纤维蛋白原)的降解两个基本阶段(图3-4)。

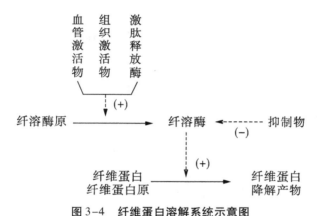

图 3-4　纤维蛋白溶解系统示意图

(一)纤溶酶原的激活

纤溶酶原是在肝、肾、骨髓等多种组织中合成的一种糖蛋白,在血浆中含量最高。纤溶酶原在激活物的作用下发生肽段水解而被激活成纤溶酶。凡能激活纤溶酶原的物质称为纤溶酶原激活物。根据来源不同,可分为3类。第一类为血浆激活物,由小血管内皮细胞合成,当血管中发生血凝块时大量释放,并吸附于血凝块上。第二类为组织激活物,尤以子宫内膜、前列腺、肺、甲状腺等组织较多,在组织损伤时释放。这些器官手术时易发生术后渗血,可能与激活物含量丰富有关。月经血因含这类激活物较多,所以不易凝固。组织激活物的作用主要是在血管外进行纤溶,有利于组织修复和创伤愈合。肾产生的尿激酶就是一种活性很强的组织激活物,以阻止肾小管中纤维蛋白沉积,临床用于血栓病的治疗。第三类为依赖凝血因子Ⅻ的激活物,前激肽释放酶被Ⅻa激活后生成的激肽释放酶即可激活纤溶酶原。因此,当血液与异物表面接触而激活因子Ⅻ时,一方面激活了内源性凝血系统,另一方面激活了纤溶系统,使血凝与纤溶相互协调配合并保持平衡。

(二)纤维蛋白的降解

纤溶酶是一种活性很强的蛋白水解酶,作用于纤维蛋白原或纤维蛋白分子肽链上,能将其分解为许多可溶性肽段,称为纤维蛋白降解产物。纤维蛋白降解产物不再发生凝固,部分肽段还具有抗凝血作用。纤溶酶还可以水解凝血因子Ⅱa、Ⅴ、Ⅷa、Ⅹa、Ⅻa等,故也有一定的抗凝血作用。

(三)纤溶抑制物及其作用

能抑制纤维蛋白溶解的物质统称为纤溶抑制物,纤溶抑制物有2类,其中主要为抗纤溶酶,它能与纤溶酶结合,使其失去活性;另一类是激活物的抑制物,能与尿激酶竞争而发挥抑制纤溶酶被激活的作用。在正常情况下,血液中纤溶抑制物浓度很高,纤溶酶不易发挥作用,但当血管血栓形成时,纤维蛋白能吸附大量的纤溶酶原及其激活物,而不吸附抑制物,从而发生纤维蛋白降解。

凝血与纤溶是两个即对抗又统一的功能系统,它们之间的动态平衡,使人体在出血时能有效地止血,又防止血块堵塞血管,从而维持血流的正常状态。在血管中,如果凝血作用大于纤溶,就将发生血栓,反之会造成出血倾向。

第五节　血型和输血

一、血型

血型(blood group)是指细胞膜上特异抗原(凝集原)的类型。目前已知除红细胞有血型外,白细胞、血小板、一般组织细胞也有血型。1901年,奥地利科学家兰德斯坦纳(Landsteiner)发现的第一个人类血型系统是ABO血型系统,从此揭开了人类血型的奥秘,使输血成为失血病人安全度较高的治疗手段。1995年国际输血协会认可的红细胞血型系统有23个。与临床关系最为密切的是红细胞血型中的ABO血型系统和Rh血型系统。

(一)ABO血型系统

1. ABO血型系统分型的依据　依据红细胞膜上是否存在A凝集原和B凝集原将血液分为A型、B型、AB型和O型四种血型。凡红细胞膜上只含A凝集原的为A型血;只含B凝集原的为B型血;既含A凝集原又含B凝集原的为AB型血;A凝集原和B凝集原都不含的为O型血。在ABO血型系统的血清中,有2种天然凝集素(抗体),即抗A凝集素和抗B凝集素。在A型血的血清中只含有抗B凝集素;在B型血的血清中只含有抗A凝集素;在AB型血的血清中两种凝集素均无;在O型血的血清中含有抗A和抗B两种凝集素(表3-4)。2种抗凝集素均为IgM,分子量大,不能通过胎盘。

我国人的血型调查表明,汉族人中O型、A型和B型约各占30%,AB型约占10%。

2. 红细胞凝集反应　当凝集原与其相对应的凝集素相遇时,将发生红细胞彼此聚集在一起,成为一簇簇不规则的细胞团现象,称为红细胞聚集反应。机理是由于每个抗体上具有2~10个抗原结合位点,因此抗体可以在若干个带有相应抗原的红细胞之间形成桥梁,使之聚集成簇。一旦发生凝集反应,在补体的参与下可出现红细胞破裂溶血现象。同时凝集成簇的红细胞堵塞毛细血管,损害肾,严重时可危及生命。用已知的含抗 A、抗 B 凝集素的血清与待测红细胞混合,根据有无凝集反应的发生可以判断待测红细胞所含凝集原的种类而鉴定血型。

表 3-4　ABO 血型系统的抗原与抗体

血型	红细胞膜上的凝集原	血清中的凝集素	血型	红细胞膜上的凝集原	血清中的凝集素
A	A	抗 B	AB	A、B	无
B	B	抗 A	O	无	抗 A、抗 B

3. ABO 血型的亚型及临床　现已发现人 ABO 血型系统有多个亚型。其中与临床关系密切的主要是 A 型中的 A_1 和 A_2 两个亚型。由于 A_1、A_2 两个亚型的存在,AB 型血也就出现了 A_1B 和 A_2B 两个亚型。汉族人中 A_1 亚型占 99% 以上,A_2 亚型极少见。

ABO 血型亚型的存在可引起血型的误定,红细胞膜上亚型凝集原的抗原性强弱依次为 A_1、A_2、A_1B 和 A_2B,如果待测定血型用的 ABO 标准血清效价较低,则易将亚型漏掉而误定血型。如常见的抗 A 血清效价较低时,在体外不能与 A_2 或 A_2B 型血的红细胞产生凝集反应,将会把 A_2 型血误定为“O”型。因此,在输血前检验时应注意血型亚型的存在(表 3-5)。

表 3-5　四种 A 亚型的凝集原和凝集素与标准血清的反应

血型	亚型	凝集原	凝集素	与标准血清的反应		
				抗 A	抗 B	抗 A_1
A	A_1	$A+A_1$	抗 B	+	-	+
	A_2	A	抗 B+抗 A_1	+	-	-
AB	A_1B	$A+A_1+B$	无	+	+	+
	A_2B	$A+B$	抗 A_1	+	+	-

4. ABO 血型的遗传　血型是先天遗传的。据遗传学的研究,决定 ABO 血型的有三个等位基因:A、B、O。其中 A、B 是显性的,O 是隐性的。每一种血型均由两个遗传基因所决定,血型基因由父母双方各遗传一个基因给子女。因此 A 型血者,其基因组合是 AA 或 AO;B 型血者的基因组合为 BB 或 BO;AB 型血者的基因组合只能是 AB;O 型血者的基因组合只能是 OO。按基因分离与自由组合的遗传规律,父母与其子女的血型关系如表 3-6。

上述结果在法医判断血缘关系时,只能作参考依据。

表 3-6 ABO 血型的遗传关系

双亲的血型	子女中可能出现的血型	子女中不可能出现的血型
A×A	A、O	B、AB
A×O	A、O	B、AB
A×B	A、B、AB、O	—
A×AB	A、B、AB	0
B×B	B、O	A、AB
B×O	B、O	A、AB
B×AB	A、B、AB	0
AB×O	A、B	AB、O
AB×AB	A、B、AB	0
O×O	0	A、B、AB

(二) Rh 血型系统

Rh 血型系统是与 ABO 血型系统同时存在的另一血型系统,最先发现于恒河猴(Rhesus monkey)的红细胞,取前两个字母,命名为 Rh 凝集原。将恒河猴的红细胞重复注射于豚鼠或家兔的腹腔中,引起受试动物发生免疫反应,产生的凝集素称为抗 Rh 凝集素。此凝集素能使大部分人的红细胞发生凝集反应,说明多数人的红细胞膜上存在有 Rh 凝集原。

1. Rh 血型系统的分型   在红细胞膜上的 Rh 凝集原有 C、D、E、c、e 几种,其中以 D 凝集原的抗原性最强。凡红细胞膜上有 D 凝集原者为 Rh 阳性,红细胞膜上不含 D 凝集原者为 Rh 阴性。在我国各族人群中,汉族和其他大部分民族的人 Rh 阳性者约占 99% ,Rh 阴性者只占 1% 左右。在有些民族的人群中,Rh 阴性者较多,如塔塔尔族为 15.8% ,苗族为 12.3% ,布依族和乌兹别克族为 8.7% 。在这些民族居住的地区,Rh 血型的问题应受到特别的重视。

2. Rh 血型系统在临床上的意义   测定 Rh 血型系统在临床上主要有 2 个重要意义:其一,人的血清中不存在抗 Rh 的天然抗体,只有当 Rh 阴性者在接受 Rh 阳性者的血液后,才会通过体液性免疫产生抗 Rh 的免疫性抗体,Rh 阴性受血者再次输入 Rh 阳性的血液时,就会发生凝集反应而引起严重的后果。因此,在临床上,第二次输血时,即使同一供血者的血液,也要进行配血试验。其二,Rh 系统的抗体主要是 IgG,因其分子量较小,故能透过胎盘。当 Rh 阴性的孕妇怀有 Rh 阳性的胎儿时,因某种原因(如胎盘绒毛脱落)使 Rh 阳性的胎儿的少量红细胞进入母体,能使母体产生抗 Rh 抗体。当这位母亲再次怀孕 Rh 阳性的胎儿时,母体的抗 Rh 抗体将通过胎盘进入胎儿血液,与胎儿的红细胞发生凝集反应甚至导致胎儿死亡。或者 Rh 阴性的母体,曾接受过 Rh 阳性的血液,使母体产生抗 Rh 抗体,当这位母亲怀孕 Rh 阳性的胎儿时,由于抗 Rh 抗体进入胎儿体内而发生红细胞凝集反应。因此,对多次怀孕均为死胎的妇女,要引起高度重视。

二、输血的原则

输血(Blood transfusion)是治疗某些疾病、抢救大失血和确保手术顺利进行的重要措施。输血的基本原则是：保证供血者的红细胞不与受血者的血清发生反应。即供血者红细胞膜上的凝集原不与受血者血清中的凝集素发生凝集反应。因此，同型血可以相输。临床上输血时，首选同型血。但在紧急情况下，一时找不到同型血，可以少量输给异型血：O型血可输给其他三型，AB型可接受其他三型的血液。但异型输血时必须坚持缓慢、少量（300 mL以内）的原则。因为O型血红细胞虽不含凝集原，但血浆中含有抗A凝集素和抗B凝集素，少量输血时，输入的血浆量不大，又很快被受血者的血浆稀释，凝集素的浓度降的很低，一般不至于使受血者的红细胞发生凝集。但若大量、快速输血，其凝集素不能很快被稀释，则可能凝集受血者的红细胞，发生输血反应。因此，以前关于"O型血是万能输血者，AB型血是万能受血者"的说法不可取。

　　1. 在输血前必须鉴定血型　通过血型鉴定，要保证供血者与受血者的ABO血型相合。对于育龄妇女和需要反复输血的病人，还要保证供血者与受血者的Rh血型相合。

　　2. 必须作交叉配血试验　在血型相合的基础上还要进行叉配血试验。其目的是为了避免ABO血型系统中的亚型和ABO血型系统以外的其他因素引起的凝集反应。交叉配血试验的方法如图3-5，供血者的红细胞悬液和受血者的血清相混合称主侧；受血者的红细胞悬液和供血者的血清相混合称为次侧。分别观察结果，以两侧均无凝集反应者为最理想，称为配血相合，可以输血；如果主侧有凝集反应，不管次侧结果如何，均为配血不合，绝对不能输血；如果主侧不发生凝集反应，而次侧发生凝集者，一般不宜进行输血；在紧急情况下，可缓慢、少量地输，并在输血过程中 应严密监视。

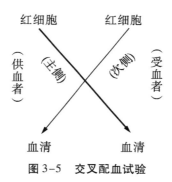

图 3-5　交叉配血试验

　　近年来普遍提倡成分输血，就是把人血中的各种成分，如红细胞、粒细胞、血小板和血浆成分分别制备成高纯度或高浓度的制品再输入。这样即能提高疗效，减少不良反应，又节约了血源。

（郜恒友）

【思考题】

1. 说出体液、内环境、稳态的概念及稳态的生理意义。
2. 简述血液的组成及主要生理特性、功能。
3. 说出血浆渗透压的概念、数值、构成及其生理意义。

4. 简述血细胞的数量及主要功能。

5. 试述红细胞生成的部位、原料、成熟因子和调节因素;分析贫血的类型和原因。

6. 简述血液凝固的三个基本过程。

7. 正常情况下,血管内的血液为什么既不发生凝固又不发生自发性出血?

8. 正常成年人一次献血不超过 400 mL,对身体健康有无明显影响? 为什么?

9. ABO 血型系统的分型依据和输血原则是什么?

10. 什么是交叉配血试验? 临床上即使重复输入同一个人的血液,为什么还要作交叉配血试验?

第四章

血液循环

学习要点

1. 掌握内容

(1)心室肌细胞、浦肯野细胞、窦房结细胞跨膜电位的形式。

(2)心肌一次兴奋过程中兴奋性的周期性变化、窦性心律的概念、房-室延搁的生理意义、期前收缩和代偿间歇的形成机制。

(3)心动周期的概念、泵血的机制与过程、泵功能的评价、心脏泵血功能的调节。

(4)动脉血压的形成机制、正常值和影响因素。

(5)心脏和血管的神经支配、心血管中枢、颈动脉窦和主动脉弓压力感受性反射。肾素-血管紧张素系统、肾上腺素与去甲肾上腺素对心血管活动的调节。

2. 熟悉内容

(1)中心静脉压的概念及其影响因素,静脉回心血量及其影响因素。

(2)微循环的组成、组织液的生成过程和影响因素及其临床意义、淋巴液的生成及生理作用。

3. 了解内容

(1)影响心肌的兴奋性、自律性、传导性的因素。

(2)心电图的主要波形及生理意义。

(3)泵功能储备、心音及其产生的原因。

(4)各类血管的功能特点。

循环系统主要由心脏和血管组成。血液在循环系统中按照一定方向周而复始地流动,称为血液循环(blood circulation)。心脏是血液循环的动力器官,血管是输送血液的管道系统,血管还起到分配血液和调节器官血流量的作用。血液循环的主要功能是物质运输,它运输营养物质和代谢产物,保证机体新陈代谢的正常进行;运输内分泌激素和其他体液因素,作用于相应的靶细胞,实现机体的体液调节;机体内环境理化特性相对稳定和血液防卫功能的实现,也有赖于血液不断地循环流动。近年来的研究证实,心脏和血管还具有内分泌的功能。

第一节　心脏生理

在人的生命过程中,心脏不断地、有节律地收缩与舒张,将血液从静脉吸入心脏,并射入动脉实现其泵血功能,心脏的主要功能是泵血。心脏的瓣膜起着阀门的作用,控制血液沿一个方向流动。心脏这种节律性收缩和舒张产生的泵血活动是在心肌生理特性的基础上产生的,而心肌的各种生理特性又与心肌细胞的电生理学特点密切相关。因此,本节主要从以下五个方面来阐明心脏的生理功能,即心肌细胞的结构特点、心肌细胞的生物电现象、心肌的生理特性、正常心电图、心动周期和心脏的泵血功能。

一、心肌的结构特点

心脏由心肌细胞构成的一种肌性器官。心肌细胞包括:①普通心肌细胞,即工作细胞,包括心房肌和心室肌细胞;②特殊分化的心肌细胞,组成了窦房结、房室交界区、房室束和浦肯野纤维等心脏的特殊传导系统。

心肌细胞与骨骼肌的结构基本相似,有明、暗相间的横纹,故也属横纹肌,但在结构上具有以下几个特征。①心肌细胞为短柱状,一般只有一个细胞核。心肌细胞之间有闰盘结构,相邻细胞间闰盘的缝隙连接(gap junction)是细胞间通道,它属于低电阻区,具有高度的通透性,可允许分子量小的物质通过,兴奋能够以局部电流的形式直接进入相邻细胞,在细胞间迅速传播。因此,正常的心房肌或心室肌细胞虽然彼此由细胞膜分开,但可几乎同时兴奋作同步收缩,这样大大提高了心肌收缩的效能,功能上体现了合胞体的特性,故有"功能合胞体"之称。②心肌细胞的细胞核多位于细胞中部,肌原纤维绕核而行,肌浆中含有丰富的糖原颗粒和线粒体,以适应心肌持续性节律收缩活动的需要。③电镜下,可见心肌细胞的肌原纤维、横管、肌质网等超微结构。心肌细胞的横管位于Z线水平,肌质网居中间,心肌的横管口径较粗,位置相当于Z线水平。纵管不如骨骼肌发达,纵管的盲端,略膨大,常是一侧盲端与横小管相贴形成二联体,极少有三联体。

二、心肌细胞的生物电现象

(一)心肌细胞的分类
心肌细胞依其生物电特点分为不同的类型。

1. 自律细胞和非自律细胞　心脏主要由心肌细胞组成。根据心肌细胞的电生理特性,可分为两大类。①非自律细胞(non-rhythmic cardiac cell):为构成心房和心室壁的普通心肌细胞,含丰富的肌原纤维,主要执行心肌的收缩功能,故又称为工作细胞。②自律细胞(rhythmic cardiac cell):是一些特殊分化的心肌细胞,例如,窦房结P细胞和浦肯野细胞等,它们具有自动产生节律性兴奋的能力,细胞中肌原纤维含量甚少,基本丧失了收缩能力,其主要功能是产生和传播兴奋,控制心脏的节律性活动。

2. 快反应细胞和慢反应细胞 根据心肌细胞动作电位去极化速率的快慢,心肌细胞又分为快反应细胞和慢反应细胞。心肌细胞膜上存在钙通道,钙通道激活开放的速度和关闭的速度比钠通道慢得多,因此钙通道是慢通道,钠通道是快通道。主要由快钠通道被激活,Na^+快速内流而引发动作电位的心肌细胞,其去极化速率快,称为快反应细胞;主要由慢钙通道被激活,Ca^{2+}内流而引发动作电位的心肌细胞,其去极化速率慢,称为慢反应细胞。

综上所述,依照电生理特性可将心肌细胞分为四种类型。①快反应非自律细胞:包括心室肌细胞和心房肌细胞。②快反应自律细胞:包括房室束及其分支和浦肯野细胞。③慢反应自律细胞:包括窦房结 P 细胞和房室交界内的房结区和结希区的细胞。④慢反应非自律细胞:存在于房室交界的结区。

(二)心肌细胞的跨膜电位及其形成机制

心肌细胞的跨膜电位和神经细胞跨膜电位的形成机制相似,也是由跨膜离子流形成。但心肌细胞跨膜电位有显著特点,其波形和离子机制要复杂得多,不同类型心肌细胞的跨膜电位也不完全相同。

1. 工作细胞的跨膜电位及其离子机制 心室肌细胞的静息电位约-90 mV,其形成机制与神经纤维相似,心肌细胞膜内 K^+ 浓度比膜外浓度高,且安静状态下心肌细胞膜对 K^+ 有较高的通透性,因此 K^+ 顺浓度梯度由膜内向膜外扩散而形成 K^+ 电-化学平衡电位,是形成心室肌细胞静息电位的主要原因。

心室肌细胞动作电位的波形上升支与下降支不对称,下降支和神经纤维有明显的不同(图4-1)。心室肌细胞的动作电位可分为 0 期、1 期、2 期、3 期、4 期等五个时期。

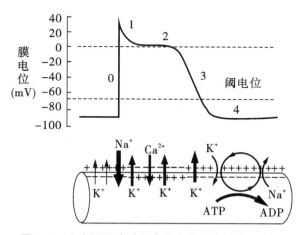

图 4-1 心室肌细胞动作电位和主要离子流示意图

0 期:又称去极化期,是心室肌细胞动作电位的去极化过程,在适宜刺激作用下,膜内电位由静息时的-90 mV 迅速上升到+30 mV 左右,即膜两侧由原来的极化状态,迅速转变成反极化状态,构成了动作电位的上升支。0 期去极化的时间短约 1 ~ 2 ms,速度快,

去极化最大速率为 $200 \sim 300$ mV/ms。其产生机制和骨骼肌、神经纤维基本相同,刺激引起细胞膜上部分钠通道开放,少量 Na^+ 内流,使膜局部去极化,当去极化达到阈电位水平(-70 mV)时,大量快钠通道被激活,出现再生性 Na^+ 内流,膜内电位急剧上升,直到 $+30$ mV 左右,接近 Na^+ 平衡电位。决定 0 期去极化的 Na^+ 通道是一种快通道,它激活和失活的速度均很快,开放时间为 1 ms 左右。

1 期:又称快速复极初期。动作电位达到峰值后,出现快速而短暂复极化,膜内电位迅速由 $+30$ mV 恢复到 0 mV 左右,历时 10 ms。0 期去极化和 1 期复极化的速度均较快,构成锋电位。此时快钠通道已经失活,同时激活一种一过性外向电流(Ito),从而使膜迅速复极到平台期电位水平(0 mV)。近年来,根据外向电流可被四乙基铵和 4-氨基吡啶等 K^+ 通道阻断剂所阻断的研究资料,认为 K^+ 是外向电流的主要离子成分。也就是说,K^+ 一过性外向流动是快速复极初期的主要原因。

2 期:又称为平台期或缓慢复极期。1 期复极结束,膜内电位降到 0 mV 左右时,复极化过程变得非常缓慢,膜电位基本停滞于 0 mV 水平,历时 $100 \sim 150$ ms,在下降支中形成坡度很小的平台,故称平台期(plateau)。这是心室肌细胞动作电位的主要特征之一。平台期主要由于 Ca^{2+} 内流和 K^+ 外流的同时存在,Ca^{2+} 内流和 K^+ 的外流的跨膜电荷量相当,因此膜电位稳定于 0 mV 左右,随着时间推移,Ca^{2+} 通道逐渐失活,K^+ 外流逐渐增加,其结果是出膜的净正电荷量逐渐增加,膜内电位逐渐下降,使平台期延续为 3 期。

3 期:又称快速复极末期。膜内电位以较快的速度从 0 mV 左右下降至 -90 mV,使复极化过程结束。此期是由于 2 期结束时,Ca^{2+} 通道已经失活,而 K^+ 通道开放随时间推移而递增,直至复极化完成。

4 期:又称静息期。3 期结束时,膜电位基本上稳定于 -90 mV 水平,由于动作电位期间有 Na^+ 和 Ca^{2+} 进入细胞内,而 K^+ 外流出细胞,因此,只有从细胞内排出多余的 Na^+ 和 Ca^{2+},并摄入 K^+ 才能恢复细胞内外离子的正常浓度梯度,保持心肌细胞的正常兴奋性。这种离子转运是逆浓度梯度进行的主动转运过程。离子浓度的变化激活膜上的 Na^+-K^+ 泵,Na^+-K^+ 泵逆浓度梯度将进入细胞内的 Na^+ 排出去,并将 K^+ 摄入细胞内,恢复细胞内外离子的正常浓度梯度。进入细胞内的 Ca^{2+},是与 Na^+ 顺浓度梯度内流相耦合进行的,形成 Na^+-Ca^{2+} 交换,Ca^{2+} 逆浓度梯度运出细胞,使细胞内外 Ca^{2+} 分布恢复到兴奋前的水平。总的来看,这时转运过程引起的跨膜交换的电荷量基本相等,因此,膜电位不受影响而能维持稳定。

从 0 期去极化结束到膜电位回复到静息电位状态(或极化状态)的过程称为复极化过程,它包括心肌动作电位的 1、2、3 期共历时 $300 \sim 400$ ms。

心房肌细胞的动作电位及其形成原理与心室肌细胞基本相同,只是其动作电位持续时间较短。

2. 自律细胞的跨膜电位及其形成原理

(1)自律细胞膜电位变化的特点 当动作电位 3 期复极达到最大值(称最大复极电位)后,4 期的膜电位不像工作细胞那样维持稳定,而是立即开始自动去极化,而且其去极化过程随时间推移而逐渐增强,当去极化达到阈电位时就产生另一次动作电位,自律细胞正是如此周而复始地产生动作电位。所以,4 期自动去极是自律细胞的共同特点,也是自律细胞产生自动节律兴奋的基础。

（2）窦房结 P 细胞的跨膜电位及其形成机制 窦房结 P 细胞的动作电位与心室肌明显不同。由于窦房结细胞静息时对 Na^+ 的通透性较大，因此经常有少量的 Na^+ 内流，故其最大复极电位的绝对值较小，约等于 -60 mV。当 4 期自动去极化达到阈电位时，慢 Ca^{2+} 通道开放，导致 Ca^{2+} 内流，形成动作电位的上升支，由于 Ca^{2+} 内流速度比较缓慢，所以窦房结细胞为慢反应细胞，其动作电位 0 期去极化速度和幅度与心室肌细胞相比慢且低，复极过程没有明显的复极 1 期和平台期，表现为只有 0 期、3 期、4 期，但 4 期可产生缓慢自动去极化。

窦房结的 P 细胞 4 期自动去极化也是由离子流动产生的。这一过程主要是由于 K^+ 外流逐渐减少，Na^+ 内流逐渐增加，以致细胞内电位由于 Na^+ 内流占优势而逐渐上升，从而产生自动去极化。但 4 期自动去极化速度（约 0.1 V/s）要比浦肯野细胞（约 0.02 V/s）快得多，是心脏自律细胞 4 期自动去极化速度中最快的细胞。

窦房结 P 细胞的动作电位的特点：①0 期去极化速度慢、幅度小，膜内电位仅上升到 0 mV 左右。②无明显的 1 期和平台期。③3 期复极化时，膜内电位下降到 -60 mV 左右，为最大复极电位。④4 期膜电位不稳定，由最大复极电位开始自动去极化，当去极化达到阈电位水平（-40 mV）时，即爆发一次动作电位。⑤4 期自动去极化的速度较快。

（3）浦肯野细胞 浦肯野细胞属于快反应自律细胞，最大复极电位约为 -90 mV，其动作电位的 0、1、2、3 期的形态及离子机制与心室肌细胞相似，不同之处在于它的 4 期缓慢自动去极化（图 4-2），但其自动去极化的速度较窦房结 P 细胞慢。

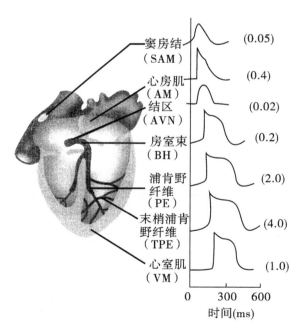

图 4-2 心脏各部分心肌细胞的跨膜电位和兴奋传导速度

SAM. 窦房结 AM. 心房肌 AVN. 结区 BH. 房室束

PE. 浦肯野纤维 TPE. 末梢浦肯野纤维 VM. 心室肌

传导速度单位：m/s

浦肯野细胞4期自动去极化的离子基础是,外向K^+电流的进行性衰减,而内向Na^+离子电流逐渐增强,引起4期净内向离子电流,导致4期自动去极化(图4-3)。

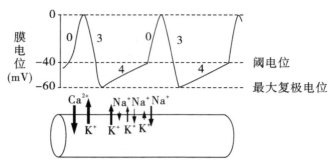

图4-3　窦房结中的P细胞的动作电位和离子流示意图

注意:在4期,K^+外流进行性衰减,Na^+内流进行性增强。

房室交界的房结区和结希区细胞的动作电位与窦房结P细胞的动作电位相似,但4期自动去极化速度比较慢。结区细胞无4期自动去极化,所以没有自律性。

三、心肌的生理特性

心肌的生理特性包括兴奋性、自律性、传导性和收缩性。自律性、兴奋性、传导性是在心肌细胞生物电活动的基础上形成的,属于心肌细胞的电生理特性;收缩性是以心肌细胞收缩活动为基础,属于心肌细胞的机械特性。

(一)自动节律性

自动节律性是指组织或细胞在没有外来刺激作用下,能够自动地发生节律性兴奋的特性,简称自律性(autorhythmicity)。具有自律性的组织或细胞称为自律组织或自律细胞。自律性的高低用单位时间(每分钟)内能自动发生兴奋的次数来衡量,即每分钟产生兴奋的频率来衡量。在心脏特殊传导系统中,不同部位的自律细胞自律性高低不一。

1.心脏的起搏点　心脏的自律细胞分别存在于窦房结、房室交界区和浦肯野纤维。其中窦房结P细胞的自律性最高,每分钟约100次;房室交界区次之,每分钟约50次;浦肯野纤维自律性最低,每分钟约25次。正常情况下,由窦房结发出的兴奋向外扩布,心脏各部分按一定顺序,接受由窦房结传来的冲动而发生兴奋继之收缩,故把窦房结称为心脏的正常起搏点(pacemaker)。由窦房结控制的心搏节律,称为窦性心律(sinus rhythm)。其他部位自律细胞的自律性较窦房结低,正常生理情况下受到来自窦房结冲动的控制,本身的自律性表现不出来,只起到传导兴奋的作用,故称为潜在起搏点(latent pacemaker)。在某些异常情况下,窦房结自律性降低、兴奋的传导受阻或其他自律组织的自律性异常升高时,潜在起搏点的自律性也会表现出来,取代窦房结引发心房或心室的兴奋和收缩,这些起搏部位称为异位起搏点(ectopic pacemaker)。由异位起搏点引起的心脏活动,称为异位心律。

2.影响心肌自律性的因素

(1)4期自动去极化的速度　自律性形成的基础是自律细胞的4期自动去极化,在其他条件不变的情况下,如果4期自动去极化的速度加快,膜内电位上升到阈电位所需要的时间缩短,则单位时间内发生的兴奋次数就会增多,即自律性增高;反之,则自律性降低(图4-4C)。

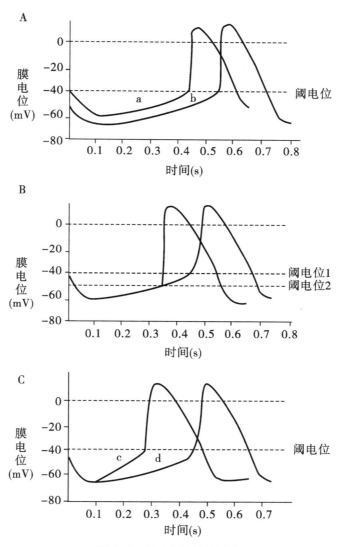

图4-4　影响自律性的因素
A.最大复极电位(a、b)对自律性的影响
B.阈电位水平(1、2)对自律性的影响
C.4期自动去极化速度(c、d)对自律性的影响

(2)最大复极电位　在4期自动去极化的速度和阈电位不变的情况下,最大复极电位绝对值变小,与阈电位的差距就减小,4期自动去极化由最大复极电位到阈电位所需时间就短,自律性增高;反之,自律性降低(图4-4A)。心迷走神经兴奋时,细胞膜对K^+的通透性增加,使最大复极电位加大,则心率减慢。

(3)阈电位水平　如4期自动去极化的速度和最大复极电位不变,阈电位下移,最大复极电位与阈电位之间的差距减小,去极化达到阈电位所需的时间缩短,自律性增高;反之,则自律性降低(图4-4B)。

因此,凡是能影响自律细胞4期自动去极化速度、最大复极电位和阈电位水平的神经、体液因素以及药物等,都能影响心肌的自动节律性。

(二)兴奋性

兴奋性是指心肌受到刺激后产生兴奋的能力。心肌细胞兴奋是以离子通道能够被激活为前提的,Na^+通道和Ca^{2+}通道均有备用(能被激活)、激活和失活三种不同状态,通道处于何种状态取决于当时的膜电位和有关的时间进程,其特点表现为电压依从性和时间依从性。

1. 心肌细胞兴奋性的周期性变化   心肌细胞与其他可兴奋细胞相似,一次兴奋过程中,兴奋性发生一系列的周期性变化(图4-5),这种兴奋性的周期性变化主要是由于膜电位变化引起离子通道的性状发生变化的结果。心肌细胞发生一次兴奋时其兴奋性的周期性变化分为以下几个时期。

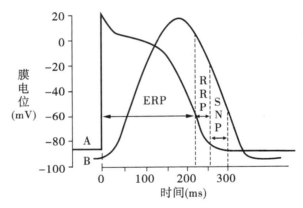

图4-5   心室肌动作电位过程兴奋性的变化及其与机械收缩的关系
A. 动作电位   B. 机械收缩   ERP. 有效不应期
RRP. 相对不应期   SNP. 超常期

(1)绝对不应期和有效不应期   心肌细胞受到刺激发生兴奋时,从动作电位0期去极化开始到3期复极化至-55 mV的这一段时间内,膜的兴奋性完全丧失,即对任何强度的刺激都不会产生任何程度的去极化反应,即兴奋性等于零,这个时期称为绝对不应期(absolute refractory period)。3期复极过程中,在膜电位从-55 mV继续恢复到-60 mV的这段时间内,如给予一个足够强度的刺激,肌膜可产生局部去极化反应,但仍不能产生动作电位,这一时期称为局部反应期。因此从0期去极化开始到3期复极化至-60 mV这段期间内,心肌不能产生新的动作电位,这一时期称为有效不应期(effective refractory period,ERP)。产生有效不应期的原因是此期内膜电位绝对值过低,Na^+通道处于完全失活(绝对不应期),或刚刚开始复活(局部反应期),但还没有恢复到可被激活的静息状态。在有效不应期的时间内心肌细胞是不发生兴奋和收缩的。

(2)相对不应期   从复极化-60 mV到-80 mV的时间内,若给予阈上刺激可以使心肌细胞膜产生一次新的动作电位,这一段时间称为相对不应期(relative refractory period,

RRP)。其原因是此期内膜电位绝对值高于有效不应期末时的膜电位,但仍低于静息电位,这时已有相当数量的 Na$^+$ 通道已逐渐复活到静息状态,但仍未达到静息电位时的水平,故心肌细胞的兴奋性虽比有效不应期时有所恢复,但仍然低于正常。此期内膜电位的绝对值仍然小于静息电位,只有给予阈上刺激才能引起细胞兴奋,并且产生的动作电位去极化的速度和幅度均小于正常,兴奋的传导速度也比较慢。

(3)超常期 心肌细胞继续复极,膜内电位由-80 mV 恢复到-90 mV 这一段时期内,由于膜电位已基本恢复,此时 Na$^+$ 通道也恢复到静息状态。但膜电位绝对值尚低于静息电位,与阈电位水平的差距较小,所以若在这时给予心肌一个阈下刺激,就可引起一个新的动作电位,表明心肌的兴奋性高于正常,故将这段时间称为超常期(supernormal period,SNP)。此时期,产生的动作电位的 0 期去极的幅度和速度也都小于正常,兴奋传导的速度仍然低于正常。

复极化完毕,膜电位恢复至正常静息水平,心肌细胞的兴奋性也恢复到正常状态。

2.影响心肌兴奋性的因素

(1)静息电位和阈电位之间的差距 静息电位绝对值增大或阈电位水平上移时,两者之间的差距增大,引起兴奋所需的刺激阈值增大,兴奋性降低;反之,静息电位绝对值减小或阈电位水平下移使二者之间差距缩小时,则兴奋性增高。

(2)钠离子通道的状态 以心室肌细胞为例,膜电位为正常静息电位-90 mV 时,膜上的钠通道处于备用状态,细胞兴奋性正常。当受到刺激后,去极化到-70 mV 时,钠通道被激活而迅速开放进入激活状态,Na$^+$快速内流。钠通道激活后很快失活而关闭,进入失活状态,而且暂时不能再次被激活,此时细胞的兴奋性暂时丧失,等到膜电位复极化回到静息电位水平时,钠通道又完全复活到备用状态,细胞兴奋性也恢复正常。

3.期前收缩和代偿间歇 正常情况下,整个心脏是按照窦性节律进行活动的。但是在某些情况下,如在心房或心室有效不应期之后,下一次窦房结的兴奋到达之前,受到一次"额外"刺激或窦房结以外传来"异常"兴奋,就可引起一次提前出现的收缩,称为期前收缩(premature systole)。期前收缩也有自己的有效不应期,如果正常窦房结的节律性兴奋正好落在心室期前收缩的有效不应期内,便不能引起心室兴奋,即出现一次兴奋"脱失",需待下一次窦房结的兴奋到来才能引起心室的兴奋和收缩。因此,在一次期前收缩之后往往出现一段较长时间的心室舒张期,称为代偿间歇(compensatory pause)(图4-6)。

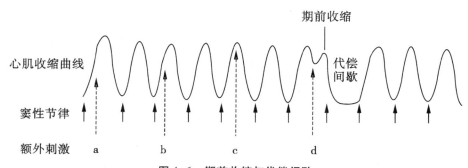

图4-6 期前收缩与代偿间歇

（三）传导性

兴奋在单个心肌细胞上传导的机制和其他细胞一样,是局部电流流动的结果。心肌的传导性(conductivity)是指心肌细胞之间传导兴奋的能力,心肌细胞传导性的高低可用兴奋的传播速度来衡量。

心房与心室之间有纤维结缔组织环将二者隔开,心房和心室能按一定顺序收缩与舒张,是因为心脏内由特殊传导系统传导兴奋。如图4-2所示心脏的特殊传导系统由窦房结、房室交界区、房室束(或称His束)和浦肯野纤维网共同组成。房室交界区可分为三个功能区,自上而下分别称为房结区、结区和结希区。房室束主要分为左、右束支。浦肯野纤维在心内膜下交织成网,并垂直向心外膜侧延伸与普通心室肌细胞相连接。

1. 心脏内兴奋的传播途径　心脏内正常的兴奋来自窦房结,窦房结发出的兴奋通过心房肌直接传到右心房和左心房,引起两心房的兴奋和收缩。目前认为在窦房结与房室交界区之间有一些心房肌,其传导速度比其他心房肌纤维要快,从而在功能上构成心房的"优势传导通路"。由于心房与心室之间有纤维结缔组织环隔开,正常情况下房室交界区是兴奋从心房传至心室的唯一通路,兴奋可经"优势传导通路"迅速传到房室交界区,再经过房室束,左、右束支和浦肯野纤维网传到左、心室肌,引起心室肌兴奋(图4-7)。

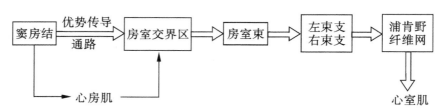

图4-7　心脏内兴奋的传播的途径示意图

兴奋在心脏各部位传导的速度不同,心房肌传导速度约为 0.4 m/s,兴奋传遍右、左心房仅需要 0.06 s,使两侧心房肌细胞几乎同步兴奋和收缩。窦房结的兴奋通过心房内"优势传导通路"迅速传播到房室交界区,其传导速度约为 1.0 ~ 1.2 m/s。兴奋在房室交界区的传导速度很慢,其中结区仅为 0.02 m/s,兴奋通过房室交界区,约需 0.1 s。兴奋通过房室交界区传导速度缓慢,因此兴奋由心房传到心室要经过一段延搁,这个现象称为房－室延搁(atrio-ventricular delay)。传导速度最快的是浦肯野纤维,约 4 m/s,心室肌传导速度 1 m/s,兴奋从房室束传遍左右心室仅 0.06 s,因此两侧心室肌细胞也是几乎同步兴奋和收缩。

房－室延搁使心房收缩完毕后心室才开始收缩,心房和心室不可能同时收缩,这有利于心室的充盈和射血。因此,心脏内兴奋传播的途径、特点和传导速度的差异,对心脏内各部分有序协调地进行舒缩活动,具有重要的意义。

2. 影响心肌传导性的因素　心肌细胞自身的结构特征和电生理学特性决定了心肌传导性的高低。

(1)心肌细胞结构　细胞直径和细胞内电阻成反变关系。细胞直径小其电阻就大,它产生的局部电流就小,兴奋传导速度就慢。特殊传导系统中浦肯野纤维的直径最大,其兴奋传导速度最快;窦房结细胞直径较小,传导速度较慢;而结区细胞直径更小,其传导速度最慢。

(2)0期去极化的速度和幅度 心肌细胞兴奋的传播也是通过局部电流实现的,0期去极化速度愈快,则局部电流形成愈快;0期去极化幅度愈大,则形成的局部电流愈强。局部电流形成越快越强,使邻近部位细胞膜去极化达到阈电位所需的时间越短。因此,兴奋部位0期去极化的速度快、幅度大时,兴奋传导速度就快;反之传导速度就慢。

慢反应细胞0期去极化的离子基础是 Ca^{2+} 通道(慢通道)开放,去极化的速度慢、幅度低,故传导速度慢。快反应细胞0期去极化的离子基础是 Na^+ 通道(快通道)开放,去极化的速度快、幅度大,故传导速度快。

(3)邻近部位细胞膜的兴奋性 兴奋的传导是细胞膜依次兴奋的过程,只有邻近部位膜的兴奋性正常时,兴奋才能正常传导。如果因某种原因造成邻近部位静息电位与阈电位之间的差距增大,兴奋性降低时,产生动作电位所需的时间延长,则传导速度减慢。

在上述某种因素出现异常的情况下,起源于窦房结的兴奋不能正常向全心传播,可能在某一部位发生停滞,称为传导阻滞。临床上最常见的阻滞部位是房室交界区,称为房室传导阻滞。

(四)收缩性

心肌的收缩原理与骨骼肌基本相同,但因心肌的组织结构和电生理特性与骨骼肌不完全相同,其收缩性也具有明显的特点。

1. 不发生强直收缩 心肌细胞兴奋性变化的主要特点是有效不应期特别长,约200~300 ms(平均250 ms),从图4-6中看到,它相当于心肌的整个收缩期和舒张早期。因此,心肌不可能像骨骼肌那样发生多个收缩过程的融合现象即强直收缩。心肌在一次收缩之后必定有一个舒张期,不会形成强直收缩。这就使心肌始终保持收缩与舒张交替进行的节律性活动,从而保证心脏有序的充盈与射血活动。

2. "全或无"式的收缩 如前所述,心房和心室各自构成了一个功能合胞体,阈下刺激不能引起心肌收缩,而当刺激强度达到阈值后,可引起所有的心房或心室肌细胞几乎同步收缩,称为"全或无"式收缩。"全或无"式收缩是指在其他条件不变的情况下,心房肌纤维或心室肌纤维要么全部不收缩,要么全部一起收缩。这种方式的收缩力量大,有利于提高心脏泵血的效率。

3. 依赖细胞外液的 Ca^{2+} 兴奋-收缩耦联的关键因子是 Ca^{2+},骨骼肌细胞收缩时, Ca^{2+} 主要是肌质网释放的,心肌的肌质网不发达, Ca^{2+} 的贮存和释放量均较少,兴奋-收缩耦联过程所需的 Ca^{2+} 一部分要从细胞外液转运到细胞内(平台期 Ca^{2+} 内流)。因此,在一定范围内,细胞外液的 Ca^{2+} 浓度升高,细胞兴奋时内流的 Ca^{2+} 量增多,心肌收缩力增强;细胞外液 Ca^{2+} 浓度降低,则心肌收缩力减弱。当细胞外液 Ca^{2+} 浓度显著降低到一定程度时,心肌虽仍然可以兴奋,但不发生收缩,称为"兴奋-收缩脱耦联"。

上述心肌生理特性,多与心肌细胞生物电活动的特点有关,而心肌细胞的生物电活动又是以跨膜离子流为基础。因此,细胞外液中离子浓度的变化必然会对心肌生理特性产生影响,其中以 Ca^{2+}、K^+ 对心肌的影响最为重要。例如,血液 Ca^{2+} 浓度增高可使心肌收缩力增强。血 Ca^{2+} 浓度在多种激素的调节下(见第十一章),保持相对稳定状态。一般生理条件下,Ca^{2+} 浓度的变化达不到明显影响心功能的水平。细胞外液中 K^+ 浓度的变化对心肌活动有明显的影响。在临床上常见的高血 K^+ 对心肌的主要影响是抑制作用,所以在给病人补 K⁺时,不能直接由静脉注射,必须低浓度缓慢滴注,以防心搏骤停;低血 K⁺对心肌的主要作用为兴奋,容易导致期前收缩和异位心律。

四、正常心电图

在正常人体,由窦房结发出的一次兴奋,按一定的途径和速度,依次传向心房和心室,引起整个心脏的兴奋。因此,每一个心动周期中,心脏各部分兴奋过程中出现的电变化传播方向、途径、次序和时间等都有一定的规律。这种生物电变化通过心脏周围的导电组织和体液,反映到身体表面,使身体各部位在每一心动周期中也都发生有规律的电变化。将测量电极放置在人体表面的一定部位记录出来的心脏电变化曲线,就是临床上记录的心电图(electrocardiogram,ECG)。心电图反映心脏兴奋的产生、传导和恢复过程中的生物电变化,而与心脏的机械收缩活动无直接关系。

正常典型心电图的波形及其生理意义　心电图记录纸上有横线和纵线划出长和宽均为 1 mm 的小方格。记录心电图时,首先调节仪器放大倍数,使输入 1 mV 电压信号时,描笔在纵向产生 10 mm 偏移,这样,纵线上每一小格相当于 0.1 mV 的电位差。横向小格表示时间,每一小格相当于 0.04 s(即走纸速度为每秒 25 mm)。因此,可以在记录纸上测量出心电图各波的电位数值和其所经历的时间。

测量电极安放位置和连线方式(称导联)不同,所记录到的心电图在波形上有所不同,但基本上都包括一个 P 波,一个 QRS 波群和一个 T 波,有时在 T 波后,还出现一个小的 U 波(图 4-8)。

1. P 波　心电图中的 P 波反映左右两心房的去极化过程。P 波的起点标志心房兴奋的开始,终点标志左、右心房已全部兴奋。P 波波形小而圆钝,历时 0.08 ~ 0.11 s,波幅不超过 0.25 mV。

2. QRS 波群　QRS 波群反映左右两心室去极化过程。典型的 QRS 波群,包括三个紧密相连的电位波动:第一个向下波为 Q 波,以后是高而尖峭的向上的 R 波,最后是一个向下的 S 波。但在不同导联中,这三个波不一定都出现。正常 QRS 波群历时约 0.06 ~ 0.10 s,代表心室肌兴奋扩布所需的时间。各波波幅在不同导联中变化较大。

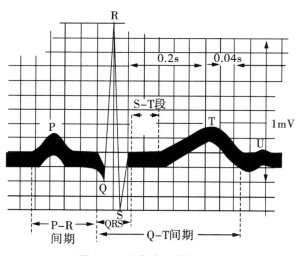

图 4-8　正常人心电模式图

3. T 波　反映左右两心室心室复极化过程的电位变化。T 波起点标志心室肌复极开始,终点表示左、右心室复极化完成。波幅一般为 0.1 ~ 0.8 mV,在 R 波较高的导联中 T 波不应低于 R 波的 1/10,T 波历时 0.05 ~ 0.25 s。T 波的方向与 QRS 波群的主波方向相同。

4. U 波　　是 T 波后 0.02 ~ 0.04 s 可能出现的一个低而宽的波,方向一般与 T 波一致,波宽约 0.1 ~ 0.3 s,波幅大多在 0.05 mV 以下。U 波的意义和成因均不十分清楚。

(二)临床常用的波形意义

在心电图中,除了上述各波的形状有特定的意义之外,各波以及它们之间的时程关系也具有理论和实践意义。其中比较重要的有以下几项:

1. PR 间期(或 PQ 间期)　　是指从 P 波起点到 QRS 波起点之间的时程,为 0.12 ~ 0.20 s。PR 间期代表由窦房结产生的兴奋经由心房、房室交界和房室束到达心室,并引起心室开始兴奋所需要的时间,故也称房室传导时间。在房室传导阻滞时,PR 间期延长。

2. QT 间期　　从 QRS 波起点到 T 波终点的时程。代表心室开始兴奋去极化和完全复极化到静息状态的时间。

3. ST 段　　指从 QRS 波群终了到 T 波开始之间的线段。它反映心室肌细胞全部处于去极化状态的一个时期,它们之间没有电位差,曲线又恢复到基线水平。

五、心动周期和心脏的泵血功能

心脏是一个由心肌组织构成并具有瓣膜结构的空腔器官,是血液循环的动力装置。在生命过程中,心脏不断作收缩和舒张交替的活动,舒张时静脉血回流到心脏,收缩时把血液射入动脉,为血液流动提供能量。通过心脏的这种周期性活动,以及瓣膜的规律性开启和关闭,推动血液沿单一方向循环流动。心脏的这种活动形式与水泵相似,因此可以把心脏视为实现泵血功能的动力器官。

心脏活动呈周期性,每个周期中心脏表现出以下三方面活动:①兴奋的产生以及兴奋向整个心脏扩布;②由兴奋触发的心肌收缩和舒张,造成心房和心室压力和容积的变化,在瓣膜启闭的配合下,从而推动血液流动;③伴随瓣膜的启闭,出现心音。心脏泵血作用是由心肌电活动、机械收缩和瓣膜活动三者相互联系和配合才得以实现。心脏机械活动的周期称为心动周期;生物电的变化周期,称为心电周期。心电周期已经讲过,下面讨论心动周期。

(一)心动周期

心房或心室每一次收缩和舒张构成的一个机械活动周期,称为心动周期(cardiac cycle)或称一次心跳。每分钟心跳的次数称为心率(heart rate)。在一个心动周期中,心房和心室的机械活动均可分为收缩期(systole)和舒张期(diastole)。由于心室在心脏泵血活动中起主要作用,故通常心动周期是指心室的活动周期而言。心脏的机械活动就是由一连串基本相同的心动周期组成的(图 4-9)。因此,心动周期可以作为分析心脏机械活动的基本单元。

心动周期持续的时间与心跳频率有关,成年人平均心率每分钟 75 次,每个心动周期持续时间为 0.8 s。一个心动周期中,两心房首先收缩,持续 0.1 s,继而心房舒张,持续 0.7 s。当心房收缩时,心室处于舒张期,心房进入舒张期后,心室开始收缩,心室收缩持续 0.3 s,随后进入舒张期,占时 0.5 s。从心室舒张开始到下一个心动周期心房开始收缩之间的 0.4 s,心房和心室都处于舒张状态,称为全心舒张期(图 4-9)。可见,在一次心动周期中,心房和心室各自按一定的时程进行收缩与舒张交替的活动,而心房和心室两者的活动又依一定的次序先后进行,左右两心房或两心室的活动则几乎是同步的。另一方面,无论心房或心室,收缩期均短于舒张期,这样使心脏有足够时间接纳由静脉回流的血液,既保证心室有充分的血液充盈,又能让心肌得到充分休息。

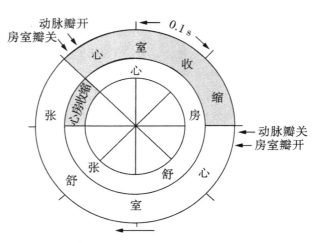

图4-9　心动周期中心房和心室活动的顺序和时间关系

心动周期的时程因心率而异,心率减慢时,心动周期延长;心率加快时,心动周期缩短。心动周期的延长和缩短主要影响心舒期,心缩期虽然也有相应变化,但其变化幅度远远小于心舒期。因此,心率增快时,心肌工作的时间相对延长,休息时间相对缩短,这对心脏的持久活动是不利的。

心率过快或过慢均不利于心脏的泵血功能,我国健康成年人安静状态下,正常心率范围是每分钟60~100次,平均心率每分钟75次。心率因年龄、性别和生理状况不同而异,新生儿心率每分钟可达140次以上,随着年龄增长,心率逐渐减慢,至青春期接近成人;成年女性心率略快于男性;经常进行体育锻炼或从事体力劳动者,心率较慢;同一个人,安静或睡眠时心率较慢,情绪激动或运动时心率加快。心率是临床常用的指标之一,在评价所测得的心率是否正常时,须充分考虑各种生理因素的影响,才能得出正确的结论。

（二）心脏的泵血过程

在心脏泵血过程中,心室起主要作用,左、右心室活动相似,故常以左心室的射血和充盈为例来分析心脏的泵血过程(图4-10)。

1. 心室收缩与射血过程　心室收缩期分为等容收缩期、快速射血期和减慢射血期。

（1）等容收缩期　心室收缩开始前,心房已收缩完毕进入舒张。此时,室内压低于房内压和动脉压,房室瓣处于开放状态,动脉瓣尚处于关闭状态。心室开始收缩后,室内压急速上升,当超过房内压时,即可推动房室瓣并使之关闭,防止血液倒流入心房。此时室内压仍低于主动脉压,半月瓣仍处于关闭状态,心室成为一个封闭的腔。从房室瓣关闭至动脉瓣开启的这段时间,心室肌的收缩,不能改变心室的容积,故称为等容收缩期(isovolumic contraction period),持续约0.05 s。在这段时间内室内压急剧升高。

（2）快速射血期　当室内压一旦超过动脉压,动脉瓣被冲开,心室开始向主动脉内射血。此时,心室肌急剧收缩,室内压上升至峰值,射血速度很快,心室容积迅速缩小,称为快速射血期(rapid ejection period),历时约0.1 s。快速射血期射入动脉的血量相当于整个心缩期内全部射血量的2/3。

（3）减慢射血期　快速射血期后,由于大量血液进入主动脉,主动脉压相应增高,与此同时,由于心室内血液减少以及心室肌收缩强度减弱,射血速度逐渐减慢,这段时期称为减慢射血期,持续约0.15 s。在这一时期内,心室内压和主动脉压都相应由峰值逐步下

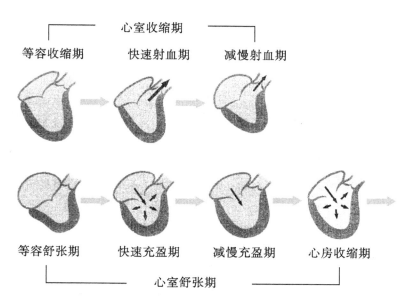

图 4-10 心脏泵血过程示意图

降。在减慢射血期内,室内压已略低于大动脉内压,但血液仍具有较大的动能,靠惯性作用,继续流入动脉。减慢射血期末,心室容积缩至最小。

2. 心室舒张与充盈过程 心室舒张期包括等容舒张期和心室充盈期,后者又可分为快速充盈期、减慢充盈期和心房收缩充盈期等三个时期。

(1)等容舒张期 心室肌开始舒张后,室内压下降,主动脉内血液向心室方向返流,推动半月瓣关闭。这时室内压仍明显高于心房压,房室瓣仍然处于关闭状态,心室又成为封闭的腔。此时,心室肌舒张,室心压大幅度下降,但容积并不改变。从半月瓣关闭到房室瓣开启时为止,称为等容舒张期,持续约 0.06 ~ 0.08 s。

(2)快速充盈期 心室进一步舒张,室内压继续下降,当室内压低于房内压时,血液顺压力差推开房室瓣快速流入心室,心室容积急剧增大,称为快速充盈期(rapid filling period),历时约 0.11 s。此时心房亦处于舒张状态,心房内的血液向心室内快速流动,这主要是由于心室舒张时,室内压下降所形成的"抽吸"作用,大静脉内的血液也经心房流入心室。因此,心室有力地收缩和舒张,不仅有利于向动脉内射血,而且有利于静脉血液向心房回流和向心室内充盈。此期进入心室的血液量约占心室总充盈量的 2/3。

(3)减慢充盈期 随着心室内血量的增多,房-室间压力梯度逐渐减小,血流速度减慢,心室容积进一步增大,称减慢充盈期(reduced filling period)。此期全心处于舒张状态,房室瓣仍处于开放状态,大静脉内的血液经心房流入心室,历时约 0.22 s。接着进入下一心动周期,心房开始收缩。

(4)心房收缩充盈期 在心室舒张的最后 0.1 s,心房开始收缩,房内压上升,血液顺压力差进入心室,使心室进一步充盈,房缩期持续约 0.1 s。由于心房收缩增加的心室充盈量仅占心室总充盈量 10% ~ 30%。

心室充盈过程至此完成,并开始下一次心室收缩与射血的过程。

　　从心脏射血与充盈的全过程可见,心室收缩与舒张引起的心室内压力变化是造成室内压与房内压、室内压与动脉压之间压力差变化的主要原因。血液顺压力差流动推动瓣膜关闭或开放,使血液只能单向流动,即血液从心房流向心室,再从心室流向动脉。

　　心脏泵血过程是在心室活动的主导作用下进行的,心房内压力变化小,不起主要作用。临床上心房肌发生异常活动,心房不能正常收缩时,心室充盈量虽有所减少,尚不致引起严重后果;但是,如果心室肌收缩异常,心室不能正常射血,则心脏的泵血功能立即发生障碍,将危及病人生命。

　　左、右心泵血活动的过程基本相同,但因肺动脉压较低,仅为主动脉内压力的1/6。右心室射血时所遇到的阻力远小于左心室,在射血过程中,右心室内压变化的幅度也明显小于左心室内压,左心室内压的峰值可达130 mmHg(17.3 kPa),而右心室内压的峰值仅有24 mmHg(3.2 kPa)。

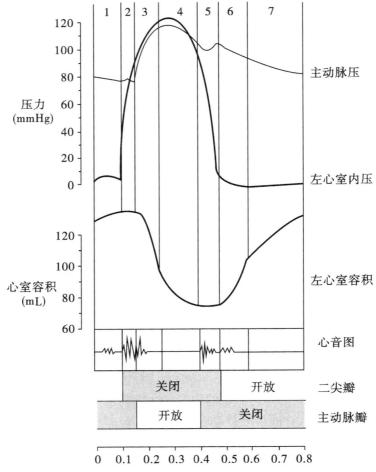

图4-11　心动周期中,左心室内压力、容积和瓣膜等的变化

1.心房收缩期　2.等容收缩期　3.快速射血期　4.减慢射血期
5.等容舒张期　6.快速充盈期　7.减慢充盈期

(三)心脏泵血功能的评价

心脏的主要功能是不断地泵出血液以适应机体新陈代谢的需要,如果心脏泵血功能不足则意味着循环功能不全或心力衰竭。因此,正确评价心脏的泵血功能具有重要的临床价值。目前评价心功能的方法和指标较多,这里仅介绍几种常用的指标。

1. 心脏输出的血量

(1)每搏输出量和每分输出量　每搏输出量是指一侧心室一次收缩时射入动脉的血量,简称搏出量(stroke volume),相当于心室舒张期末容量与收缩期末容量之差。一侧心室每分钟射入动脉的血量称为每分输出量,简称心输出量(cardiac output),它等于搏出量与心率的乘积。

心输出量与机体新陈代谢水平相适应,可因性别、年龄及其他生理情况而不同。如健康成年男性静息状态下,平均心率每分钟75次,搏出量约为70 mL(60~80 mL),心输出量为5 L/min(4.5~6.0 L/min)。女性比同体重男性的心输出量约低10%,青年时期心输出量高于老年时期;在剧烈运动或重体力劳动时,心输出量可高达25~35 L/min,比安静时提高5~7倍;麻醉情况下则可降低到2.5 L/min。

(2)心指数　身材矮小的人和高大的人,新陈代谢总量是不相等的,因此,用输出量的绝对值作为指标来进行不同个体之间心功能的比较是不全面的。以单位体表面积(m^2)计算的心输出量,称为心指数。中等身材的成年人体表面积约为1.6~1.7 m^2,安静和空腹情况下心输出量约5~6 L/min,故心指数约为3.0~3.5 L/(min·m^2)。安静和空腹情况下的心指数,称之为静息心指数,是分析比较不同个体心功能时常用的评定指标。

心指数随不同生理条件而不同。年龄在10岁左右时,静息心指数最大,可达4 L/(min·m^2)以上,以后随年龄增长而逐渐下降,到80岁时,静息心指数接近于2 L/(min·m^2);肌肉运动时,心指数随运动强度的增加大致成比例地增高;妊娠、情绪激动和进食时,心指数均增高。

(3)射血分数　心室收缩时并不能将心室内的血液全部射入动脉,心室舒张末期充盈量最大,此时心室的容积称为舒张末期容积。心室射血期末,容积最小,这时的心室容积称为收缩末期容积。舒张末期容积与收缩末期容积之差,即为搏出量。正常成年人静息状态下,左心室舒张末期容积约为125 mL,搏出量为60~80 mL。可见,每一次心室收缩,心室内血液并没有全部射出。把搏出量占心室舒张末期容积的百分比称为射血分数。健康成年人搏出量较大时,射血分数为55%~65%。

在评定心泵血功能时,单纯用搏出量作指标,不考虑心室舒张末期容积,是不全面的。当心室出现病理性扩大,心功能减退时,由于心室舒张期末充盈量增加,搏出量虽然正常,而射血分数却有明显下降,所以用射血分数作为评价心功能的指标更为全面。目前射血分数已经成为临床中评定心功能的重要指标之一。

2. 心脏做功量　心脏向动脉内射血要克服动脉压所形成的阻力才能完成。在不同动脉压条件下,心脏射出等量血液所消耗的能量或做功量是不同的。当动脉压升高时,心脏要射出等量血液,必须加强收缩,做出更大的功;反之,在动脉压降低时,心脏做同样的功,可射出更多的血液。可见,用心脏做功作为评价心功能的指标,比单用心脏射出的血量作为评价心功能的指标更为合理。

心室收缩一次所做的功称为搏功(stoke work)。肌肉做功可用收缩时产生的张力与缩短距离的乘积表示,心室射血时,张力与缩短距离的变化转化为压力与容积的变化。以左心室为例,血液受到心室收缩的挤压作用,被射入动脉时,左心室所做的功应为射血期左心室内压与搏出量的乘积,再加上血液获得的动能。事实上心室舒张期末,心室尚未收缩时,左心室内已存在由血液充盈所形成的充盈压,由于充盈压不是来自心室的收缩,在计算搏出功时应该从左心室内压中减去。此外,血液具有的动能,在整个搏功中所占比例很小(左心室只占5%),可以略而不计。因此:

左心室搏功=搏出量×(射血期左心室内压−左心室充盈压)

心室内压的测算比较复杂,在实际应用中。可以用平均主动脉压(计算方法见本章第二节)代替射血期左心室内压。用平均左心房压代替左心室充盈压。因此,左心室搏出功可写为:

左心室搏功=搏出量×(平均主动脉压−平均左心房压)

左右心室搏出量基本相等,但肺动脉平均压仅为主动脉平均压的1/6,故右心室做功量只有左心室做功的1/6。

心室每分钟做的功称为每分功,它是搏功与心率的乘积。

(四)影响心输出量的因素

心输出量等于搏出量和心率的乘积,因此凡能影响搏出量和心率的因素都能影响心输出量。在心率恒定的情况下,心室每次收缩的搏出量取决于心室肌细胞收缩的强度和速度。心肌和骨骼肌一样,影响心肌细胞收缩的因素包括前负荷、后负荷和肌肉收缩能力。

1. 前负荷　前负荷是指心室肌收缩前所承受的负荷,它决定着心肌的初长度。在完整心脏,心室肌的前负荷是由心室舒张末期的血液充盈量决定的,也就是说心室舒张末期容积或心室舒张末期充盈压相当于心室肌的前负荷。而心室肌的初长度又取决于心室舒张末期容积或充盈压。因此,在通常情况下,心室肌的前负荷、初长度、心室舒张末期容积和心室舒张末期充盈压,可以看成是对同一种变化从不同角度测量时的不同表达方式。

在动物实验中,维持动脉压于一个稳定水平,逐渐改变左心室舒张末期的充盈压,同时测算左心室射血的搏功,以前者为横坐标,后者为纵坐标,绘成的曲线称为心室功能曲线(ventricular function curve)(图4-12)。正常左心室功能曲线显示,充盈压12~15 mmHg(1.6~2.0 kPa)是人体左心室最适前负荷,这时心室肌细胞的长度为最适初长度。在最适前负荷左侧的一段曲线,相当于骨骼肌长度-张力曲线的上升支,说明在这期间搏功或搏出量随初长度增加而增加,这种心肌收缩强度因初长度变化而发生相应变化的现象,属于心肌细胞的自身调节功能,其机制在于粗、细肌丝之间相互重叠程度的变化。

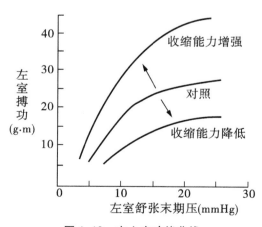

图4-12　左心室功能曲线

正常生理情况下,人左心室舒张末期充盈压为5~6 mmHg(0.7~0.8 kPa),与最适前负荷之间有较大距离。因此,当前负荷有所增大时,心室肌通过自身调节而增强其泵血功能的范围是很宽的。

在充盈压超过最适前负荷后,心室功能曲线逐渐平坦,但不像骨骼肌长度–张力曲线那样出现明显的下降支。这是因为心肌细胞外的间质内含有大量韧性较大的胶原纤维,使心肌伸展性较小,对抗被拉长的力量较大;而且,心肌纤维的走行方向也限制了心肌细胞的伸长,此外,整体情况下心包也有限制心脏扩大的作用。所以当心室肌长度达到最适初长度后,心肌长度便不再随充盈压增加而增加,心室肌的收缩强度(搏功)也就不会随之而明显减小。只有在发生严重病理变化的心室,功能曲线才会出现降支。心肌的这一特性对于正常心脏的泵血功能具有重要生理意义。

心室舒张末期充盈量是静脉回心血量和心室射血剩余血量两者的总和,后者取决于射血分数。此外,心房收缩也能增加心室舒张末期的充盈量,从而增加心室收缩的强度。正常情况下射血分数基本不变,因此,从这个意义上说,静脉回心血量的多少是决定心室前负荷大小的主要因素。

静脉回心血量又受下述因素的影响:

(1)心室舒张充盈期持续时间　例如,心率增快时,充盈期缩短,心室充盈不完全,充盈压降低,搏出量减少。

(2)静脉回流速度　在充盈期持续时间不变的情况下,静脉内血液通过心房进入心室的速度愈快,充盈量愈大,搏出量相应增加。静脉回流速度取决于外周静脉压与心房压和心室压之差,外周静脉压增高(如循环血量增加、外周静脉管壁张力增高等情况下)和(或)心房、心室压力降低时,可促进静脉回流。

(3)心包内压　正常情况下,心包的存在有助于防止心室过度充盈。在心包积液时,心包内压增高,可影响心室充盈,使心室舒张末期容积减少,搏出量减少。

心脏每次射血之后的剩余血量,也影响心室的充盈量。这种影响是多方面的,如果静脉回心血量不变,心室剩余血量的增加将导致充盈量增加,充盈压增高,搏出量随之增加;而另一方面,当心室剩余血量增加时,心室舒张期内室压增高,静脉回心血量将因此减少,总充盈量不一定增加。总之,在心室射血功能不变的情况下,心室剩余血量的增减对搏出量是否有影响以及发生何种影响,取决于心室总充盈量是否改变。

2. 后负荷　后负荷是指心室肌开始收缩时才遇到的负荷。心室肌收缩向动脉内射血时,必须克服来自动脉压的阻力,对心室肌来说,大动脉压是后负荷。因此,动脉压的变化可影响心室肌的收缩,从而影响搏出量。如其他条件不变,动脉压升高,后负荷将增大,导致等容收缩期延长,射血期缩短,射血速度减慢,此时搏出量必然减少。然而在正常情况下,搏出量的减少必然会造成心室射血后剩余血量增多,如果此时静脉回心血量不变,将使心舒末期的容积增加,导致心肌初长度增加,通过上述心肌自身调节的作用,心室肌收缩强度增大,搏出量可逐步恢复到原有水平。若动脉压持续保持较高水平,心室肌细胞长期加强收缩,将会导致心室肌肥厚等病理性变化的产生;反之,当其他条件不变时,动脉压降低,搏出量将增大。因此,临床上常用舒血管药物降低血压来减少后负荷改善心脏的泵血功能。

3. 心肌收缩能力　心肌收缩能力是指心肌细胞,不依赖于前负荷和后负荷而改变其力学活动(内部功能状态)的一种内在特性。人体在劳动或运动情况下,动脉血压有所增高,心室舒张期末的容积不一定增大,甚至有所减小,但搏出量明显增大,就是由于心肌收缩能力明显增强的结果。在心肌兴奋-收缩耦联过程中,横桥活化的数量和 ATP 酶的活性是影响心肌收缩能力主要因素。在一定初长度的条件下,粗、细肌丝具有一定的有效重叠程度,活化的横桥数量增多,心肌细胞的收缩能力增强,搏出量即增大;反之则减少。神经、体液、药物等因素都可通过改变心肌收缩能力来调节心搏出量。如肾上腺素能使心肌收缩力增强,乙酰胆碱则使心肌收缩力减弱。

4.心率　健康成年人在安静状态下,平均心率为每分钟 75 次(正常心率范围为每分钟 60 ~ 100 次)。不同生理条件下,心率有很大变动,可低到每分钟 40 ~ 50 次,高达每分钟 200 次左右。

心输出量是搏出量与心率的乘积。心率增快,心输出量增加,但这有一定的限度,如果心率增加过快,超过每分钟 170 ~ 180 次,心室充盈时间明显缩短,充盈量减少,搏出量可减少,心输出量亦开始下降。当心率增快但尚未超过此限度时,尽管此时心室充盈时间有所缩短,但由于回心血量中的绝大部分是在快速充盈期内进入心室的,因此,心室充盈量以及搏出量不至于减少或过分减少,而由于心率增加,每分钟的输出量增加;反之,如心率太慢,低于每分钟 40 次,心输出量亦减少,这是因为心室舒张期过长,心室充盈早已接近限度,再延长心舒时间也不能相应增加充盈量和搏出量。可见,心率最适宜时,心输出量最大,心率过快或过慢,心输出量都会减少。

心率受自主神经的控制,交感神经活动增强时,心率增快;迷走神经活动增强时,心率减慢。影响心率的体液因素主要是肾上腺素、去甲肾上腺素和甲状腺激素。此外,心率受体温的影响,体温升高 1 ℃,心率将增加 12 ~ 18 次。

(五)心力储备

心输出量随人体代谢需要而提高的能力称为心力储备(cardiac reserve)。正常成年人安静时心输出量约为 5 L/min,剧烈运动或重体力劳动时可提高 5 ~ 7 倍,达到 25 ~ 35 L/min,说明健康人的心脏具有相当大的储备力量。心力储备来自心率变化和搏出量变化两个方面。

1.心率贮备　健康成人安静时,平均心率为每分钟 75 次,在剧烈活动时可增快至 180 ~ 200 次/分钟左右。一般情况下,动用心率贮备是提高心输出量的主要途径,充分动用心率贮备可使心输出量增加 2 ~ 2.5 倍。此时虽然心率增快很多,但不会因心舒期缩短而使心输出量减少。这是由于剧烈运动或重体力劳动时,静脉回流速度加快,心室充盈量增大,心肌收缩力量增强而致。

2.搏出量贮备　搏出量是心室舒张末期容积和收缩末期容积之差。两者都有一定的贮备量,共同构成搏出量贮备。正常人安静时心室舒张末期容积为 125 mL,由于心室不能过分扩大,一般只能达到 140 mL 左右,即舒张期贮备只有 15 mL 左右。当心肌作最大限度收缩时,收缩末期容积可小至 15 ~ 20 mL,使搏出量增加 35 ~ 40 mL。心室作最大射血后,心室内尚剩余的血量称为余血量。安静状况下收缩末期容积与余血量之差,即为收缩期贮备。

心力贮备在很大程度上反映心脏的功能状况。经常进行体育锻炼的人,心力贮备增大,心脏射血能力增强,运动员最大心输出量可增大到安静状态时的 8 倍;缺乏锻炼或有心脏疾患的人,虽然在安静状态下心输出量能满足代谢的需要,但因心力贮备较小,当体力活动增加时（如上楼、爬山等），心输出量不能相应增加，而出现心慌气短、头晕目眩等现象。

（六）心音和心音图

心动周期过程中，心肌收缩和舒张、瓣膜的开闭、血液流速改变和血流冲击等因素引起的机械振动，形成声音，通过心脏周围组织的传导，用听诊器在胸壁上可以听到，称为心音（heart sound）。如用换能器将机械振动转换成电信号，经放大后用记录仪记录下来的图形就是心音图（phonocardiogram，PCG）。

在一个心动周期中有4个心音，分别称为第一、第二、第三和第四心音。临床上使用听诊器一般只能听到第一心音和第二心音，在某些健康儿童和青年人有时也可能听到第三心音，第四心音在心音图上可以出现，通常听不到。

第一心音：发生在心缩期，主要是由于心室肌收缩、房室瓣关闭以及心室射出的血液冲击动脉壁引起振动而形成，主要成分是房室瓣关闭引起的振动而致。第一心音的特点是音调较低、持续时间较长，约0.12～0.14 s。第一心音是心室收缩开始的标志。

第二心音：发生在心舒期，是心室收缩停止并开始舒张时，由于动脉瓣关闭、血液返回冲击动脉根部引起振动而形成的声音，它主要与动脉瓣关闭有关。其特点是音调较高，持续时间较短，约0.08～0.10 s，第二心音是心室舒张开始的标志。

第三心音：发生在快速充盈期末，可能是由于心室从快速充盈转为减慢充盈时，血流速度突然减慢，使心室壁和瓣膜产生振动而形成的。

第四心音：是心房收缩时血液注入心室引起振动而形成的，故又称心房音。

心脏发生某些病理性变化时，可出现杂音或其他异常的心音。因此临床听诊心音或记录心音图，对心脏病的诊断有重要价值。听诊是临床医生重要的基本功之一。

（鲁 颖）

第二节 血管生理

人体的血管分为动脉、毛细血管和静脉三大类。在体循环和肺循环中，由心室射出的血液均经动脉、毛细血管和静脉后返回心房。因此血管的功能首先是输送血液，同时在形成和维持血压、调节组织器官血流量，实现血液和组织细胞之间的物质交换等方面都具有重要的意义。组成血管系统的各类血管由于管壁结构和所在部位的不同，功能上各有其特点。

1. 弹性贮器血管 指血管中的大动脉，包括主动脉、肺动脉主干及其发出的最大分支。这类血管的管壁坚厚，含有丰富的弹性纤维，具有较大的弹性和可扩张性。心室收缩射血时，使主动脉和大动脉被动扩张，容积增大，暂时贮存部分血液；心室舒张时，被扩张的大动脉管壁发生弹性回缩，将射血期多容纳的那部分血液向外周方向推动。大动脉的这种功能被称为弹性贮器作用。

2. 分配血管 中等动脉在途经各个器官的过程中不断发出分支，血管壁主要由平滑肌组成，其功能是把血液输送到各组织器官，故称为分配血管。

3. 阻力血管 小动脉和微动脉的管径较细，对血流的阻力大，且管壁内含有丰富的平滑肌。在神经和体液因素的调节下,通过血管平滑肌的收缩和舒张可以改变血管口径,对血流的阻力和所在器官的血流量都有控制作用,故称为阻力血管。

4. 交换血管 指真毛细血管,其管壁仅由单层内皮细胞和基膜构成,有良好的通透性,加之口径小、血流缓慢,是血液和组织液之间进行物质交换的场所,故称为交换血管。

5. 容量血管 从微静脉到大静脉的整个静脉系统,与相应的动脉血管相比,数量多、口径大、管壁薄,所以其容量大,而且容易扩张,即较少的压力变化就可以使其容量发生较大的改变。安静状态下,全部循环血量的60% ~ 70%都容纳在静脉系统中。静脉口径发生较小变化时,静脉内容纳的血量就可以发生很大的变化,而且压力的变化很小。因此,静脉在血管系统中起着血液贮存库的作用,被称为容量血管。

一、血流量、血流阻力和血压

血流动力学(hemodynamics)主要分析和解释血液在心血管系统中循环流动的现象及其变化规律。它和一般的流体力学一样,主要研究流量、阻力、压力以及三者之间的关系。由于血管是具有弹性的而不是刚性管道,血液又是含有血细胞和多种成分的液体,不是理想液体。因此,血液在血管内流动的一系列物理学问题均属于血流动力学范畴,具有其自身的特点。

(一)血流量

单位时间内流经血管某一截面的血量,称为血流量,也称容积速度。其计量单位是 mL/min 或 L/min。

按照流体力学规律,液体在某一段管道中的流量与该管道两端的压力差成正比,与液体流动时遇到的阻力成反比。在封闭的管道系统中,各个总截面的流量都是相等的。将此规律应用于体内的循环系统,血流量、血流阻力和血压之间的关系也是如此,即在整个循环中,动脉、毛细血管和各段静脉血管的总流量是相等的,都等于心输出量。如果以 Q 代表心输出量,以 ΔP 代表主动脉压和右心房压的差值,以 R 代表整个体循环的血流阻力,那么三者之间的关系可以用下列公式表示:

$$Q = \frac{\Delta P}{R}$$

对于某一器官而言,上面公式中的 Q 为器官血流量,如肝血流量、肾血流量等。器官血流量的多少就决定于灌注该器官的平均动脉压与静脉压之差(ΔP)和该器官的血流阻力(R)。由于正常情况下,在整体内,静脉血压很低,可以忽略不计,供应不同器官血液的动脉血压基本相同,故决定器官血流量的多少则主要取决于该器官内的血流阻力。因此,器官血流阻力的变化是调节器官血流量的主要因素。

在血流量相同的情况下,血流速度与血管横截面积成反比。在循环系统中,毛细血管数量极多,其总的横截面积最大,而主动脉的横截面积最小。有人估计,毛细血管的总横截面积为主动脉横截面积的 220 ~ 440 倍。所以,主动脉的血流速度最快,约为 180 ~ 220 mm/s;毛细血管的血流速度最慢,约为 0.3 ~ 0.7 mm/s(图 4-13)。除毛细血管横截面积外,动脉的血流速度还受心室舒缩状态的影响,心缩期比心舒期快。因此,判定血流速度对判定心脏收缩功能有一定的参考意义。

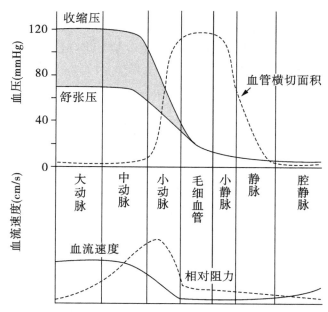

图 4-13 血管系统各段血压、血管横截面积与血流速度示意图

(二)血流阻力

血液在血管内流动时所遇到的阻力称为血流阻力。该阻力是由血液内部的摩擦力和血液与血管壁之间的摩擦力两方面原因所形成的。血液内部的摩擦力使血液表现出黏滞性,血液与血管壁之间的摩擦力又取决于血管的管径与长度,这些因素与阻力的关系可用公式表示如下:

$$R=\frac{8\eta L}{\pi r^4}$$

公式中的 R 为血流阻力,L 为血管长度,η 为血液黏滞度,r 为血管半径。正常情况下,体内血管长度不变,π 为常数。因此,血流阻力与血液黏滞度成正比,与血管半径的 4 次方成反比。

全血的黏滞度为水的黏滞度的 4~5 倍。血液黏滞度的高低主要取决于红细胞比容。红细胞比容愈大,血液黏滞度就愈高。在失水或丢失大量血浆时,红细胞比容增大,血液黏滞度升高,使血流阻力增大;贫血时,血液黏滞度会降低,使血流阻力减小。一般情况下,血液的黏滞度变化不大。

血管口径是血流阻力最主要的影响因素。在神经和体液因素的作用下,体内血管的口径不断发生变化。若血管平滑肌舒张,血流阻力就会降低,血流量也会相应增加。相反,如果血管平滑肌收缩,血管半径缩小,血流阻力就会明显增大,使血流量减小。在整个循环系统中,随着动脉不断发出分支,血管的半径逐渐变小,血流阻力也相应增大,至小动脉和微动脉时血流阻力最大,可达到体循环血流阻力的 47%。大动脉、毛细血管和静脉的阻力分别占到 19%、27% 和 7%。通常情况下把心脏和大血管看作是循环系统的"中心部位",把小血管中的血流阻力称为"外周阻力"。小动脉和微动脉是产生外周阻力的主要部位。

（三）血压

血压（blood pressure）是指血管内流动的血液对单位面积血管壁的侧压力，即压强。血压的国际标准计量单位是千帕（kPa，1 mmHg＝0.133 kPa），我国临床常用血压单位是毫米汞柱（mmHg）。血管系统的各个部分都具有血压，分别称为动脉血压、静脉血压和毛细血管血压。通常所说的血压是指动脉血压。

血压的形成，首先是循环系统内有足够的血液充盈。血液充盈的程度可用循环系统平均充盈压来表示，平均充盈压的大小取决于循环血量和血管容量之间的相对关系。如果循环血量增多或血管容量缩小，循环系统平均充盈压就增高；相反，循环血量减少或血管容量增大，循环系统平均充盈压就降低。通常，由于神经、体液因素的调节作用，血管总是处于一定程度的收缩状态，故循环血量比心血管的总容积要稍多一些，以保证心室有足够的舒张末期容量和弹性贮器血管经常处于膨大状态，以维持正常动脉血压。在动物实验中，用电刺激造成心室颤动使心脏暂时停止射血，血流也就暂停。此时循环系统中各处的压力均为7 mmHg，这一数值即为循环系统平均充盈压。

形成血压的另一个基本因素是心室的收缩射血。心室收缩射血是推动血液循环的直接动力，心室收缩所释放的能量可分为两部分：一部分表现为血液的动能，用于推动血液向前流动；另一部分则表现为血液对血管壁的侧压力，使动脉管壁扩张，贮存血液，形成势能。心脏舒张时，大动脉发生弹性回缩，使一部分势能转化为动能，推动血液继续向前流动。如果心脏停止搏动，动脉血压则会立即下降。

血液从心室射入大动脉，流经毛细血管、静脉，流向心房的过程中，要不断地克服阻力消耗能量，所以血压也逐渐降低，尤其是通过小动脉和微动脉这些阻力较大的部位时，血压下降得更为明显。

二、动脉血压与动脉脉搏

动脉血压（arterial blood pressure）是指动脉内流动的血液对单位面积血管壁的侧压力。一般所说的动脉血压是指主动脉压。因为在大动脉内血压下降幅度很小，为测量方便，通常将上臂测得的肱动脉血压代表主动脉压。动脉血压是推动血液循环和保证各组织器官血流量的必要条件。血压过高或过低都有害于身体健康。

（一）动脉血压的正常值

在一个心动周期中，动脉血压随着心脏的舒缩而发生周期性变化。心室收缩时，主动脉压急剧升高，在心室收缩中期达到最高值。这时的动脉血压值称为收缩压；心室舒张时，主动脉压下降，在心室舒张末期动脉血压达到的最低值称为舒张压。收缩压与舒张压之差称为脉搏压，简称脉压，脉压可以反映一个心动周期中动脉血压的波动幅度。在一个心动周期中，动脉血压的平均值称为平均动脉压。由于在心动周期中，心舒期长于心缩期，故平均动脉压更接近舒张压，约等于舒张压加1/3脉压。平均动脉压是影响组织血液灌流量的直接因素，保持一定高度的平均动脉压是维持组织器官供血量的必需条件。

临床上常用听诊法间接测定肱动脉血压作为衡量动脉血压的标准。测量结果的记录方法是：收缩压/舒张压值［mmHg（kPa）］。我国健康成年人安静状态下的收缩压为100～120 mmHg（13.3～16.0 kPa），舒张压为60～80 mmHg（8.0～10.6 kPa），脉压为30～

40 mmHg(4.0~5.3 kPa),平均动脉压为 100 mmHg(13.3 kPa)左右。根据国际上统一标准,当收缩压≥140 mmHg 和(或)舒张压≥90 mmHg 时诊断为高血压;收缩压持续低于 90 mmHg,舒张压低于 60 mmHg 时称低血压。

　　健康成年人在安静状态下血压值比较稳定,但也存在着个体差异,并随年龄、性别和生理情况的差别而不同。一般情况下,女性在更年期前动脉血压比同龄男性低,更年期后动脉血压升高。男性和女性的动脉血压都随年龄的增长而逐渐升高,收缩压的升高比舒张压的升高更为显著。同一人在不同的生理状态下,动脉血压也可发生变化,如情绪激动或体力劳动时,动脉血压可暂时升高。

　　正常人动脉血压保持相对稳定具有重要的生理意义。如果动脉血压过低,可导致各器官血流量减少,特别是心、脑等重要器官,会由于缺血缺氧造成严重后果。相反,动脉血压过高,心室肌后负荷长期过重,可导致心室肥厚,甚至发生心力衰竭。

(二)动脉血压的形成

　　如前所述,循环系统内足够的血液充盈是形成血压的前提条件,心室收缩射血为血压的形成提供了能量来源。在动脉系统中,血压形成的另外一个条件是外周阻力。外周阻力是指小动脉和微动脉对血流的阻力,如果没有外周阻力,心室射出的血液将全部快速流向外周,进入毛细血管网,动脉内不能保持足够的血量,动脉血压就同样不能形成和维持。

　　另外,大动脉管壁的弹性贮器作用也是形成动脉血压的重要因素。以左心室为例,左心室收缩射血时,由于大动脉管壁的弹性贮器作用和外周阻力的存在,射入主动脉内的血液只有 1/3 流向外周,另外 2/3 的血液贮存在富有弹性的主动脉和大动脉内,使之扩张,动脉血压上升,形成收缩压。这样,左心室所释放出的能量,大部分以势能的形式贮存在弹性贮器血管壁中。心舒期,心室射血停止,动脉血压理应急剧下降,但是由于弹性贮器血管的弹性回缩,把心缩期时贮存在主动脉和大动脉内的那部分血液推向外周,使血液在心舒期内继续以一定的速度向前流动,形成舒张压,同时动脉血压下降缓慢,并维持一定的水平。因此,大动脉管壁的弹性可起到缓冲收缩压、维持舒张压,并将心室间断射血变为血液在动脉内连续流动的作用(图 4-14)。

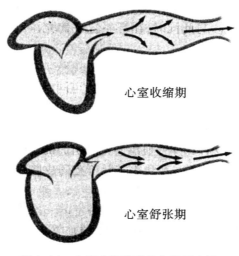

心室收缩期

心室舒张期

图 4-14　大动脉管壁弹性作用示意图

因此,概括起来,动脉血压是在血管充盈的前提下,由心脏收缩射血和外周阻力共同作用于血液而形成的血液对血管壁的侧压力。而大动脉管壁的弹性贮器作用对于动脉血压的形成也起着非常重要的作用。

(三)影响动脉血压的因素

如上所述,足够的血液充盈量,心脏射血和外周阻力是形成动脉血压的基本条件。因此,凡是能影响心输出量和外周阻力的因素,都能影响动脉血压,而循环血量和血管系统容量之间的相互关系,也可以影响动脉血压。现将影响动脉血压的各种因素分述如下。

1. 心输出量　前文提及,在其他条件不变的情况下,动脉血压(P)和心输出量(Q)成正比。心输出量增加时,射入动脉的血量增多,动脉血压升高;反之,动脉血压降低。由于心输出量取决于搏出量和心率,搏出量又与心肌收缩力和静脉回心血量有关,因此,心率、心肌收缩力和静脉回心血量均可以影响动脉血压。

(1)搏出量　其他条件不变的情况下,心室肌收缩力增强时,搏出量增加,射入动脉内的血量增多,动脉血压升高,主要表现为收缩压升高,舒张压升高不明显,脉压增大。这是因为搏出量增加时,心缩期射入主动脉和大动脉内的血量增多,血液对动脉管壁的侧压力增大,故收缩压明显升高。由于动脉血压升高使血流速度加快,血液加速流向外周,至心室舒张末期,大动脉内存留的血量和搏出量增多之前相比,增加的并不多,故舒张压虽稍有所升高,但升高较少。相反,当心肌收缩无力、搏出量减少时,主要表现为收缩压降低。因此,收缩压的高低主要反映心脏每搏输出量的多少。

静脉回心血量与搏出量呈正变关系。当其他条件不变时,静脉回心血量增多,搏出量也增多,动脉血压升高;相反,静脉回心血量减少时,动脉血压也降低。

(2)心率　其他因素不变,心率加快时,对动脉血压的影响表现为舒张压明显升高,收缩压升高不明显,脉压减小。这是因为心率加快时,心舒期的缩短较心缩期明显,心舒期内流至外周的血液减少,故心室舒张末期存留在动脉内的血量增多,舒张压随之升高。由于动脉血压升高,使血流速度加快,因此,在心缩期内有较多的血液流至外周,故收缩压的升高不如舒张压显著,脉压减小。相反,心率减慢时,舒张压降低比收缩压降低更为明显。因此,心率的改变主要影响舒张压。

2. 外周阻力　心输出量不变而外周阻力增大时,收缩压和舒张压均升高,表现为舒张压显著升高,收缩压升高不明显,脉压减小。这是因为外周阻力增大时,血液向外周流动的速度减慢,心室舒张末期存留在大动脉内的血量增多,故舒张压升高。舒张压升高又导致心缩期动脉血压升高,从而使血流速度加快,故收缩压升高不如舒张压明显,脉压减小。临床上原发性高血压病,主要是由于小动脉和微动脉弹性降低、管壁增厚、管腔狭窄,使外周阻力增大,舒张压明显增高。所以临床上常以舒张压的高低来判断高血压病是否存在及其严重程度。相反,当小动脉和微动脉舒张时,外周阻力减小,舒张压明显降低。因此,外周阻力的改变主要影响舒张压。

此外,血液黏滞度也是构成血流阻力的因素之一,它与血流阻力呈正变关系。血液黏滞度的大小主要取决于红细胞数量的多少。严重贫血时,红细胞数量减少,血液黏滞度降低,血流阻力减小,动脉血压有所降低。不管何种原因使红细胞数量增多时,血液黏滞度升高可致动脉血压相应升高。

3. 大动脉管壁的弹性　大动脉管壁的弹性贮器作用可以对动脉血压起缓冲作用,使收缩压不致过高,舒张压不致过低。老年人因血管硬化使大动脉管壁的弹性减退,缓冲血压的功能减弱,导致收缩压升高,舒张压降低,脉压增大,临床表现为单纯收缩期高血压(即收缩压≥140 mmHg,舒张压<90 mmHg)。但因老年人多伴有小动脉、微动脉硬化,使外周阻力增加,舒张压也升高,但升高不如收缩压明显,因此老年人的脉压较大。

4. 循环血量与血管容量　循环血量和血管系统容量相适应,才能使血管系统足够地充盈,产生一定的体循环平均充盈压。在正常情况下,循环血量和血管容量是相适应的,血管系统充盈程度变化不大。但急性大失血时,血管容量不变而循环血量减少,使心血管充盈不足,收缩压和舒张压都会明显下降,严重时还会危及生命,故应及时补充血量。药物过敏或中毒性休克时,由于全身小血管扩张,血量不变而血管容量改变,使血管充盈度降低,血压亦随之明显降低。而在醛固酮增多症的病人,血管容量不变而血量增多,心血管过度充盈,使收缩压和舒张压都升高。

以上讨论各种因素对动脉血压的影响,都是假设其他因素不变的条件下,分析某一因素对动脉血压的影响。在人工的血液循环模型上完全可以复制出这些结果。但在完整的人体内,上述各种影响动脉血压的因素可同时发生多种变化,动脉血压相对稳定的维持是多种因素综合作用的结果。只是在特定的情况下,某一种因素的作用是主要的。不同的病理情况下,动脉血压可反映多方面的变化,因其测量方法简单易行,故临床上测量动脉血压是常规的检查项目之一。

(四)动脉脉搏

在每个心动周期中,随着心室的收缩和舒张,动脉内的压力可呈现周期性的波动,同时伴有动脉管壁的扩张与回缩。这种血管壁发生的周期性搏动称为动脉脉搏,简称脉搏。在皮肤表面可以用手指触摸到浅表的动脉脉搏,也可以用仪器记录下脉搏波。临床上最常选用桡动脉作为观察脉搏的部位。脉搏的强弱与心输出量、动脉的可扩张性和外周阻力有密切关系。因此,动脉脉搏是反映心血管功能的一项指标。祖国医学的切脉,是用手指的触觉和压觉分析桡动脉脉搏的频率、深浅、强弱以及其他特征,作为诊断疾病的重要指标之一。

1. 脉搏的发生与传播　脉搏的形成与扩布有赖于心室的舒缩和动脉管壁的弹性扩张。心室周期性的收缩和舒张,导致动脉内压力的周期性升降,同时也引起这部分血管的周期性扩张与回缩,因而形成动脉脉搏。

动脉脉搏起源于主动脉根部,沿动脉管壁传播。由于脉搏的传播需要消耗能量,所以远端动脉的脉搏逐渐变弱,传播至毛细血管时,脉搏就基本消失了。脉搏波的传播速度与动脉管壁的顺应性关系密切:顺应性愈小,传播速度愈快。主动脉的弹性最大,脉搏的传播最慢,只有3~5 m/s,大动脉约为7~10 m/s,到小动脉可增快至15~35 m/s。因老年人血管弹性下降,脉搏波的传播速度较快,如80岁老人约为8.6 m/s,而5岁幼儿的脉搏波的传播速度只有5.2 m/s。

2. 脉搏波及其意义　用脉搏描记仪记录到的动脉脉搏的波形称为脉搏图(图4-15)。正常脉搏图由上升支和下降支组成。下降支中间有一个小波,成为降中波,降中波左侧的切迹称降中峡。

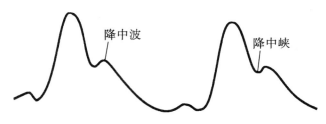

降中波

降中峡

图 4-15 正常颈总动脉脉搏波形

心室快速射血时,血管充盈量增加,使动脉血压迅速上升,从而引起相应血管壁的骤然扩张,形成了脉搏波中的上升支。上升支的斜率和幅度可反映射血速度、心输出量、血管的可扩张性、主动脉瓣的状态以及射血时所遇到阻力的大小。射血时遇到的阻力大,射血速度慢,心输出量减少,则上升支的斜率小,幅度也会降低;反之,射血所遇的阻力小,心输出量大,射血速度快,则上升支较陡,幅度也较大。动脉硬化时,大动脉的可扩张性减小,弹性贮器作用减弱,动脉血压的波动幅度增大,所以脉搏波上升支的斜率和幅度也加大。而主动脉瓣狭窄时,射血时遇到的阻力高,故脉搏波上升支的斜率和幅度都降低。

心室射血后期,射血速度减慢,进入主动脉的血量少于由主动脉流向外周的血量,被扩张的动脉血管开始回缩,动脉血压逐渐降低,形成了脉搏波下降支的前段。降中波的形成是由于心室舒张,主动脉瓣突然关闭,血液冲击瓣膜而形成血流折返,使动脉血压小幅度上升而引起的。此后,心室继续扩张,血液不断流向外围,动脉血压逐渐下降,形成了下降支的后段。动脉脉搏波形中下降支的形状可大致反映外周阻力的高低。外周阻力高时,脉搏波下降支的下降速率较慢,切迹的位置较高。如果外周阻力较低,则下降支的下降速率较快,切迹位置较低,切迹以后下降支的坡度小,较为平坦。主动脉瓣关闭不全时,心舒期有部分血液倒流入心室,故下降支很陡,降中波不明显或者消失。

三、静脉血压与静脉回心血量

静脉系统既是血液返回心脏的通路,又是重要的血液贮存库。因静脉血管易扩张、容量大,人体安静时循环血量的 60%~70% 容纳于静脉系统内。静脉的收缩与舒张可使其容积发生较大变化,有效地调节循环血量,以适应人体不同情况下的需要。

(一)静脉血压

血液流经动脉和毛细血管到达静脉时,由于不断克服阻力,消耗能量,血压已降至很低,且已不受心室舒缩活动的影响,故静脉血压无收缩压与舒张压的波动。右心房可看作是体循环的终点,血压降至最低。通常把右心房和胸腔内大静脉的血压称为中心静脉压(central venous pressure,CVP)。中心静脉压的数值较低,常以厘米水柱为单位,其正常值为 0.4~1.2 kPa(4~12 cmH$_2$O)。

中心静脉压的高低与两个因素有关。① 心脏射血能力:如心脏的射血能力强,能够将回心的血液及时射入动脉,中心静脉压就较低。反之,心脏射血能力弱,不能将回心的血液及时射出,血液淤积在腔静脉和右心房内,中心静脉压将会升高。② 静脉血液的回流速度和回流量:在心脏射血能力不变时,静脉血液回流速度加快或减慢,回流量增多或减少时,中心静脉压也会相应的增高或降低。

临床上输液抢救危重患者时,除需观察动脉血压的变化以外,也要掌握中心静脉压的情况。如中心静脉压偏低或有下降趋势,常提示输液量不足。中心静脉压如超过 1.6 kPa(16 cmH_2O),或有进行性升高趋势时,则提示输液量过多、速度过快或心功能减弱,输液需慎重或暂停。因此,测定中心静脉压既有助于对心血管功能状态的判断,又可以为临床控制输液速度和补液量提供依据。

外周静脉压是指各器官的静脉压。直接测量静息平卧人体各外周静脉的血压时,个体差异很大,但同一机体在不同时间内各外周静脉压的数值相当稳定。各外周静脉压的平均数值大致如下:足背静脉 15 cmH_2O,门静脉 13 cmH_2O,肘静脉 10 cmH_2O,颈外静脉 10 cmH_2O。通常以人体平卧时的肘静脉压为代表。当心功能减弱导致中心静脉压升高时,静脉血回流速度减慢,血液会滞留于外周静脉内,将出现外周静脉压增高的现象。因此,测量外周静脉压也可以作为判断心脏射血功能的指标。

(二)静脉回心血量及影响因素

单位时间内由外周静脉返回右心房的血流量称为静脉回心血量。心血管系统是一个闭合系统,一般情况下,静脉回心血量和心输出量是相等的。静脉回流的动力,取决于管道两端的压力差,即外周静脉压和中心静脉压的差值,所以凡是影响两者差值的因素,均可以影响静脉血液的回流。另外,由于静脉管壁薄、易扩张,静脉血流还会受到重力、体位以及血管外组织压力的影响。

1.循环系统平均充盈压 循环系统平均充盈压是反映血管系统内血液充盈程度的指标,受血管容量和循环血量之间相对关系的影响。当循环血量增加或容量血管收缩时,循环系统平均充盈压升高,静脉回心血量增多。反之,当循环血量减少或血管容量增大时,循环系统平均充盈压降低,静脉回心血量减少。

2.心肌收缩力 心肌收缩力是影响静脉回心血量最重要的因素。心脏收缩时将血液射入动脉,舒张时则可以从静脉抽吸血液。心肌收缩力增强时,使心输出量增多,心室舒张末期室内压降得较低,对心房和静脉内血液的抽吸作用就增强,血液回心速度加快,回心血量增多。心肌收缩力减弱则不利于静脉回流,如右心衰竭时,因右心室收缩力降低,血液滞留在右心房和腔静脉内,体循环静脉回流减慢,患者可出现颈静脉怒张、肝淤血肿大、下肢浮肿等体征;如发生左心衰竭,则会出现左心房压和肺静脉压升高,造成肺淤血、肺水肿等肺静脉回流受阻的表现。

3.呼吸运动 呼吸运动也能影响静脉回流。由于胸膜腔内的压力为负压,胸腔内大静脉的跨壁压较大,故经常处于充盈扩张状态。当机体呼吸时,由于吸气可造成胸膜腔负压值增大,使胸腔内的大静脉和右心房易于扩张,中心静脉压降低,利于外周静脉血回流至右心房,使静脉回流加快。呼气时,胸膜腔负压值减小,静脉回流也相应减慢。因此,呼吸运动对静脉回流也起着"泵"的作用,称为"呼吸泵"。有些人在站立时呼吸加深,显然可以促进身体低垂部分的静脉血液回流。

需要指出,呼吸运动对肺循环静脉回流的影响和对体循环的影响不同。吸气时,随着肺的扩张,肺部的血管容积显著增大,能贮留较多的血液,故由肺静脉回流至左心房的血量减少,左心室的输出量也相应减少。呼气时的情况则相反。

4. 骨骼肌的挤压作用　肌肉收缩时,可挤压肌肉内或肌肉间的静脉,加速静脉血液回流。因四肢静脉内存在静脉瓣,使静脉内的血液只能向心脏方向流动,不能逆流。骨骼肌的节律性舒缩和静脉血管内的瓣膜组成了推动静脉血向心流动的动力,利于静脉回流。这样,骨骼肌和静脉瓣膜一起,对静脉回流也起着"泵"的作用,称为"静脉泵"或"肌肉泵"。下肢肌肉进行节律性舒缩活动时,例如步行,肌肉泵的作用就能很好地发挥。因为当肌肉收缩时,可将静脉内的血液挤向心脏,当肌肉舒张时,静脉内压力降低,有利于微静脉和毛细血管内的血液流入静脉,使静脉充盈。肌肉泵的这种作用,对于在立位情况下降低下肢静脉压和减少血液在下肢静脉内滞留有十分重要的生理意义。长期站立工作的人,不能充分发挥肌肉泵的作用,易引起下肢静脉淤血,形成静脉曲张。

5. 重力与体位　静脉血管的结构和功能特点,决定了静脉回流受重力与体位的影响。站立时,心脏水平以上的静脉血管回流因重力作用而加速,而心脏水平以下的静脉血管因扩张,容纳的血量增多,故回心血量减少。当人体由平卧(或蹲位)突然直立时,大量血液滞留在心脏水平以下的血管内,静脉回心血量减少,心输出量随之减少。这种变化在健康人由于神经系统的迅速调节而不易察觉,但对于长期卧床或体弱多病的人,则会造成心输出量减少,动脉血压骤降,产生眼前发黑、晕厥等视网膜缺血和脑缺血的症状。体位对静脉回心血量的影响,在高温条件下更为明显。因高温时,皮肤血管舒张,血管中容纳的血量增多,若长久站立不动,回心血量会明显减少,引起头晕甚至晕厥。

人体平卧时,全身静脉大体与心脏处于同一水平,重力对静脉血压和静脉血流作用不明显,因此,测量静脉压应采取平卧位。

四、微循环

微循环的研究经历了较长的历史。1628 年 Harvey 首次推测在动、静脉之间存在着一种微小管道,从而提出了微小血管的概念。直到 20 世纪 50 年代微循环一词的正式提出,微循环的研究已经历了四个多世纪的时间。对微循环的定义虽然至今尚未统一,但一般认为它是指微动脉经毛细血管网到微静脉的血液循环。微循环最根本的功能是实现血液和组织液之间的物质交换,保持内环境稳态,保证组织细胞新陈代谢的正常进行;其次是调节器官血流量,维持循环血量和稳定动脉血压。

(一)微循环的组成及血流通路

微循环遍布于全身各组织与器官,由于各组织器官的形态和功能不同,因此全身各处微循环的结构与组成也有所不同。典型的微循环是由微动脉、后微动脉、毛细血管前括约肌、真毛细血管、通血毛细血管、动-静脉吻合支和微静脉 7 部分组成(图 4-16)。

微动脉是小动脉的末梢分支,管壁内有完整的平滑肌层,收缩能力强。其收缩和舒张可以控制微循环的血流量。微动脉继续延伸形成后微动脉,后微动脉只有不完全的平滑肌纤维,但也有一定程度的收缩能力。每根后微动脉向一根至数根真毛细血管供血,真毛细血管起始部通常有 1~2 个平滑肌细胞,形成一个环,即毛细血管前括约肌,它的收缩状态决定着进入真毛细血管的血流量。由于毛细血管前括约肌的平滑肌结构外结缔组织较少,因此对体液因素的调节非常敏感。以儿茶酚胺为例,毛细血管前括约肌对它的反应性是微动脉的 500~1 000 倍。真毛细血管壁由单层内皮细胞组成,通透性较大,所以真毛

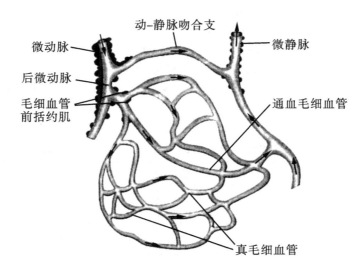

图 4-16 微循环模式图
圆黑点表示血管壁上的平滑肌。

细血管是微循环进行物质交换的有效部位。毛细血管的血液经微静脉进入静脉,较大的微静脉管壁内有完整的平滑肌,其舒缩状态可以影响毛细血管血压。通血毛细血管是直接连接后微动脉和微静脉的毛细血管,口径较粗,血液从后微动脉经过通血毛细血管可以直接流至微静脉。动-静脉短路是存在于微动脉与微静脉之间的吻合支,管壁结构与微动脉相似,这种结构多见于皮肤和皮下组织的微循环中。

血液流经微循环有三种不同的通路:

1. 迂回通路 指血液经微动脉→后微动脉→毛细血管前括约肌→真毛细血管网→微静脉的通路。

这是一条迂回曲折的小路,微循环血流经过此路时的特点是:流量较小、流速较慢,是体内血液和组织细胞之间进行物质交换的场所。因为真毛细血管管壁薄,通透性好,迂回曲折,交织成网状,穿行于组织细胞间隙,而且血流经过迂回通路时速度缓慢,所以真毛细血管是血液和组织细胞之间进行物质交换的场所,故此通路又称为营养通路。真毛细血管是交替进行开放的,开放的多少取决于所在组织器官的代谢水平,如在紧张思考时,脑组织的代谢水平升高,真毛细血管大量开放,以补充足够的营养物质。而安静时骨骼肌中真毛细血管大约只有20%处于开放状态。

2. 直捷通路 指血液流经微动脉→后微动脉→通血毛细血管→微静脉的通路。

这是一条微循环中的大路,在正常安静状态下,它经常处于开放状态,微循环的大部分血流走这一条路。通血毛细血管是后微动脉的直接延伸,口径较粗、血流速度快,所以直捷通路其主要功能不是进行物质交换,而是使一部分血液迅速通过微循环及时返回心脏。这类通路在骨骼肌中较多见,局部血流增加时,通过该路血流量显著增加,这样可减轻毛细血管网的负担。

3. 动-静脉短路 指血液经微动脉→动-静脉吻合支→微静脉的通路。

这是一条短路,仅在身体某些部位存在。吻合支的管壁厚、途径最短,且经常处于关闭状态,所以它完全不能进行物质交换。这类通路在皮肤和皮下组织内存在较多,一般情况下不开放。当环境温度升高时,通路开放,皮肤的血流量增加,皮肤温度升高,有利于机体散热。当环境温度降低时,通路关闭,皮肤血流量减少利于保存热量。因此,这种通路有调节体温的作用。但动-静脉短路开放,相对地会减少组织对血液中氧的摄取。在某些病理情况下,例如感染性休克时,动-静脉短路大量开放,可加重组织的缺氧状况(表4-1)。

表4-1 微循环通路的主要途径、开放情况和生理功能

	血流主要途径	开放情况	主要生理功能
直捷通路	通血毛细血管	经常开放	保证静脉血回流
迂回通路	真毛细血管	交替开放	进行物质交换
动-静脉短路	动-静脉吻合支	必要时开放	调节体温

(二)微循环血流量的调节

微循环血流量受毛细血管前、后阻力的影响。毛细血管前阻力来自微动脉、后微动脉和毛细血管前括约肌的收缩,尤其是微动脉,其收缩和舒张活动,控制着微循环的血流量。微动脉舒张时,进入微循环的血流量增多,收缩时则减少,故称之为微循环的"总闸门"。后微动脉和毛细血管前括约肌控制着微循环内血液的"分流量",称之为微循环的"分闸门"。微静脉是微循环的后阻力血管。微静脉的舒缩决定着微循环内血液的"流出量",称之为微循环的"后闸门"。在生理情况下,微静脉的舒缩不明显,对微循环血流量的调节作用较小。但在病理情况下如休克时,因微静脉收缩使后阻力增加,大量血液停滞在真毛细血管内,使回心血量减少,心输出量减少,可加重病情发展。

微循环血管的舒缩活动受神经和体液因素的调节。支配微循环血管平滑肌的神经是交感神经。交感神经兴奋时,血管平滑肌收缩,血管口径缩小,使该血管后面微循环的血流量减少;相反,当交感神经抑制时,使血管平滑肌舒张,该血管后面微循环的血流量增加。在体液因素中,既有肾上腺素、去甲肾上腺素、血管紧张素等缩血管物质,也有乳酸、CO_2、组胺等舒血管物质,这些舒血管物质主要是局部代谢产物。在微循环的血管中,微动脉和微静脉既受交感神经的支配,又受体液因素的影响,而后微动脉和毛细血管前括约肌则主要受体液因素的影响。

生理情况下,通过交感神经和缩血管物质的作用使微动脉管壁的平滑肌保持一定的紧张性,从而维持微循环中有一定的血流量。后微动脉和毛细血管前括约肌的舒缩活动主要由局部代谢产生的舒血管物质进行反馈调节,这种反馈性调节导致真毛细血管是交替开放的。当毛细血管前括约肌舒张时,其后的真毛细血管开放,血流量增加,带来氧气和营养物质,同时带走由代谢产生的舒血管物质,于是后微动脉和毛细血管前括约肌又受血液中缩血管物质的作用而收缩,使真毛细血管关闭;当真毛细血管关闭一段时间后,由于代谢产物堆积,舒血管物质增多,又导致这部分真毛细血管开放。如此周而复始,使真毛细血管交替开放,约每分钟交替5~10次,其反馈环路见图4-17。

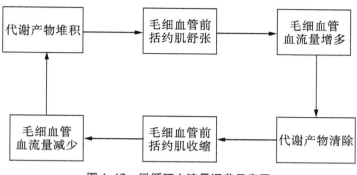

图 4-17 微循环血流量调节示意图

(三)毛细血管内外的物质交换

体内毛细血管的数量极多,其总长度超过 9 万公里,可绕地球 2 周半,占全身血管总长的 90% 以上。毛细血管的容量也极大,如肝脏的毛细血管全部开放,则可以容纳全身的血液,所以平时仅 20% 左右的毛细血管呈开放状态。而且,毛细血管的表面积很大,据估计体循环毛细血管床中血管内皮的总面积接近 60 m^2,肺循环约 40 m^2。毛细血管的上述特点,保证了体内有足够的面积进行物质交换。

1. 毛细血管的结构　毛细血管的管壁很薄,由单层内皮细胞构成,总厚度约 0.5 μm,在细胞核的部分稍厚。内皮细胞之间相互连接处存在着细微的裂隙,成为沟通毛细血管内外的孔道。所以毛细血管有着良好的通透性,这是物质进出毛细血管的结构基础。

2. 物质交换的方式　通过毛细血管管壁进行的血液与组织液之间的物质交换方式,主要有以下三种。

(1)扩散　扩散是指液体中溶质分子的热运动,是血液和组织液之间进行物质交换的主要方式,扩散的速度主要取决于毛细血管两侧物质的浓度差。脂溶性的物质如 O_2、CO_2 分子可以直接通过毛细血管壁的内皮细胞进行扩散,整个毛细血管壁都成为扩散面,单位时间内扩散的速率很高。而水溶性的物质如 Na^+、Cl^-、葡萄糖以及尿素等只能通过毛细血管壁上的小孔进行扩散。虽然毛细血管壁上小孔的总面积小,但分子运动的速度很快,是血流速度的几十倍,所以血液流经毛细血管时,水溶性物质的交换仍然可以充分进行。

(2)滤过和重吸收　当毛细血管两侧压力不等时,水分子就会通过毛细血管壁上的小孔从压力高的一侧向压力低的一侧流动。水中的溶质分子,如其分子直径小于毛细血管壁上的小孔,则也会同水分子一起出入毛细血管。另外,当毛细血管壁两侧的渗透压不等时,可以导致水分子从渗透压低的一侧向渗透压高的一侧移动。由于血浆蛋白质等胶体物质较难通过毛细血管壁的孔隙,因此血浆的胶体渗透压能限制血浆的水分子向毛细血管外移动;同样,组织液的胶体渗透压则限制组织液的水分子向毛细血管内移动。在生理学中,将由于管壁两侧静水压和胶体渗透压的差异而引起的液体由毛细血管内向毛细血管外的移动称为滤过,而将液体向相反方向的移动称为重吸收。这种方式的物质交换主要作用在于组织液的生成和回流,只占总的物质交换的一小部分。

(3)吞饮　毛细血管内皮细胞能将其一侧的液体包围并吞饮入细胞内,形成吞饮小泡,运送至细胞的另一侧,然后被排出细胞外。这是一种主动运输过程,一般认为,大分子物质如血浆蛋白可通过这种方式进行交换。

以上介绍的是血液与组织液通过毛细血管壁进行的物质交换,组织液与组织细胞之间的物质交换则是通过我们以前所介绍的"细胞膜的物质转运功能"来实现的。

五、组织液和淋巴液

存在于组织细胞间隙中的细胞外液称为组织液。组织液绝大部分呈胶冻状,不能自由流动,故不会受重力影响流至身体的低垂部分,也不能被抽吸出来。只有极少部分组织液呈液态,可以自由流动。组织液中除蛋白质浓度明显低于血浆外,其他各种离子成分与血浆相同。组织液进入毛细淋巴管即成为淋巴液,经淋巴循环回流入静脉。

(一)组织液的生成与回流

在生理情况下,组织液由毛细血管的动脉端不断产生,同时,一部分组织液又经毛细血管的静脉端返回到毛细血管内,另一部分组织液则经淋巴管回流入血液循环。因此,正常组织液的量处于动态平衡状态。这种动态平衡取决于4种力量(图4-18):其中毛细血管血压和组织液胶体渗透压这两种力量是促使液体从毛细血管内向毛细血管外滤过的力量,血浆胶体渗透压和组织液静水压这两种力量促使组织液重吸收入毛细血管。滤过的力量减去重吸收的力量之差称为有效滤过压,可用下式表示:

有效滤过压=(毛细血管血压+组织液胶体渗透压)-(血浆胶体渗透压+组织液静水压)

可见,当有效滤过压为正值时,液体从毛细血管内滤出生成组织液;有效滤过压为负值时,液体被重吸收入毛细血管,即组织液回流。正常情况下,人体毛细血管动脉端的血压平均为4.0 kPa(30 mmHg),组织液静水压为1.33 kPa (10 mmHg),血浆胶体渗透压为3.33 kPa (25 mmHg),组织液胶体渗透压为2.0 kPa (15 mmHg)。因此,毛细血管动脉端的有效滤过压为(4.0+2.0)-(3.33+1.33)=1.34 kPa (10 mmHg)。当血液流经毛细血管静脉端时血压下降,约为1.6 kPa(12 mmHg),而组织液静水压、血浆胶体渗透压和组织液胶体渗透压基本不变。所以,毛细血管静脉端的有效滤过压为(1.6+2.0)-(3.33+1.33)=-1.06 kPa (-8 mmHg)。上述结果表示,在毛细血管动脉端,有效滤过压为正值,组织液不断生成;而在毛细血管静脉端,有效滤过压为负值,组织液则不断回流(图4-18)。但从数值上看,滤过的力量(1.34 kPa)大于重吸收的力量(1.06 kPa)。所以生成的组织液中大约只有90%被重吸收回血液,其余约10%进入毛细淋巴管,成为淋巴液,经淋巴系统回流入血。

(二)影响组织液生成与回流的因素

正常情况下,组织液的生成与回流保持着动态平衡,以保证体液的正常分布。一旦组织液生成量增多或重吸收量减少时,就会使组织间隙中潴留过多的液体,形成水肿。根据组织液生成与回流的原理,能影响有效滤过压和毛细血管管壁通透性或淋巴循环的因素,都可以影响组织液的生成与回流。

1. 毛细血管血压　毛细血管血压是促进组织液生成、阻止组织液回流的因素。当其他因素不变时,毛细血管血压升高,有效滤过压增大可使组织液的生成增加。毛细血管血压的高低与毛细血管前、后阻力变化有关。如炎症时,微动脉扩张,毛细血管前阻力减少,

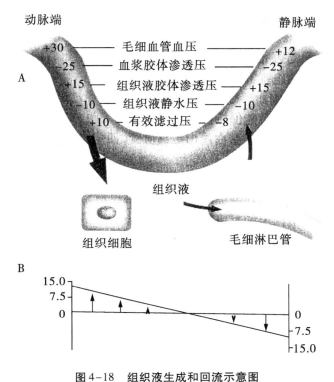

图4-18 组织液生成和回流示意图

A.形成有效滤过压的因素和作用方向 B.有效滤过压在毛细血管内的变化

"+"表示促进液体滤出毛细血管的力

"-"表示阻止液体滤出毛细血管的力(图中数字的单位为 mmHg)

进入毛细血管的血量增加使毛细血管血压增高,有效滤过压增大,组织液生成增多,造成局部水肿。右心衰竭时,静脉回流障碍,全身毛细血管后阻力增大,毛细血管内血量增多,毛细血管血压增高,可引起心源性水肿。再如体力劳动时,肌肉组织中代谢产物增多,小动脉舒张,毛细血管前阻力降低,故毛细血管血压升高,有效率过压升高,组织液生成增加。

2.血浆胶体渗透压 血浆胶体渗透压也是促进组织液生成、阻止组织液回流的因素。血浆胶体渗透压是由血浆蛋白形成的,血浆胶体渗透压下降时,组织液的生成会增多。如某些肾脏疾病,蛋白质可随尿排出,使血浆蛋白降低;或者肝脏疾患时合成的血浆蛋白减少,也可使血浆胶体渗透压下降,有效滤过压增大,形成水肿。

3.淋巴回流 如前所述,从毛细血管滤出的组织液中约有10%是经淋巴系统回流入血的,如果淋巴回流受阻,组织液可以在组织间隙中积聚而形成水肿。当局部淋巴管病变或被肿物压迫,使淋巴管阻塞时,受阻部位远心端的组织液回流受阻,可出现局部水肿。

4.毛细血管壁的通透性 正常情况下,血浆蛋白不易通过毛细血管壁,从而使血浆胶体渗透压和组织液胶体渗透压保持正常水平。当毛细血管壁通透性增高如过敏或烧伤时,一部分血浆蛋白透过血管壁进入组织液,使病变部位的组织液胶体渗透压升高,有效滤过压增大,形成组织水肿。

(三) 淋巴循环

组织液进入毛细淋巴管即生成淋巴液。淋巴液在淋巴系统内流动称为淋巴循环。淋巴系统是血液循环的一个组成部分,由淋巴管、淋巴结、脾等组成。其主要功能是运输全身淋巴液进入静脉回心,可以说它是静脉回流的辅助系统。根据现代观点,毛细淋巴管还是广义微循环的一个组成部分。此外,淋巴结、扁桃体、脾、胸腺等淋巴器官,具有生成淋巴细胞、清除进入体内的微生物等有害物质和生成抗体等重要的防御功能。

1. 淋巴液的生成与回流　毛细淋巴管由单层内皮细胞构成,管壁外无基膜,其始端为盲端。内皮细胞不相连接,相邻的内皮细胞边缘重叠呈瓦片状相覆盖,其边缘可向管腔内飘动,形成向管腔开放的单向活瓣。毛细淋巴管内皮细胞通过胶原细丝与结缔组织相连,使毛细淋巴管总是处于扩张状态(图4-19),使组织液及悬浮其中的颗粒如红细胞、细菌、蛋白质、脂肪滴等,都能通过活瓣进入毛细淋巴管但不能倒流。正常情况下,组织液的压力大于毛细淋巴管内的压力,这是淋巴液生成的动力。进入淋巴管的淋巴液,途中要经过淋巴结并在这里获得淋巴细胞,经全身淋巴管汇集后,最后由右淋巴导管和胸导管回流入静脉。

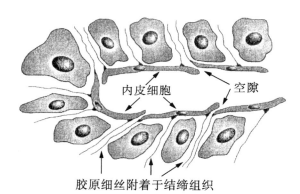

图4-19　毛细淋巴管末端结构示意图

正常成人在安静状态下大约每小时有120 mL淋巴液流入血液循环,其中约100 mL经由胸导管、20 mL经由右淋巴导管进入血液。以此推算,每天生成的淋巴液总量约为2~4 L,大致相当于全身的血浆总量。由于组织液和毛细淋巴管内淋巴液的压力差是组织液进入淋巴管的动力,因此组织液压力升高时,能加快淋巴液的生成速度。如前所述,组织液中约有10%是经淋巴系统回流入血的,如果淋巴回流受阻,组织液可以在组织间隙中积聚而形成水肿。

2. 淋巴循环的功能　①回收蛋白质:这是淋巴循环最为重要的功能。由毛细血管动脉端滤出的少量血浆蛋白质,不可能逆浓度差被重吸收回血液,却很容易通过毛细淋巴管壁进入淋巴液。人体每天约有75~100 g的蛋白质由淋巴液带回血液,使组织液中的蛋白质浓度保持较低水平,利于组织液的生成与回流。②调节血浆与组织液之间的液体平衡:成人每天有2~4 L的淋巴液通过淋巴循环回流入血,相当于全身的血浆总量。因此,淋巴循环对血浆和组织液之间的液体平衡起着调节作用,若淋巴回流受阻,会导致受阻部位局部水肿。③运输脂肪和其他营养物质:由小肠吸收的脂肪约80%~90%是通过小肠绒毛的毛细淋巴管吸收而入血的。④防御屏障作用:淋巴液在回流过程中经过淋巴结时,淋巴结内的巨噬细胞可以清除淋巴液中的细菌及其他异物。同时,淋巴结还可产生淋巴细胞和浆细胞,参与免疫反应。

(刘　芳)

第三节　心血管活动的调节

循环系统的功能是为全身各组织器官提供足够的血液供应,以保证新陈代谢的正常进行。人体在不同的生理状态下,各组织器官的代谢水平不同,因此对血液的需求量也不相同。循环系统能及时通过其活动的变化,协调各器官之间的血流分配,以满足不同的需要。例如运动时,骨骼肌需要大量的血液供应,而消化系统的活动减弱,需要的血供较少。此时,通过心血管活动的调节,可以使心输出量加大,骨骼肌血管扩张,消化道血管收缩,这样就保证了骨骼肌所需的大量血供。心血管活动的这些变化,主要是在神经和体液调节下实现的。

一、神经调节

心肌和血管平滑肌均接受交感神经和副交感神经的双重支配。心血管活动的神经调节是通过各种心血管反射实现的。以下主要讨论心脏和血管的神经支配、心血管中枢和几个重要的心血管反射。

(一)心脏的神经支配

支配心脏的传出神经为心交感神经和心迷走神经,它们共同影响心脏的活动。

1. 心交感神经及其作用　心交感神经的节前纤维起自脊髓胸 1~5 段侧角神经元,在星状神经节或颈交感神经节换元,其节后纤维组成心上、心中、心下神经进入心脏。心交感神经支配心脏的各个部分,包括窦房结、房室交界、房室束、心房肌和心室肌。但左、右心交感神经在心脏内的分布不对称,右侧心交感神经主要支配窦房结,左侧心交感神经则主要支配房室交界。

心交感神经节后纤维末梢释放的递质是去甲肾上腺素,与心肌细胞膜上的 β_1 肾上腺素能受体结合,使细胞膜对 Ca^{2+} 的通透性增高和对 K^+ 的通透性降低,总的结果是对心脏起兴奋效应。可导致心率加快,房室交界的传导加快,心房肌和心室肌的收缩力加强,这些效应分别称为正性变时作用、正性变传导作用和正性变力作用。普萘洛尔等 β 受体阻断剂,可以阻断心交感神经对心脏的兴奋作用。

2. 心迷走神经及其作用　心迷走神经的节前纤维起自延髓的迷走神经背核和疑核,进入心脏后在心内神经节换元,其节后纤维支配窦房结、心房肌、房室交界、房室束及其分支。心室肌虽然也受迷走神经的支配,但由于纤维末梢的数量少所以作用甚微。两侧迷走神经对心脏的支配也有一定的差异,但不如两侧心交感神经支配的差别显著,右侧迷走神经对窦房结的影响占优势,左侧迷走神经对房室交界的作用较为明显。

心迷走神经节后纤维末梢释放的递质是乙酰胆碱,与心肌细胞膜上的 M 型胆碱受体结合,使细胞膜对 K^+ 的通透性增高,促进 K^+ 的外流,总的结果是对心脏起抑制效应。可导致心率减慢,心房肌收缩力减弱,房室传导速度减慢,即具有负性变时、负性变力和负性变传导作用。刺激迷走神经时也能使心室肌收缩力减弱,但其效应不如心房肌明显。阿托品是 M 型胆碱受体阻断剂,可以阻断心迷走神经对心脏的抑制作用。

一般说来,心迷走神经和心交感神经对心脏的作用是相拮抗的。但是当两者同时对心脏发生作用时,其总的效应并不等于两者分别作用时发生效应的代数和。在多数情况下,心迷走神经的作用比心交感神经的作用占有较大的优势。在动物实验中如果同时刺激心迷走神经和心交感神经,常出现心率减慢的效应。

(二)血管的神经支配

除真毛细血管外,血管壁都有平滑肌分布。平滑肌的舒缩除后微动脉和毛细血管前括约肌主要受局部代谢产物的影响外,其余均受自主神经的支配。支配血管平滑肌的神经纤维根据所产生的效应不同可分为缩血管神经和舒血管神经两大类。与心脏的双重神经支配不同,人体内绝大多数血管只接受缩血管神经的单一支配,只有一小部分血管兼有舒血管神经支配。

1.缩血管神经纤维　目前已知的缩血管神经均属于交感神经,故又称之为交感缩血管神经。其节前纤维起自脊髓胸、腰段侧角,在椎旁或椎前神经节换神经元,节后纤维几乎支配全身血管平滑肌,但不同部位的血管中缩血管纤维分布的密度不同。皮肤血管中缩血管纤维分布最密,骨骼肌和内脏的血管次之,冠状血管和脑血管中分布较少。在同一器官中,动脉中缩血管纤维的密度高于静脉,微动脉中密度最高,但毛细血管前括约肌中神经纤维分布很少。

交感缩血管神经节后纤维末梢释放的递质是去甲肾上腺素。血管平滑肌有 α 和 β_2 两类肾上腺素受体,去甲肾上腺素与 α 受体结合,使血管平滑肌收缩;与 β_2 受体结合,使血管平滑肌舒张。在人体内,去甲肾上腺素与 α 受体结合的能力比与 β_2 受体结合的能力强。因此,交感缩血管神经兴奋时,产生的作用以缩血管效应为主。

安静状态下,交感缩血管神经纤维持续发放约 $1 \sim 3$ 次/秒的低频神经冲动,称为交感缩血管紧张。这种紧张性活动,使血管平滑肌经常维持一定程度的收缩状态。血管平滑肌的舒缩效应和程度取决于交感缩血管神经纤维发放传出冲动的多少。当交感缩血管紧张增强时,交感神经发放冲动增多,血管收缩加强,外周阻力增大,血压升高;交感缩血管紧张减弱时,交感神经发放冲动减少,使血管平滑肌收缩程度减低,血管舒张,外周阻力减小,血压下降。在不同的生理状态下,交感缩血管神经纤维通过发放冲动频率的改变,使血管口径在一定范围内发生变化,调节不同器官的血流阻力和血流量。

2.舒血管神经纤维　体内有一部分血管除接受缩血管神经纤维的支配外,还接受舒血管神经纤维的支配。舒血管神经纤维主要有以下两种:

(1)交感舒血管神经纤维　有些动物如狗和猫,支配骨骼肌微动脉的交感神经中除了有缩血管纤维外,还有舒血管纤维。其节后神经纤维末梢释放的递质是乙酰胆碱,与血管平滑肌上的 M 型胆碱受体结合后,使血管舒张。安静状态下,交感舒血管神经纤维无紧张性活动,只有在情绪激动、恐慌或运动时才发放冲动,使骨骼肌血管舒张,血流量增加。在人体内可能也有交感舒血管神经纤维存在。

（2）副交感舒血管神经纤维　少数器官如脑、唾液腺、胃肠外分泌腺和外生殖器等，其血管平滑肌除接受交感缩血管神经纤维的支配外，还接受副交感舒血管神经纤维的支配。副交感舒血管神经纤维末梢释放的递质是乙酰胆碱，与血管平滑肌细胞膜上的 M 型胆碱受体结合，使血管舒张。这类血管的活动只对组织器官局部的血流量起调节作用，对循环系统外周阻力的影响甚小。

（三）心血管中枢

生理学中，将中枢神经系统内控制某种功能的神经元胞体相对集中的部位称为该功能的中枢。心血管中枢即是控制心血管活动的神经元胞体相对集中的部位。

早在 19 世纪时，生理学家们就认为脑内存在有不同的中枢，分别控制不同的功能，并开始寻找控制动脉血压的心血管中枢所在处。研究发现，控制心血管活动的神经元并不是只集中在中枢神经系统的一个部位，而是分布在从脊髓到大脑皮层的各级水平上，它们对心血管活动的调节各自具有不同的功能，又互相联系，密切配合，使整个心血管系统的活动协调一致，并与整个机体的活动相适应。

1. 延髓心血管中枢　在延髓腹外侧部存在有心交感中枢和缩血管中枢，从这里分别发出神经纤维控制脊髓内心交感神经和交感缩血管神经的节前神经元，从而调节心血管运动。延髓的迷走神经背核和疑核存在有心迷走中枢，心迷走神经的节前纤维就是从这里发出的。

动物实验观察到，从中脑向延髓方向逐渐横断脑干，只要保存延髓与脊髓之间正常的神经联系，动物的血压就无明显的变化，刺激坐骨神经引起的升血压反射也仍然存在。但如果将横断水平逐步移向脑干尾端，则动脉血压就逐渐降低，刺激坐骨神经引起的升血压反射效应也逐渐减弱。当横断水平移至延髓下 1/3 时，破坏了延髓的神经结构，即使没有离断延髓和脊髓之间的联系，动脉血压也将降低至大约 5.3 kPa（40 mmHg）。这些结果说明，心血管的基本中枢位于延髓，只要保留延髓及其以下中枢部分的完整，就可以维持心血管正常的紧张性活动，并完成一定的心血管反射活动。

心交感中枢、心迷走中枢和交感缩血管中枢经常发放一定频率的冲动，通过各自的传出神经调节心血管的活动，这种现象称为中枢的紧张性活动。前述交感缩血管纤维的低频神经冲动就是来自交感缩血管中枢的紧张性活动。心迷走中枢和心交感中枢的紧张性活动对心脏的作用是相互拮抗的。例如在安静状态下，心迷走中枢的紧张性活动占优势，使正常成人的心率保持在每分钟 75 次左右。如果用阿托品和普萘洛尔同时阻断心迷走神经和心交感神经的作用，心率将增快至每分钟 100 次左右，与窦房结的自律性频率相同。运动或情绪激动时，心交感中枢的紧张性活动增强，使心率明显增快。

但是，在整体情况下，各种心血管反射并不是由延髓心血管中枢独立完成，而是在延髓以上各有关中枢的参与下共同完成的。

2. 延髓以上各级心血管中枢　在延髓以上的脑干部分、下丘脑以及大脑和小脑中，也都存在与心血管活动有关的神经元和神经结构，它们在心血管活动调节中所起的作用比延髓心血管中枢更加高级。例如电刺激下丘脑的"防御反应区"，可立即引起动物的警觉状态，表现出准备防御的姿势等行为反应，如骨骼肌的肌紧张增强，同时出现一系列心血管活动的改变，心率加快，心输出量增加，皮肤和内脏血管收缩，骨骼肌血管舒张，血压升高等现象。

刺激小脑的一些部位也可引起心血管活动的反应。例如刺激小脑顶核可引起血压升高,心率加快。这种效应可能与姿势和体位改变时伴随的心血管活动变化有关。

大脑的一些部位,特别是边缘系统的结构,也能影响下丘脑和脑干其他部位的心血管神经元的活动,并和机体各种行为的改变相协调。大脑新皮层的运动区兴奋时,除引起相应的骨骼肌收缩外,还能引起该骨骼肌的血管舒张。人类在日常生活中的高级精神活动,即精神状态,对心血管活动也具有明显的影响。例如情绪激动时出现心动过速、害羞时面部血管扩张等。

一般来说,在中枢神经系统中,越高级的中枢对人体各种功能的整合作用也越复杂,它们对心血管活动调节的详细机制,还有待于进一步研究。

(四) 心血管反射

机体处于不同的生理状态,如改变姿势、睡眠、运动,或机体的内、外环境发生变化时,心输出量和各器官的血管收缩状况可以发生相应的改变,动脉血压也可发生变动。这些变化是通过各种心血管反射实现的,其生理意义在于使循环系统的功能适应于机体当时所处的状态或环境的变化。

1. 颈动脉窦和主动脉弓压力感受性反射　颈动脉窦和主动脉弓压力感受性反射,简称动脉压力感受性反射,是指当动脉血压发生改变时,可通过压力感受性反射,引起心输出量和外周阻力发生改变,从而使动脉血压稳定于正常水平。

(1)反射弧　在颈动脉窦和主动脉弓血管壁的外膜下,有着丰富的感觉神经末梢,其分支末端膨大呈卵圆形,称为颈动脉窦和主动脉弓压力感受器(图4-20)。它们并不能直接感受动脉血压的变化,而是感受血压对血管壁的机械牵张程度。当动脉血压升高时,血管壁扩张的程度就升高,血管壁外膜下的感受器受到刺激发出的神经冲动也就增多。在一定范围内,压力感受器的传入冲动频率与血管壁的扩张度(即血管内压力)成正比。血管内的压力越高,传入冲动的频率就越多;血管内的压力越低,传入冲动的频率就越少。

颈动脉窦压力感受器的传入神经是窦神经,加入舌咽神经而上传;主动脉弓压力感受器的传入神经是主动脉神经,它加入迷走神经而上传。它们都首先到达延髓的孤束核,然后再到达心交感中枢、心迷走中枢和交感缩血管中枢。传出神经分别为心交感神经、心迷走神经和交感缩血管神经纤维,效应器则是心脏和血管。

(2)反射效应　正常血压对动脉管壁已具有一定的牵张作用,因此,颈动脉窦和主动脉弓压力感受器经常发放一定数量的传入冲动,经舌咽神经和迷走神经传入延髓心血管中枢。这些传入冲动对心迷走中枢的作用是兴奋的,而对心交感中枢和交感缩血管中枢的作用则是抑制的。动物实验表明,在一定范围内(60~180 mmHg),压力感受器的传入冲动频率与血管壁的扩张度(即血管内压力)成正比。

当动脉血压升高时,血管壁被扩张的程度增大,压力感受器发出的传入冲动频率增加,到达中枢后,使心迷走中枢的紧张性活动增强、心交感中枢和交感缩血管中枢的紧张性活动减弱。中枢活动的这些信息,分别通过心迷走神经、心交感神经和交感缩血管神经传到心脏和血管。产生的效应是心率减慢,心肌收缩力减弱,使心输出量减少;血管平滑肌舒张,使外周阻力下降,结果导致动脉血压回降至正常水平。因此这一反射又称为降压反射,其反射途径可用图4-21表示。

当动脉血压突然降低时,压力感受器的传入冲动减少,使心迷走中枢的紧张性活动减

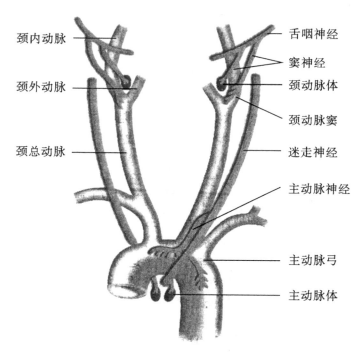

图 4-20   颈动脉窦和主动脉弓的压力感受器与化学感受器示意图

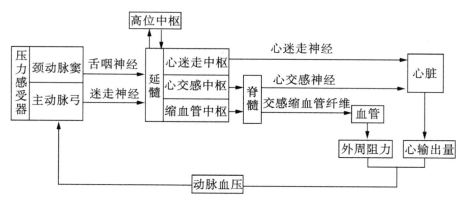

图 4-21   降压反射途径示意图

弱,心交感中枢和交感缩血管中枢的紧张性活动增强,于是心率加快,心输出量增加,外周阻力增大,血压回升。

  在动物实验中,可将颈动脉窦区和循环系统的其余部分隔离开来,但仍保留它通过窦神经与中枢的联系。在这样的制备中,人为地改变颈动脉窦区的灌注压,就可以引起体循环动脉压的变化,借以观察窦内压与全身动脉血压之间的关系。并画出压力感受性反射功能曲线(图4-22)。由图可见,当窦内压变动于 9.3～18.6 kPa(70～140 mmHg)之间时,曲线的陡度最大;而当窦内压低于 9.3 kPa(70 mmHg)或高于 18.6 kPa(140 mmHg)时,曲线渐趋平坦。这说明当窦内压在正常平均动脉压水平(大约 13.3 kPa 或

100 mmHg)的范围内发生变动时,压力感受性反射最为敏感,纠正偏离正常水平的血压的能力最强;动脉血压偏离正常水平愈远,压力感受性反射纠正异常血压的能力愈低。

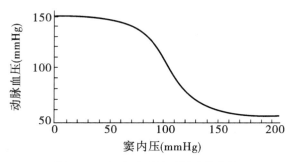

图 4-22   压力感受性反射功能曲线

（3）压力感受性反射的生理意义   压力感受性反射是机体的一种负反馈调节。在心输出量、外周阻力、循环血量等突然发生变化时,对动脉血压进行快速调节,使动脉血压在短时间内不致升得过高或降得过低,维持动脉血压处于相对稳定的水平。压力感受器对血压的急骤变化最为敏感,并且对血压突然降低比对血压突然升高更敏感。如果病人发生急性大出血时,由于动脉血压突然降低,压力感受器所受的牵张刺激减弱,可反射性地引起血压暂时回升。临床上怀疑有内出血的患者,应严密观察病情,定时测量血压,以免延误诊治造成严重后果。

压力感受器对长期而缓慢的血压变化不敏感。例如高血压患者的压力感受器已产生适应现象,感受器对牵张刺激的敏感性降低,压力感受器在一个高于正常水平的范围内工作,所以血压保持较高水平。

研究还发现,老年人压力感受性反射的敏感性比青年人低,其机制可能是老年人因血管壁硬化,可扩张性减小而影响压力感受器的敏感性。

2. 颈动脉体和主动脉体化学感受性反射   位于颈总动脉分叉处和主动脉弓区域的动脉壁上的球形小体,分别称为颈动脉体和主动脉体。这些小体中有特殊的感受细胞和细微的神经末梢,是一种化学感受器。颈动脉体和主动脉体的血供非常丰富,对动脉血液的化学性质非常敏感。当血液中的某些化学成分改变时,如缺氧、CO_2含量升高、H^+浓度升高,都可以刺激这些化学感受器,使之兴奋,其传入冲动也是由舌咽神经和迷走神经传入延髓。

在正常情况下,颈动脉体和主动脉体化学感受性反射的作用主要是调节呼吸运动（详见第五章）,对心血管活动的作用不明显。只有当机体处于缺氧、窒息、大失血、酸中毒等异常情况下,血液中的化学成分发生改变后,刺激化学感受器,冲动沿舌咽神经和迷走神经传入延髓,兴奋呼吸中枢,使呼吸加深加快;同时对缩血管中枢也有兴奋作用,经交感缩血管神经的传出冲动增多,使血管收缩,外周阻力增大,回心血量增多。此外,由于呼吸增强可以反射性引起心率加快,心输出量增加,结果使血压升高。此时,腹腔内脏和肾脏的血流量减少,心和脑的血流量增加。因此,化学感受器反射对心血管的作用主要是参与机体应急状态时循环功能的调节,维持血压,使血液重新分配,以保证心、脑等重要器官的血液供应。

3. 心肺感受器引起的心血管反射　在心房、心室和肺循环大血管存在着许多感受器，总称为心肺感受器。其传入神经纤维行走于迷走神经干内。引起心肺感受器兴奋的刺激有两类：一类是血管壁的机械牵张。当心房、心室或肺循环大血管中压力升高或血容量增多时，心脏或血管壁受到牵张，感受器就发生兴奋。生理情况下，心房壁的牵张主要是由血容量增多而引起的，因此心房壁的牵张感受器也称为容量感受器。另一类心肺感受器的适宜刺激是某些化学物质，如前列腺素、缓激肽等。

大多数心肺感受器受到刺激时引起的反射效应都是交感紧张降低，心迷走紧张加强，导致心率减慢，心输出量减少，外周血管阻力降低，故血压下降。心肺感受器引起反射的传出途径除神经外还有体液的成分。心肺感受器的传入冲动可抑制血管升压素的释放，导致肾排水增多。

4. 其他感受器引起的心血管反应　在身体的其他一些部位，也存在影响心血管活动的感受器，它们接受刺激兴奋后，通过传入冲动，也可引起心血管功能活动的改变。如肺、胃肠、膀胱等空腔器官受到扩张，睾丸受到挤压时，可引起心率减慢和外周血管舒张的效应。疼痛、冷热刺激或运动时，可以引起心跳加快加强，心输出量增加，外周血管收缩，动脉血压升高的现象。脑血流量减少时，可引起交感缩血管纤维紧张性显著加强，使外周血管强烈收缩，血压明显升高。而压迫眼球、叩击腹部等，常可引起反射性心率减慢，甚至心跳暂停。

二、体液调节

心血管活动的体液调节，是指血液和组织液中的一些化学物质对心脏和血管平滑肌活动的调节作用。在各种体液因素中，有些化学物质通过血液运输，广泛作用于心血管系统；有些则在组织液中生成，主要作用于局部的血管平滑肌，对局部血流起调节作用。

（一）肾上腺素和去甲肾上腺素

肾上腺素和去甲肾上腺素在化学结构上都属于儿茶酚胺。血液循环中的肾上腺素和去甲肾上腺素主要是由肾上腺髓质分泌的，交感神经节后纤维末梢释放的去甲肾上腺素一般只在局部发挥作用，只有很少一部分进入血液循环。肾上腺髓质分泌的儿茶酚胺中，肾上腺素约占 80%，去甲肾上腺素占 20%。

肾上腺素和去甲肾上腺素对心血管的作用有许多共同点，但又有不同之处。这是因为它们与心肌和血管平滑肌细胞膜上不同的肾上腺素受体结合的能力不同。

肾上腺素受体有 α 受体和 β 受体两种，β 受体又分为 β_1 受体和 β_2 受体。肾上腺素与这些受体结合的能力均较强；去甲肾上腺素与 α 受体结合的能力最强，也可以和 β_1 受体结合，与 β_2 受体结合的能力则较弱。α 受体和 β_1 受体被激活后产生的是兴奋效应；β_2 受体被激活后产生的则是抑制效应。

心肌细胞膜上的受体主要是 β_1 受体，因此肾上腺素对心脏的作用主要是兴奋效应，可使心率加快，心肌收缩力加强，心输出量增大。血管平滑肌细胞膜上 α 受体和 β 受体均有分布；但在皮肤、肾和胃肠血管平滑肌上 α 受体占优势，而在骨骼肌、肝脏和冠状血管则是 β_2 受体占优势。因此，肾上腺素可使皮肤、肾和胃肠血管收缩；但对骨骼肌、肝脏和冠状血管，可使其舒张。因此，肾上腺素对外周阻力的影响不大，对心脏有明显的兴奋作用,故临床上常用作强心药。

去甲肾上腺素主要激活 α 受体和 β₁ 受体,与 β₂ 受体结合的能力较弱。因此,去甲肾上腺素可使全身的血管普遍性收缩(冠状血管除外),外周阻力明显增大,动脉血压显著升高。虽然去甲肾上腺素也可以和 β₁ 受体结合,使心率加快。但在整体内,由于去甲肾上腺素能使外周阻力增大而升高血压,又可引起压力感受器反射活动的加强。而压力感受器反射使心率减慢的效应,超过了去甲肾上腺素对心脏的直接作用。所以,在整体内,给予静脉注射去甲肾上腺素后,通常会出现心率减慢的现象。因此,临床上常用去甲肾上腺素作为缩血管的升压药。

(二)肾素-血管紧张素-醛固酮系统

肾素是一种酸性蛋白酶,由肾脏的球旁细胞合成与分泌。生理情况下,肾血流量充足,肾素分泌的很少,并很快被血管紧张素酶分解,故对血压的调节作用不大。但当机体大失血,引起血压显著下降,肾血流量减少时,可刺激肾脏的球旁细胞大量分泌肾素,从而参与血压的调节作用。

球旁细胞分泌的肾素,经肾静脉进入血液。它作用于血浆中的肾素底物,即血管紧张素原,使其被激活。血管紧张素原是由肝脏合成和释放的,在肾素的作用下,血管紧张素原被水解为血管紧张素Ⅰ。血管紧张素Ⅰ在经过肺循环时,在血管紧张素转换酶的作用下,转变为血管紧张素Ⅱ。血管紧张素Ⅱ在血浆或组织中的血管紧张素酶 A 的作用下,又转变为血管紧张素Ⅲ。

血管紧张素Ⅰ可以刺激肾上腺髓质分泌肾上腺素和去甲肾上腺素,间接产生强心升压效应。血管紧张素Ⅱ是已知最强的缩血管活性物质之一,具有很强大的升压作用。①促进全身小动脉和微动脉收缩,使外周阻力升高;促进静脉收缩,使回心血量增加。②作用于交感神经节后纤维,使其递质的释放量增多。③作用于第四脑室后缘区,加强交感缩血管神经元的紧张性。④刺激肾上腺皮质分泌醛固酮,醛固酮有促进肾小管对 Na⁺ 和水的重吸收作用,使循环血量增加。血管紧张素Ⅲ的主要作用是促进肾上腺皮质分泌醛固酮。由于肾素、血管紧张素、醛固酮之间的功能密切相关,故称之为肾素-血管紧张素-醛固酮系统。当机体出现某种原因如大失血时,肾素-血管紧张素-醛固酮系统活动加强,有助于升高血压或阻止血压下降。某些肾脏疾病如肾动脉狭窄,造成的肾组织长期缺血,可以使肾素分泌增多,产生肾性高血压。近年来临床进展迅速的血管紧张素转换酶抑制剂的降压作用原理,就是使血管紧张素生成减少,从而达到降低血压的目的。

(三)血管升压素

血管升压素是下丘脑视上核和室旁核的一些神经元合成的肽类物质,经下丘脑-垂体束运输至神经垂体贮存。在适宜刺激下,作为垂体后叶激素进入血液循环,发挥效应。

生理情况下,血管升压素经常有少量释放入血,其主要作用是促进集合管对水的重吸收作用,使尿量减少,故也称之为抗利尿激素。若缺乏血管升压素,临床上将导致"尿崩症"。只有当其血浆浓度明显高于正常时,血管升压素才作用于血管平滑肌上相应的受体,引起血管平滑肌强烈收缩,具有很强的缩血管作用,使血压升高。所以,在正常情况下,血管升压素只有抗利尿的作用,在血压调节中并不起主要作用;但当机体大量失血,严重失水的情况下,血管升压素大量释放,对保持循环血量和维持动脉血压有十分重要的作用。

(四)激肽释放酶-激肽系统

激肽释放酶-激肽系统在体内参与多种功能活动,这里主要讨论其对心血管活动的作用。

1. 激肽的生成和降解　激肽是一类具有生物学活性的多肽类物质,它是激肽原在激肽释放酶作用下生成的。激肽释放酶可分为两大类:一类存在于血浆,称为血浆激肽释放酶;另一类存在于肾、唾液腺、胰腺等器官组织内,称为组织激肽释放酶。前者可使血浆中的激肽原生成缓激肽。后者可使上述器官中的激肽原生成赖氨酰缓激肽,也称胰激肽或血管舒张素。赖氨酰缓激肽可在氨基肽酶的作用下失去赖氨酸,成为缓激肽。缓激肽在激肽酶的作用下水解失活。

2. 激肽对心血管的作用　激肽可使血管平滑肌舒张和毛细血管的通透性增大;但对其他平滑肌则起收缩作用。在人体和动物实验中证实,缓激肽和血管舒张素是已知的最强烈的舒血管物质。在一些腺体器官中生成的激肽,可以使器官局部的血管舒张,血流量增加。循环血液中的缓激肽和血管舒张素等激肽也参与对动脉血压的调节,使血管舒张,血压降低。

(五)血管内皮细胞生成的血管活性物质

多年来一直以为血管内皮只是衬在心脏和血管腔面的一层单层细胞组织;在毛细血管处,通过内皮进行血管内外的物质交换。近年已证实,内皮细胞可以生成并释放若干种血管活性物质,引起血管平滑肌舒张或收缩。

1. 血管内皮细胞生成的舒血管物质　血管内皮细胞生成和释放的舒血管物质有多种。研究较多的是内皮舒张因子(endothelium-derived relaxing factor, EDRF)。EDRF 的化学结构尚未完全弄清,但多数人认为可能是一氧化氮(NO),一氧化氮可使血管平滑肌细胞内的鸟苷酸环化酶激活,cGMP 浓度升高,游离 Ca^{2+} 浓度降低,故血管舒张。血流对血管内皮产生的切应力可引起 EDRF 的释放。低氧也可使内皮释放 EDRF。此外,内皮细胞表面存在着一些受体,例如 P 物质受体、5-羟色胺受体、ATP 受体、M 型胆碱能受体等,这些受体被相应的物质激活后,可释放 EDRF。有些缩血管物质,如去甲肾上腺素、血管升压素、血管紧张素 II 等,也可使内皮释放 EDRF,后者可减弱缩血管物质对血管平滑肌的直接收缩效应。在离体实验中可看到,将乙酰胆碱作用于内皮完整的血管,引起血管舒张;而将血管内皮去除后,乙酰胆碱则使血管收缩。

2. 血管内皮细胞生成的缩血管物质　血管内皮细胞也可产生多种缩血管物质,称为内皮缩血管因子(endothelium-derived vasoconstrictor factor,EDCF)。近年来研究得较深入的是内皮素。内皮素(endothelin)是内皮细胞合成和释放的由 21 个氨基酸构成的多肽,是已知的最强烈的缩血管物质之一。其作用机制是内皮素与血管平滑肌上的特异性受体结合,促进肌质网释放 Ca^{2+},从而使血管平滑肌收缩加强。在生理情况下,血管内血流对内皮产生的切应力可使内皮细胞合成和释放内皮素。

(六)心房钠尿肽

心房钠尿肽是心房肌细胞合成和释放的多肽类激素。它的作用是抑制肾小管对 Na^+ 的重吸收,产生强大的排钠和利尿作用;同时使血管舒张,外周阻力降低;也可使每搏输出量减少,使心率减慢,故心输出量减少。此外,心房钠尿肽还能抑制肾的近球细胞释放肾素,抑制肾上腺球状带细胞释放醛固酮;在脑内,可以抑制血管升压素的释放。这些作用都可以导致体内细胞外液量的减少。由于其具有利尿、降压、排钠的作用,因此是体内调节水盐平衡的一种重要体液因素。

(七)组胺

组胺是由组氨酸在脱羧酶的作用下产生的。许多组织,特别是皮肤、肺和肠黏膜的肥大细胞中含有大量的组胺。当组织受到损伤或发生炎症和过敏反应时,都可释放组胺。组胺有强烈的舒血管作用,并能使毛细血管和微静脉的管壁通透性增加,血浆漏入组织,导致局部组织水肿。组胺也是冻疮、荨麻疹、青霉素皮肤实验过敏等表现充血水肿的主要原因。

(八)前列腺素

前列腺素是一类活性强、种类繁多、功能各异的脂肪酸衍生物。它们广泛分布于全身各部的组织细胞中,主要在产生前列腺素的局部发挥作用。它们对心血管的作用因种类的不同而各有差异:例如前列腺素 E_2 具有强烈的舒血管作用;而前列腺素 F_2 则通常使血管收缩。此外,前列腺素还能调节交感缩血管纤维末梢递质的释放过程,使递质的释放减少;同时还能调节血管对儿茶酚胺的反应性,使血管平滑肌对去甲肾上腺素的敏感性降低。因此,当去甲肾上腺素或交感缩血管纤维兴奋等引起血管收缩时,血管平滑肌细胞能产生前列腺素 E_2 和前列环素(即前列腺素 I_2),使血管舒张以减轻缩血管效应。可见,前列腺素在交感神经-血管平滑肌接头处起着一种局部负反馈调节作用。

(九)腺苷

体内的腺苷是由磷酸腺苷以及 S-腺苷甲硫氨酸和 S-腺苷高半胱氨酸生成的。腺苷能使体内大多数血管舒张,还能使窦房结的自律性降低,延长房室结的传导时间。在大多数动物中,腺苷都能使血压降低,而并不引起交感神经紧张性加强和肾素释放增加,表明腺苷可能通过其他机制调节压力感受性反射。

以上分析了各种因素分别对心血管活动的调节作用。但在整体条件下,它们并不是单独实现其调节功能的,而是各种因素相互制约、相互协调,共同发挥作用,从而使心血管活动与机体的整体活动相适应。

三、自身调节

在心血管活动的调节中,除了神经和体液因素外,还存在血管活动的自身调节。实验证明,当去除了神经和体液因素以后,血压在一定范围内变动,某些组织器官的血流量仍然可以保持相对的稳定,这就是通过局部血管自身的舒缩活动来实现的。当然,与神经、体液因素相比,血管的自身调节作用只是处于局限的、次要的地位。

四、社会心理因素对心血管活动的影响

以上我们介绍的心脏的功能、血管的功能以及心血管功能的调节,都是把人作为一个生物体来介绍的。但是实际生活中,人作为社会的成员,其循环功能和许多其他功能一样,还要时刻受到各种社会心理因素的影响。在日常生活中,经常可以看到这些现象:愤怒时血压升高、情绪激动时心动过速、害羞时面部血管扩张以及语言刺激也可以引起心血管反应等。

　　研究证实,许多心血管疾病的发生、发展确实与社会心理因素有着密切的关系。如事业竞争激烈、人际关系紧张、生活节奏过快等,都可以使人精神紧张。而这种长期、反复、持续的紧张刺激可以使机体产生一系列复杂的心理和生理反应:使肾上腺皮质和髓质激素的分泌增加、交感神经兴奋,这些都可以使血压升高以及产生心脏疾患。长期的环境污染,如噪音刺激也会使机体产生高血压和心动过速。行为因素也会影响心血管疾病的发生:在染有吸烟、酗酒等不良生活习惯的人群中,高血压、冠心病的发病率明显高于无此类不良习惯的人群。此外,个体心理因素也可以影响心血管的功能,如性格急躁、容易激动、争强好胜的人更易患上心血管疾病。医学文献还记载,不同的情绪状态可引起消化道黏膜血管的不同反应,例如发怒时胃黏膜充血、颜色鲜红,发愁时胃黏膜苍白,害羞时直肠黏膜血管舒张,颜色发红等。

　　由此可见,社会心理因素在对心血管疾病的发生、治疗和预防方面都有重要意义,在医疗实践中应充分重视。

(刘　芳)

第四节　器官循环

　　人体各器官的血流量取决于灌流该器官的动脉血压和流出这个器官的静脉血压之差以及该器官阻力血管的舒缩状态,但由于各器官的结构和功能的不同,且器官内部的血管分布又各有特征,因此器官血流量的调节除遵循前述的一般规律外,还有各自的特点。本节重点讨论心、肺、脑几个主要器官的循环特征。

一、冠脉循环

(一)冠脉循环的解剖特点

　　心肌的血液供应来自左右冠状动脉,起源于主动脉根部半月瓣上方。冠状动脉的分布可有多种变异,一般说80%的人左冠状动脉主要供应左心室的前部,右冠状动脉供应左心室后部和右心室,80%左右的左冠状动脉血液流经毛细血管和静脉后经冠状窦流回右心房,而绝大部分右冠状动脉的血液则经心前静脉直接流回右心房。

　　冠状动脉的主干行走于心脏的表面,其小分支常以垂直于心脏表面的方向穿入心肌,在心内膜下层分支成网,供应内层心肌的需要。心肌的毛细血管网分布丰富,成人的心肌毛细血管数和心肌纤维数的比例为1∶1,单位横截面的毛细血管数达到每平方毫米约有2 500～3 000根。因此,心肌和冠脉血液之间的物质交换能迅速进行,以适应心肌的高负荷需要。虽然心肌毛细血管很丰富,但冠状动脉之间的侧支吻合却都在心内膜下的末梢血管出,侧支细且血流量少,因此,当冠状动脉突然阻塞时,不易建立有效的侧支循环,常导致心肌梗死。但如果冠脉阻塞是缓慢形成的,侧支可通过逐渐扩张,建立起新的侧支循环而起代偿作用。

(二)冠脉循环的血流特点

在安静状态下,人冠脉血流量为每百克心肌每分钟 60 ~ 80 mL,中等体重的人,总的冠脉血流量为 225 mL/min,占心输出量的 4% ~ 5%。冠脉血流量的多少主要取决于心肌的活动,故左心室单位克重心肌组织的血流量大于右心室。当心肌活动加强,冠脉达到最大舒张状态时,冠脉血流量可增加到每百克心肌每分钟 300 ~ 400 mL。

由于冠脉血管的分布特点,当心室收缩时,可从血管外对冠状血管施加压力而增加血流阻力,从而影响冠脉血流。如图 4-23 所示狗左右冠状动脉流量在一次心动周期中的变化。在左心室等容收缩期,由于心肌的强力收缩对冠脉的挤压作用,致使冠脉血流量急剧下降甚至倒流。随着左心室的射血,主动脉压升高,冠状动脉压也随之升高,使冠脉血流增加。进入减慢射血期时,冠脉血流量再次下降,在等容舒张期开始时,心肌对冠脉的挤压作用减弱或消失,阻力减小,冠脉流量突然增加。在舒张早期达到最高峰,然后随主动脉压的下降而回降。心舒期是冠脉流量最多的阶段,约占心动周期的冠脉血流量的80%,由此可见,冠脉血流量也呈周期性变化。动脉舒张压的高低和心舒期的长短是影响冠脉流量的重要因素,当心率加快时,由于心舒期缩短,冠脉血流量减少,动脉舒张压愈高,冠脉血流量愈大。右心室肌肉比较薄弱,收缩时对血流的影响不如左心室明显。在安静状态下,右心室收缩期的血流量和舒张期的血流量相差不多,或甚至多于后者。

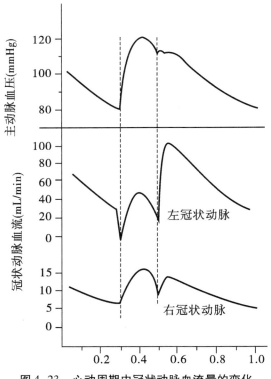

图 4-23　心动周期中冠状动脉血流量的变化

(三)冠脉血流量的调节

冠脉的血流量受多种因素的调节,主要是受心肌本身的代谢水平和神经的调节。

1.心肌代谢水平对冠脉血流量的调节 心肌代谢水平是调节冠脉血流量最重要的因素,心肌收缩的能量来源几乎唯一地依靠有氧代谢。在安静状态下,100 g 心肌的耗氧量为 9.7 mL/min,动脉血流经心肌之后,有 65% ~70% 的氧被心肌摄取,在剧烈活动情况下,心肌的活动也相应增强,耗氧量增多,心肌组织的氧分压降低,可引起冠脉血管舒张,增加血流量。实验证明,冠脉血流量是和心肌代谢水平成正比的,在没有神经支配和循环激素作用的情况下,这种关系依旧存在。目前认为,心肌组织中低氧引起冠脉血管舒张的原因是由于某些代谢产物的作用引起的。在各种代谢产物中,腺苷可能起最重要的作用。在缺氧时心肌细胞中 ATP 分解为 ADP 和 AMP,其中 AMP 在 5′-核苷酸酶作用下生成腺苷,腺苷对小动脉有较强的扩血管作用。腺苷生成后,在几秒钟内即被破坏,因此不会引起其他器官的血管舒张。另外其他物质如 H^+、K^+、CO_2、乳酸、缓激肽和前列腺素 E 等也有舒张冠脉的作用,但作用较弱。

2.神经调节 冠状血管受交感神经和迷走神经的双重支配。交感神经兴奋可使冠脉先收缩后舒张,初期出现的收缩,是由于交感神经对冠脉的直接作用。在冠脉血管壁上分布有肾上腺素能 α 受体和 β_2 两种受体,α 受体被激活时,引起冠脉血管收缩,β_2 受体被激活时,引起冠脉血管舒张。一般情况下,缩血管作用稍占优势,刺激交感神经直接引起冠脉血管收缩。后期出现的冠脉舒张,则是由于心肌活动加强,代谢物增多所造成的继发性反应引起冠脉血管舒张,所以交感神经兴奋的间接作用是使冠脉血管舒张。交感神经的缩血管作用往往被继发的舒血管作用所掩盖,因此刺激交感神经经常表现为冠脉舒张。迷走神经兴奋对冠状动脉的直接作用是引起舒张,但迷走神经兴奋,使心肌活动减弱,耗氧量降低,代谢产物减少。这些因素可激发地使冠状血管收缩,从而抵消迷走神经对冠状动脉的直接舒张作用。

3.激素调节 肾上腺素和去甲肾上腺素,两者均有促进心肌代谢和增加心肌耗氧量的作用,使冠脉血管因代谢产物的增加而扩张,也可直接作用于冠脉血管的 α 或 β 肾上腺素能受体,引起冠脉血管收缩或舒张。甲状腺素促进心肌代谢,耗氧量增加,引起冠状动脉舒张,血流量增加。血管升压素可使冠状动脉收缩,使其血流减少。血管紧张素 II 也可使冠状动脉收缩,血流量减少。

二、肺循环

肺循环的功能是血液流经肺泡时,进行气体交换,使静脉血变为动脉血。肺内的血液供应有两套血管,一套来自体循环的支气管动脉,主要供应支气管到细支气管的血液;另一套是肺循环,来自肺动脉,供肺泡进行气体交换。肺循环和支气管血管的末梢之间有吻合支沟通,使部分支气管血管系统的静脉血进入肺静脉的动脉血中,肺静脉回流入左心房,这就使得主动脉血中掺入 1% ~2% 的静脉血。

(一)肺循环的特点

肺动脉及其分支都较粗短,且管壁薄,其厚度约为主动脉的 1/3。另外,肺循环的全部血管均位于低于大气压的胸腔内,使得肺循环阻力较小,这些因素使肺循环具有其独特的特点。

因肺动脉管壁薄,分支短,管径粗,故顺应性较高,对血流的阻力较小,其血压远低于体循环,约为体循环的 1/6～1/4。肺循环动脉部分总的阻力和静脉部分总的阻力大致相等,故血流在动脉部分的压力降落和在静脉部分的压力降落相等,肺循环毛细血管压大致在右心室压和左心房压数值的中点。

由于肺组织和肺血管的顺应性大,故肺部血容量的变动范围较大,肺循环血量受呼吸运动的影响。在用力吸气时,肺部血容量可减少至约 200 mL,而在深吸气时可增加到约 1 000 mL。由于肺的血容量变动范围较大,故肺循环血管起着贮血库的作用。当体循环失血时,血液自动从肺部转移到体循环,起代偿作用。肺循环的血容量在每一呼吸周期中,也呈周期性变化。吸气时,由腔静脉回流入右心的血量增多,右心室的射血量也增加,但由于肺扩张时可将肺循环的血管牵拉扩张,使其容量增大,能容纳较多的血液,所以由肺静脉回流至左心房的血液则减少,但在几次心搏后,随着肺血管的充盈,由肺静脉流入左心房的血量又逐渐增加。呼气时,发生相反的过程。因此,在吸气开始时,动脉血压下降,到吸气的后半期血压降至最低点,以后又逐渐回升,在呼气相的后半期达到最高点。在呼吸周期中这种血液的变化,称为动脉血压的呼吸波。

肺毛细血管压很低,仅为 7 mmHg,而血浆胶体渗透压约为 25 mmHg,这是将组织中的液体吸入毛细血管的一个较大的力量。一般认为,肺部组织液的压力呈负值,以致肺泡上皮的基底膜和毛细血管内皮的细胞基底膜融合在一起,有利于肺泡和血液之间的气体交换,也有利于肺泡内液体被吸收。所以在正常情况下肺泡内没有液体积聚,但在左心衰竭和继发性肺血流阻滞时,肺静脉压力升高,肺循环毛细血管压也随着升高,使肺泡和肺组织间隙液体积聚,导致肺水肿。

(二)肺循环的调节

1. 神经调节　肺血管受交感神经和迷走神经的支配。刺激交感神经产生缩血管作用,血流阻力增大,但在整体情况下,交感神经兴奋时,体循环的血管收缩,将一部分血液挤入肺循环,使肺循环内血容量增加。刺激迷走神经可引起肺血管的轻度舒张,阻力略有减小。

2. 低氧和二氧化碳分压　肺泡气的氧分压对肺部血管的舒缩活动有明显的影响。低氧可引起肺血管平滑肌收缩,血流阻力增大,使肺动脉压升高。在肺泡气的 CO_2 分压升高时,低氧引起的肺部微动脉收缩更加显著。肺部血管对低氧发生缩血管反应的机制,目前还不十分清楚。有人认为是由于低氧使肺组织产生一种缩血管物质,也有人认为必须有血管内皮存在才能发生这种缩血管反应。肺组织低氧引起局部缩血管反应,具有一定的生理意义:如局部通气不足使氧分压降低时,可使该部血管收缩,血流减少,而使较多的血液流经通气充足的肺泡,利于气体交换;另外,CO_2 分压升高时,可引起肺血管收缩。长期居住在高海拔地区的人,可发生肺动脉高压,使右心室负荷长期加重而导致右心室肥厚。

3. 其他体液因素　肾上腺素、去甲肾上腺素、血管紧张素Ⅱ、5-羟色胺和组胺都能引起肺血管收缩,而乙酰胆碱、异丙肾上腺素及前列环素(PGI_2)则使肺血管舒张。

三、脑循环

脑血流量丰富,在安静状态下,脑血流量平均 750 mL/min 左右,占心输出量的 15% 左右。脑组织的新陈代谢率高,耗氧量较大,安静情况下,整个脑的耗氧量约占全身耗氧量的 20%。脑组织对缺氧非常敏感,当大脑中停止血循环数秒钟,即丧失意识。

(一)脑循环的特点

脑位于颅腔内,头颅为骨性结构,其容积是固定的。颅腔为脑组织、脑血管及脑脊液所充满。由于脑组织和脑脊液容积的不可压缩性,故脑血管的舒缩程度受到相当的限制,其血流量的变化也较其他器官的小。因而要增加脑的血液供应主要靠增加单位时间内脑循环的血流量。

(二)脑血流量的调节

1. 脑循环的自身调节　由于脑血管的舒缩受到一定的限制,脑血流量主要取决于颈动脉血压,当平均动脉血压在 60～140 mmHg 范围内变动时,脑血流量相当恒定,这是由脑血管的自身调节所致的。在这个范围内当血压升高时,脑血流加速而血流量增多,反之当动脉血压降低时,血流量减少。如果动脉血压过低,脑血流量不足,可引起脑功能障碍。因而,动脉血压保持稳定对保证脑功能正常是十分重要的。

2. CO_2 和 O_2 分压对脑血流量的影响　当血液中 CO_2 分压升高时,脑血管舒张,脑血流量增加。CO_2 过多引起脑血管舒张是通过 H^+ 发挥作用的,如过度通气,CO_2 呼出过多,动脉 CO_2 分压降低,脑血流量减少,可引起头晕等症状。血液 O_2 分压降低时,也能使脑血管舒张,血流量增加,使运向脑组织的氧量趋于正常。

3. 脑的代谢对脑血流的影响　实验证明,脑的各部的血流量是不同的,与各部分代谢活动的水平有关。当脑的某一部分活动增强时,则血流量也相应增多,脑的代谢活动加强引起局部脑血流量增加的机制,可能是由于代谢产物如 H^+、K^+、腺苷以及氧分压降低,引起脑血管舒张的。

4. 神经调节　脑血管也受交感缩血管神经和副交感舒血管神经支配,但对脑血管的舒缩活动影响很小。刺激或切除支配脑血管的交感或副交感神经,脑血流量没有明显的变化,但在某些情况下,脑交感神经受刺激可明显收缩脑血管,例如,在剧烈运动以及循环功能显著加强等状态下,交感神经系统收缩大、中动脉,可防止过高的压力到达较小的血管,这对于防止脑血管出血有重要意义。

(三)脑脊液的生成和吸收

脑脊液是存在于脑室,脑周围的脑池和蛛网膜下腔中的无色透明的水样液体,pH 值为 7.35～7.40,可被视为脑和脊髓的组织液和淋巴。正常成人的脑脊液总量为 150 mL,大部分存在于蛛网膜腔下隙,每天生成脑脊液的量约 800 mL,为脑脊液总量的 5～6 倍。但同时有等量的脑脊液被吸收入血液,每分钟的更新率为 0.2%～0.4%,可见脑脊液的更新率较高。脑脊液主要由侧脑室、第三脑室和第四脑室的脉络丛分泌而来,另一部分来自毛细血管滤过的血浆成分以及室管膜细胞的分泌。脑脊液主要通过蛛网膜绒毛被吸收入静脉窦的血液内。蛛网膜绒毛有活瓣状的细微管道,其直径为 4～12 μm,当蛛网膜下隙的压力高于静脉窦内的压力时,这些管道就开放,这时,脑脊液(包括其中所含的蛋白质分子甚至小的颗粒如红细胞等)可进入静脉窦学业。当蛛网膜下隙的压力低于静脉窦内的压力时,管道关闭,液体不能由静脉窦向蛛网膜下隙倒流。脑脊液压力的高低取决于其生成和吸收之间的平衡关系,正常人在卧位时,脑脊液压平均为 10 mmHg,当脑脊液的吸收受到阻碍时,脑脊液压就会升高,并影响脑血流和脑的功能。

脑组织浸浴于脑脊液中,由于浮力的作用,使脑的重量仅为 50 g 左右,从而减轻了脑组织本身重力对脑底部神经和血管的压迫。脑脊液还可缓冲外力对脑及脊髓的冲击,起到缓冲作用,又保护性意义。同时,脑脊液也是脑和血液进行物质交换的媒介。

(四)血-脑屏障和血-脑脊液屏障

脑循环的毛细血管壁内皮细胞相互接触紧密,并有一定的重叠,管壁上没有小孔。另外,毛细血管和神经元之间并不直接接触,而为神经胶质细胞所隔开,这一结构特征对于物质在血液和脑组织之间的扩散起着屏障的作用,称为血-脑屏障。这种屏障作用可选择性的允许某些物质进入脑组织中,如除了 H_2O、O_2、CO_2 外,其他物质都不易通过。血浆中脂溶性物质(包括药物)易透入脑组织中,而脂溶性低的物质不易通过。对非脂溶性物质的通透性大小并不完全和分子大小有关,如葡萄糖、氨基酸易通过,而胆盐、H^+、HCO_3^-、磷酸根、各种递质和青霉素等都不易透过。这说明脑内毛细血管处的物质交换与身体其他部分的毛细血管不同,也是一种主动转运过程。一种物质能否通过血脑屏障或通过的难易程度,一方面取决于该物质的分子大小、电离度与脂溶性,另一方面则取决于血脑屏障本身的性质与功能状态。

脑脊液的成分和血浆不同,其中的蛋白质含量极微,葡萄糖含量也较血浆为少,但 Na^+ 和 Mg^{2+} 的浓度较血浆中的高,K^+、HCO_3^- 和 Ca^{2+} 的浓度则较血浆中的低。可见,血液和脑脊液之间的物质的转运并不是被动的过程,而是主动转运过程。另外,一些大分子物质较难从血液进入脑脊液,仿佛在血液和脑脊液之间存在着某种特殊的屏障,故称之为血-脑脊液屏障。这种屏障对不同物质的通透性是不同的,O_2 和 CO_2 等脂溶性物质可很容易地通过屏障,但许多离子的通透性则较低。

血液和脑脊液之间有屏障,但脑脊液和脑组织之间可以通过脑室的室管膜上皮和脑、脊髓表面的软脑膜自由进行物质交换,并无屏障,因此在临床上可将不易透过血-脑屏障的药物直接注入脑脊液,使之能较快进入脑组织。当脑组织缺氧、损伤等情况下,毛细血管壁通透性增加,平时不易透过血脑屏障的物质,此时较易进入受损部位的脑组织。

血-脑屏障和血-脑脊液屏障的存在,可保持中枢神经系统内环境相对稳定,并可防止血中某些有害物质进入脑组织,维持脑功能的正常。

(秦 冰)

【思考题】

1. 试述心室肌细胞和窦房结 P 细胞动作电位各期特点及形成机制。

2. 心肌在一次兴奋过程中,其兴奋性发生了什么变化,其特点如何?

3. 在一个心动周期内,心室腔内压力高低、容积大小、瓣膜开关及血流方向发生了什么变化?

4. 第一心音和第二心音产生的主要原因、特点及临床意义是什么?

5. 何谓期前收缩和代偿间歇? 代偿间歇是如何产生的?

6. 心脏为何不会发生强直收缩,而始终保持着自动的、有序的收缩活动?

7. 房颤的危害性为何比室颤小得多?

8. 动脉血压是如何形成的? 成年人安静时动脉血压正常值的范围是多少?

9. 试述影响动脉血压的因素。

10. 何谓中心静脉压？其正常值是多少？

11. 比较微循环三条血流通路的组成和生理意义。

12. 心脏受哪些神经的支配？简述其作用机制。

13. 心血管的基本中枢位于哪里？

14. 以血压升高为例，试述颈动脉窦和主动脉弓压力感受性反射的全过程。

15. 肾上腺素和去甲肾上腺素对心血管的作用有何不同？

第五章

呼　吸

学习要点

1. 掌握内容

(1)肺通气的动力,肺内压和胸内压的变化。肺通气的弹性阻力和气道阻力。

(2)肺表面活性物质的来源、成分、作用机制和临床意义。

(3)时间肺活量、功能残气量、肺泡通气量的概念。

(4)肺换气与组织换气的过程,影响肺换气的因素。

(5)血液 CO_2、H^+、O_2 浓度的变化对呼吸的影响及其作用机制。

2. 熟悉内容

(1)呼吸的四个环节。

(2)肺容量、补吸气量、补呼气量,余气量,无效腔及其影响因素。

(3)气体在血液中的运输及其影响因素。

3. 了解内容　肺牵张反射、呼吸节律的产生、非弹性阻力。

机体在新陈代谢过程中,不断消耗 O_2 ,产生 CO_2 ,因此,必须不断从外界吸入 O_2 ,呼出 CO_2 ,以维持正常的生命活动。这种机体与外界环境之间气体交换的过程称为呼吸(respiration)。呼吸过程包括四个既相互衔接又同步进行的环节:肺通气-肺泡与外界的气体交换,肺换气-肺泡与肺毛细血管血液的气体交换;气体在血液中的运输;组织呼吸又称内呼吸-血液与组织细胞之间的气体交换。肺通气和肺换气合称外呼吸,通常所说的呼吸,一般是指外呼吸而言(图5-1)。

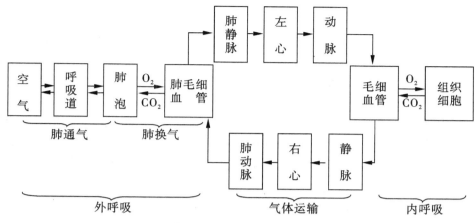

图 5-1 机体呼吸的过程

第一节 肺通气

肺通气(pulmonary ventilation)是指肺泡与外界环境之间的气体交换过程。实现肺通气的结构有呼吸道、肺和胸廓等,呼吸道是气体进、出肺的通道。呼吸膜是肺泡与肺毛细血管血液进行气体交换的组织结构。胸廓的节律性舒缩活动乃是实现肺通气的动力。

一、呼吸道和肺泡的结构特征及其功能

(一)呼吸道

1.呼吸道的结构特征　呼吸道包括鼻、咽、喉、气管和各级支气管。其中鼻、咽、喉为上呼吸道,气管和各级支气管为下呼吸道。

随着呼吸道的延伸,其结构和功能均发生变化:管腔由粗变细,管腔总横截面积由小变大,管壁由厚变薄,管壁内的保护性结构(如软骨环、纤毛、杯状细胞、腺体)由多到少,并逐渐消失,而平滑肌逐渐增加,最后形成平滑肌环。平滑肌收缩可改变气道口径,从而使气流阻力发生改变;平滑肌受迷走神经和交感神经支配,迷走神经兴奋末梢释放乙酰胆碱,通过 M 受体使平滑肌收缩,交感神经兴奋末梢释放去甲肾上腺素,通过 β_2 受体使平滑肌舒张。一些体液因素如组胺、5-羟色胺等也可引起呼吸道平滑肌强烈收缩;儿茶酚胺使平滑肌舒张。

2.呼吸道的功能　①通气功能:呼吸道是肺与外界相通的唯一通道,吸入 O_2 和呼出 CO_2 必须通过呼吸道完成。②保温和保湿作用:外界空气流经上呼吸道时,鼻咽部黏膜丰富的血流和大量黏液对吸入气加温及被水蒸气所饱和,变成温暖而湿润的空气进入肺泡。当外界气温高于体温时,吸入气也会通过呼吸道血流的作用而使吸入气的温度下降到体温水平。③防御功能:鼻毛、鼻甲、黏液和上皮细胞的纤毛运动对吸入气有过滤清洁作用;其次,呼吸道的分泌物中还含有免疫球蛋白,具有预防感染的作用,呼吸道内的巨噬细胞还可吞噬吸入的颗粒和细菌;另外,存在于呼吸道的机械性或化学性感受器受到适宜刺激

后,可引起防御反射。

（二）肺泡和呼吸膜

1. 肺泡　肺泡是进行气体交换的场所。肺泡是由肺泡上皮细胞围成的半球状囊泡,大小不一,两肺约有 3 亿个,总面积 50 ~ 100 m^2。肺泡上皮细胞主要有:Ⅰ型扁平上皮细胞,构成肺泡壁的主要成分;Ⅱ型分泌上皮细胞,分散在Ⅰ型细胞之间,分泌肺泡表面活性物质。

2. 呼吸膜　肺泡腔与毛细血管腔之间的结构,称呼吸膜(图 5-2)。呼吸膜总厚度不到 1 μm,通透性极好,气体很容易扩散通过。呼吸膜由六层结构组成:毛细血管内皮层、毛细血管基膜、间隙、上皮基膜、肺泡上皮细胞层和含有肺泡表面活性物质的液体分子层。

二、肺通气的动力

气体进出肺是由于大气和肺泡气之间存在着压力差,在自然呼吸条件下,此压力差源于肺的张缩所引起的肺内压的变化。肺本身不具有主动张缩的能力,它的张缩是由胸廓的扩大和缩小所引起,而胸廓容积的变化又是由呼吸肌的收缩和舒张所引起。呼吸肌收缩、舒张所造成的胸廓扩大和缩小,称为呼吸运动,包括吸气运动和呼气运动。当吸气肌收缩时,胸廓扩大,肺随之扩张,肺容积增大,肺内压暂时下降并低于大气压,空气顺压差进入肺,形成吸气(inspiration)运动。反之,当吸气肌舒张和(或)呼气肌收缩时,胸廓缩小,肺也随之缩小,肺容积减小,肺内压暂时升高

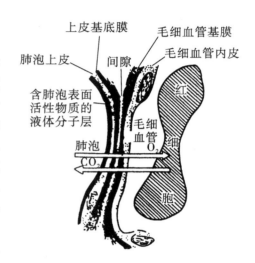

图 5-2　呼吸膜结构示意图

并高于大气压,肺内气顺压差流出肺,形成呼气(expiration)运动。因此,呼吸运动是肺通气的原动力。

（一）呼吸运动

呼吸肌是指收缩引起胸廓扩张或缩小的肌肉。使胸廓扩张产生吸气运动的肌肉称为吸气肌,主要是膈肌和肋间外肌;使胸廓缩小产生呼气运动的肌肉称为呼气肌,主要是肋间内肌。此外,斜角肌和胸锁乳突肌等为吸气辅助肌,腹部肌肉称为呼气辅助肌。

1. 吸气运动　吸气运动是由吸气肌收缩产生的主动过程。平静吸气主要由肋间外肌和膈肌的收缩引起。当肋间外肌收缩时,肋骨和胸骨上提,同时肋骨稍向外旋,结果使胸廓的前后径与左右径均增加;当膈肌收缩时,穹隆顶部下移,使胸廓的上下径增加。总之,胸廓容积增大,肺内压降低,当肺内压低于大气压时,空气流入肺泡,产生吸气。实验发现,在平静吸气时,主要以膈肌运动为主。当用力吸气时,吸气辅助肌也参与吸气运动,从而使胸廓容积进一步增大,增加吸入气量。

2. 呼气运动　平静呼气不是由呼气肌收缩引起的,而是由吸气肌舒张完成的。由于膈肌、肋间外肌的舒张,使肋骨和膈肌穹隆顶部回到原位,造成胸廓容积减小,肺靠本身的

回缩力而回位,故肺内压升高,当肺内压高于大气压时,肺泡气被排出,产生呼气。用力呼气时,肋间内肌和呼气辅助肌均收缩,参与呼气运动,使胸廓容积进一步缩小,增加呼出气量。

3. 呼吸的类型　呼吸运动按其深度一般分为平静呼吸和用力呼吸两种。人体在安静时,平稳而均匀的自然呼吸称平静呼吸,正常成人约为 12～18 次/min。平静吸气主要由膈肌和肋间外肌的收缩引起,因此吸气是主动的;而平静呼气主要由肋间外肌和膈肌的舒张所致,因此呼气是被动的。运动等机体活动增强时,呼吸加深、加快,称为深呼吸或用力呼吸。当用力吸气时,吸气辅助肌也参与吸气运动;用力呼气时,除肋间外肌和膈肌的舒张外,肋间内肌和呼气辅助肌均收缩,参与呼气运动,因此,用力呼吸时,吸气和呼气都是主动的。

由肋间外肌舒缩而牵动肋骨和胸骨运动产生的呼吸运动,称为胸式呼吸(thoracic breathing)。由膈肌舒缩而引起的呼吸运动称为腹式呼吸(abdominal breathing)。正常情况下,机体多为混合型呼吸,即胸、腹式呼吸同时存在。当胸部或腹部活动受限时,机体才会出现比较单一的呼吸类型。例如,胸膜炎患者,以腹式呼吸为主。孕妇以胸式呼吸为主。

(二)肺内压和胸内压

1. 肺内压　肺内压是指肺泡内的压力。

吸气初,肺容积随胸廓扩大而相应增大,肺内压逐渐下降而低于大气压,压力差推动空气进入肺泡,随着肺内气体逐渐增加,肺内压也逐渐升高,至吸气末,肺内压已升高到和大气压相等,气流也就停止(图5-3)。反之,在呼气初,肺容积减小,肺内压逐渐升高并超过大气压,肺内气体便流出肺,肺内压逐渐下降,至呼气末,肺内压又降到和大气压相等。在呼吸过程中,肺内压依呼吸的缓急、深浅和呼吸道是否通畅而变化。平静呼吸时,吸气初,肺内压低于大气压1～2 mmHg,即肺内压为-1～-2 mmHg;呼气初,肺内压较大气压高1～2 mmHg,即肺内压为1～2 mmHg。呼吸道畅通,在吸气末和呼气末,肺内压与大气压相等。

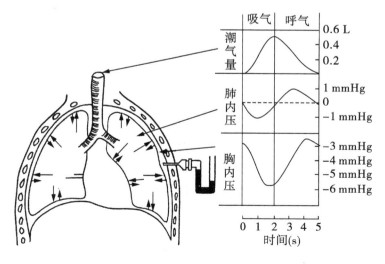

图5-3　呼吸时肺内压、胸膜腔内压的变化

由此可见,肺内压的周期性升降形成肺内压与大气压间的压力差,这一压力差是肺通气的直接动力。人工呼吸,就是根据这一原理来维持肺通气。人工呼吸的方法很多,如人工呼吸机进行正压通气;口对口人工呼吸;节律地举臂压背或压胸等。在施行人工呼吸时,首先要保持呼吸道畅通,否则,对肺通气而言,操作将是无效的。

2. 胸内压　胸内压是指胸膜腔内的压力。胸膜腔是由脏、壁层胸膜形成的密闭而潜在的腔。正常情况下,腔内只有少量的浆液,并无气体。浆液不仅起润滑作用,减少呼吸过程中两层胸膜的摩擦,而且浆液分子的内聚力使脏层胸膜与壁层胸膜黏附在一起,不易分开,保证肺随胸廓运动而张缩。将与检压计相连接的注射针头刺入胸膜腔内,检压计的液面可直接显示胸膜腔内的压力(图5-3)。测量结果表明,在正常呼吸过程中,胸内压始终低于大气压,即为负压,故将胸内压称为胸内负压。

胸内压是在出生后形成的,并随着肺和胸廓的发育而逐渐增大。胎儿一出生,立即进行呼吸,肺一旦扩张(第一次吸气),就不能恢复到原来的状态;而且出生后,胸廓生长的速度比肺快,肺的自然容积总是小于胸廓的容积,同时,由于胸膜腔是密闭的,因而肺总是处于被动扩张状态,只是在呼气时扩张程度比吸气时小。另一方面,肺又是弹性组织,被扩张时,总存在回缩倾向。所以,正常情况下,作用于脏层胸膜的力有:肺内压、肺内压和肺的回缩力。因此:

$$胸内压 = 肺内压 - 肺回缩力$$

在吸气末和呼气末,气流停止,肺内压等于大气压,故:

$$胸内压 = 大气压 - 肺回缩力$$

若将一个大气压视为零,则:

$$胸内压 = - 肺回缩力$$

可见胸内负压是由肺的回缩力造成的,反映了肺的回缩力的大小。吸气时,肺被扩张,肺回缩力增大,胸内负压加大。呼气时,肺缩小,肺回缩力减小,胸内负压也减小。平静呼吸时,吸气末胸内压为-5 ~ -10 mmHg;呼气末为-3 ~ -5 mmHg。肺的回缩力主要是由肺泡表面张力和弹力回缩力共同形成,并以前者为主。

胸内负压对维持正常呼吸和循环功能具有重要的生理意义:①保持肺的扩张状态,不致因肺的回缩力而萎缩;②促进静脉血和淋巴液的回流。位于胸腔中的心房、静脉、淋巴管等,受到胸内负压的影响处于扩张状态,有利于外周静脉血和淋巴液的回流。

当胸膜破裂,使胸膜腔的密闭性遭到破坏,胸膜腔与外界大气相通,空气进入胸膜腔,造成两层胸膜被分开,肺将因本身的弹性回缩力而萎缩塌陷,形成气胸。此时,虽呼吸运动仍进行,但肺不再随胸廓运动而扩张,使肺通气受阻。

三、肺通气的阻力

呼吸时,由呼吸运动产生的动力必须克服阻止气体流动的阻力才能实现肺通气。肺通气的阻力主要包括弹性阻力和非弹性阻力。平静呼吸时,弹性阻力大约占总阻力的70%,非弹性阻力大约占总阻力的30%。

(一)弹性阻力

弹性阻力是指弹性物体在外力作用下变形时,产生对抗变形的力,即回位力。肺和胸廓均为弹性组织,在呼吸运动中将产生弹性阻力。

1. 肺弹性阻力 肺弹性阻力来自于肺泡表面液体层的表面张力和来自肺组织本身的弹性回缩力。前者约占肺弹性阻力的 2/3,后者约占 1/3。

2. 表面张力和肺泡表面活性物质 表面张力是指液-气界面上的液体分子之间和液面分子与液面下分子之间的吸引力。在吸引力作用下使液体表面积趋于缩小。肺泡内表面覆盖有一层薄薄的液体(图 5-2),它与肺泡内气体形成液-气界面,所以也产生表面张力,使肺泡有缩小的趋势,即为肺扩张的阻力。

肺泡表面活性物质是由肺泡 II 型细胞分泌的,主要成分是二棕榈酰卵磷脂(又称二软脂酰卵磷脂),该物质分子一端是疏水性基团,另一端是亲水性基团,因此它以单分子层分布于肺泡的液层表面,并随肺泡的扩张和回缩而改变其分布密度。肺泡表面活性物质的生理作用主要有:①降低肺泡表面张力,减少吸气阻力。吸气时,肺泡扩张,肺泡表面活性物质分布较稀疏,降低肺泡表面张力的作用减小,使得肺泡容易回缩。相反,呼气时,肺泡回缩,肺泡表面活性物质分布较密集,降低肺泡表面张力的作用增强,使得肺泡不致回缩得过小。②维持大小肺泡的稳定性。根据拉普拉斯定律 $P = 2T/r$,P 是肺泡内的压力,即回缩力,T 是表面张力;r 是肺泡的半径。由公式推导,肺泡表面张力相等,那么小肺泡的回缩力大于大肺泡。如果两个大小不等的肺泡相通,那么,小肺泡因其回缩力较大,出现小肺泡的气体流向大肺泡,使小肺泡萎缩,大肺泡扩张(图 5-4)。实际上,由于肺泡表面活性物质在大、小肺泡分布密度不同,即小肺泡密集,大肺泡稀疏,因而产生的降低表面张力的作用大小也不同,从而保持了大小肺泡的稳定性。③减少肺间质的组织液生成,防止肺水肿。肺泡表面张力对肺毛细血管中血浆具有吸引作用,肺泡表面活性物质降低肺泡表面张力,从而阻止血浆渗入肺泡,防止肺水肿的发生。

成人患肺炎、肺血栓等疾病时,可因表面活性物质减少而发生肺不张。新生儿也可因缺乏表面活性物质,发生肺不张和肺泡内表面透明质膜形成,造成呼吸窘迫综合征。临床抽取羊水并检查其表面活性物质含量,协助判断发生这种疾病的可能性,采取预防措施。

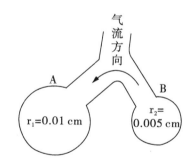

$$P_A = \frac{2 \times 20}{0.01} = 4\,000(\mathrm{dyn/cm^2}) = 0.4\ \mathrm{kPa}$$

$$P_B = \frac{2 \times 20}{0.005} = 8\,000(\mathrm{dyn/cm^2}) = 0.8\ \mathrm{kPa}$$

图 5-4 大小不同肺泡内压及其连通时气流方向 1 cmH₂O = 0.098 kPa

2. 胸廓弹性阻力 胸廓也具有弹性,呼吸运动时也产生弹性阻力。胸廓处于自然位置时的肺容量,相当于肺总量的 67% 左右,不表现有弹性回缩力。肺容量小于总量的 67%,胸廓被牵引向内而缩小,胸廓的弹性回缩力向外,是吸气的动力,呼气的弹性阻力;肺容量大于肺总量的 67% 时,胸廓被牵引向外而扩大,其弹性回缩力向内,成为吸气的弹性阻力,呼气的动力。所以胸廓的弹性回缩力既可能是吸气的弹性阻力,也可能是吸气的动力,这与肺的不同,肺的弹性回缩力总是吸气的弹性阻力。

3. 顺应性   胸廓和肺扩张的难易程度常用顺应性(compliance)表示。所谓顺应性是指具有弹性的物体,在外力作用下的可扩张性。顺应性(C)与弹性阻力(R)成反比,即:

$$顺应性(C) = 1/弹性阻力(R)$$

对胸廓和肺而言,顺应性用单位压力变化($\triangle P$)所引起的容积变化($\triangle V$)来表示,单位是 L/cmH_2O。在外力作用下,容易被扩张,即顺应性大;不容易被扩张,则顺应性小。

由于不同个体间肺总量存在着差别,在比较其顺应性时必须排除肺总量的影响,进行标准化,测定单位肺容量下的顺应性,即比顺应性(specific compliance)。

$$比顺应性 = 肺顺应性(L/cmH_2O)/肺总量(L)$$

肺充血、肺纤维化等原因造成肺弹性阻力增大,导致肺顺应性降低。因此病人必须用力吸气,方能有足够的肺通气量,因而可出现呼吸困难。

(二)非弹性阻力

非弹性阻力包括气道阻力、惯性阻力和黏滞阻力,主要指气道阻力。气道阻力是指气流通过呼吸道时产生的摩擦力。气道阻力受气流速度、气流形式和气道口径大小的影响,其中气道口径是影响气道阻力的主要因素。交感神经兴奋时,呼吸道平滑肌舒张,气道口径增大,阻力变小;迷走神经兴奋时,平滑肌收缩,气道口径变小,阻力增大。支气管哮喘病人发病时支气管平滑肌痉挛,细支气管口径变小,气道阻力将明显增大,肺通气量减少。

四、肺容量和肺通气量

(一)肺容量

肺容量是指肺所容纳的气体量。机体在呼吸过程中,肺容量随着吸入或呼出的气体量而变化,其变化的幅度与呼吸深度有关(图 5-5)。

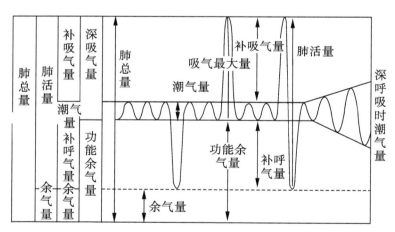

图 5-5   肺容积的组成及其关系

1. 潮气量   潮气量(tidal volume, TV)是指呼吸时,每次吸入或呼出的气量。潮气量随呼吸强弱变化。正常成人平静呼吸时,潮气量 400~600 mL,平均 500 mL。

2. 补吸气量、深吸气量   补吸气量(inspiratory reserve volume, IRV)是指在平静吸气末,再用力吸气所能吸入的气体量。补吸气量反映了人体吸气的贮备能力,故又称吸气贮备量。正常成年人的补吸气量为 1 500 ~ 2 000 mL。潮气量和补吸气量之和称为深吸气量(inspiratory capacity)。

3. 补呼气量　补呼气量(expiratory reserve volume，ERV)是指在平静呼气末，再用力呼气所能呼出的气体量。补呼气量反映了机体呼气功能的贮备能力，故又称呼气贮备量。正常成年人为 900 ~ 1 200 mL。

4. 肺活量、时间肺活量　肺活量(vital capacity，VC)是指尽力吸气后，从肺内所能呼出的最大气量。肺活量是潮气量、补吸气量和补呼气量之和。肺活量有较大的个体差异，与身材、性别、年龄、呼吸肌强弱等有关。正常成年男性平均约 3 500 mL，女性约 2 500 mL。肺活量反映了肺一次通气的最大能力，常作为测定肺功能的一项静态指标。但由于测定肺活量时，没有规定时间范围，故不能全面反映肺通气功能的好坏。于是有人提出了时间肺活量(也称用力呼气量)的概念。时间肺活量(timed vital capacity)是指最大吸气后，尽力尽快呼气，分别测试其第 1，2，3 秒呼出的气量占肺活量的百分比。正常成人分别为 83%、96%、99%。时间肺活量是一种动态指标，不仅反映肺通气量的大小，还反映了呼吸阻力的变化。例如，阻塞性肺疾病患者，时间肺活量明显下降。

5. 功能余气量、余气量　功能余气量(functional residual capacity，FRC)是指平静呼气末肺中剩余的气体量。余气量(residual volume，RV)是用力呼气后肺内剩余的气体量。可见，功能余气量应为补呼气量与余气量之和。正常成年人功能余气量约 2 500 mL，余气量约 1 500 mL。肺弹性减退，如肺气肿病人，功能余气量增加。功能余气量的意义是缓冲呼吸过程中肺泡气 PO_2 和 PCO_2 的变化波动。

6. 肺总容量　肺总容量(total lung capacity，TLC)是指肺所容纳的最大气体量，即肺活量和余气量之和。此项指标受身材大小、性别、健康状况和年龄等因素影响，正常成年男性约 5 000 mL，女性约为 3 500 mL。

(二)肺通气量

1. 每分通气量　每分通气量(minute ventilation volume)是指每分钟吸入或呼出的气量，其大小取决于呼吸的深度和频率，即：

$$每分通气量=潮气量×呼吸频率(次/min)$$

正常成年人平静呼吸时，呼吸频率为 12 ~ 18 次/min，每分通气量为 6 ~ 9 L。

每分通气量是肺功能的重要指标。但，每分通气量随性别、年龄、身材和活动量不同而有差异。如正常成人，劳动和运动时，每分通气量可高达 70 ~ 80 L。

2. 无效腔和肺泡通气量　每次吸入的气体，一部分停留在呼吸道内而不能与血液进行气体交换，故将鼻与终末细支气管之间的容积称为解剖无效腔(anatomical dead space)，正常成年人约为 150 mL。进入肺泡内的气体，也可因血流在肺内分布不均而未能与血液进行气体交换，这一部分肺泡容量称为肺泡无效腔(alveolar dead space)。肺泡无效腔与解剖无效腔合称为生理无效腔(physiological dead space)。健康人平卧时生理无效腔等于或接近于解剖无效腔。

肺泡通气量(alveolar ventilation)是每分钟吸入肺泡的新鲜空气量，即：肺泡通气量＝(潮气量-无效腔气量)×呼吸频率(次/min)。如果潮气量为 500 mL，无效腔气量为 150 mL，吸入肺泡的新鲜空气量为 350 mL。若功能余气量为 2 500 mL，则每次呼吸仅使肺泡内的气体更新 1/7 左右。此外，潮气量和呼吸频率的变化对肺通气量和肺泡通气量有不同的影响(表5-1)。

表5-1　不同呼吸频率和潮气量时肺通气量和肺泡通气量

呼吸频率 （次/min）	潮气量 （mL）	肺通气量 （mL/min）	肺泡通气量 （mL/min）
16	500	8 000	5 600
8	1 000	8 000	6 800
32	250	800	3 200

可见,从通气的效率来考虑,在一定范围内,慢而深的呼吸比快而浅的呼吸效率更高。

第二节　气体交换

一、气体交换的原理

气体在肺部或组织中的交换都是通过气体扩散进行的。气体扩散的动力是生物膜两侧该气体的分压差。气体的扩散速率还与分子量和溶解度等因素有关。

(一)气体分压

在混合气体中,某种气体分子所产生的压力称该气体的分压,在温度恒定时,其大小与该气体占混合气体的容积百分比和气体总压力有关。即：

$$气体分压 = 总压力 \times 该气体的容积百分比$$

根据物理原理,气体分子总是从高分压一侧向低分压一侧扩散。因此,气体的分压差是气体交换的动力,并决定了气体交换的方向。当气体与液体接触时,一部分气体分子在其分压作用下溶解在液体中,而液体中的气体分子也不断逸出。

在呼吸过程中,由于呼吸道、无效腔和功能余气量等因素的作用,吸入气、呼出气、肺泡气的容积百分比和分压均发生了很大变化(表5-2)。

(二)气体的扩散速率

气体的扩散速率是指单位时间内气体扩散的容积。

$$扩散速率 \propto 气体分压差 \times 气体溶解度 \times 扩散面积 / 扩散距离 \times 气体分子量平方根$$

表5-2　海平面各气体的容积百分比(mL%)和分压[kPa(mmHg)]

	大气		吸入气		呼出气		肺泡气	
	容积百分比	分压	容积百分比	分压	容积百分比	分压	容积百分比	分压
O_2	20.84	21.15 (159.0)	19.67	19.86 (149.3)	15.7	15.96 (120.0)	13.6	13.83 (104.0)
CO_2	0.04	0.04 (0.3)	0.04	0.04 (0.3)	3.6	3.59 (27.0)	5.3	5.32 (40.0)

续表 5-2

	大气		吸入气		呼出气		肺泡气	
	容积百分比	分压	容积百分比	分压	容积百分比	分压	容积百分比	分压
N_2	78.62	79.40	74.09	74.93	74.5	75.28	74.9	75.68
		(597.0)		(563.4)		(566)		(569)
H_2O	0.50	0.49	6.20	6.25	6.20	6.25	6.20	6.25
		(3.7)		(47)		(47)		(47)
合计	100.0	101.08	100.0	101.08	100	101.08	100	101.08
		(760)		(760)		(760)		(760)

注：N_2 在呼吸过程中并无增减，只是因为 O_2 和 CO_2 百分比的改变，使 N_2 的百分比发生相对改变。

表 5-3　血液和组织中气体的分压 [kPa（mmHg）]

	动脉血	混合静脉血	组织
PO_2	12.9~13.3	5.3	4
	(97~100)	(40)	(30)
PCO_2	5.3	6.1	6.7
	(40)	(46)	(50)

二、气体交换的过程

（一）肺换气

肺换气是肺泡和肺毛细血管血液之间的气体交换过程。如图 5-6 所示，肺泡中的 PO_2 高于静脉血，因此，O_2 由肺泡向血液扩散；而静脉血中 PCO_2 则高于肺泡气，因此，CO_2 由血液扩散到肺泡中。通常一次心动周期搏出的血液流经肺毛细血管的时间约 0.7 s，O_2 和 CO_2 的扩散仅需 0.3 s 即可完成。所以当血液流经肺毛细血管全长约 1/3 时，已基本完成气体交换过程，通过气体交换，使血液 PO_2 升高，PCO_2 降低，静脉血变成了动脉血。

（二）组织换气

组织换气是指体循环的毛细血管血液与组织细胞之间的气体交换。由图 5-6 可见，在动脉血和组织之间，动脉血 PO_2 高于组织液，而 PCO_2 则低于组织液，因此，O_2 由动脉血向组织液扩散，而 CO_2 则由组织液向血液扩散。通过组织换气动脉血变成了静脉血。在组织液和细胞之间，由于细胞内 PO_2 低于组织液，PCO_2 高于组织液，因此，O_2 由组织液扩散入细胞，CO_2 则由细胞扩散到组织液。

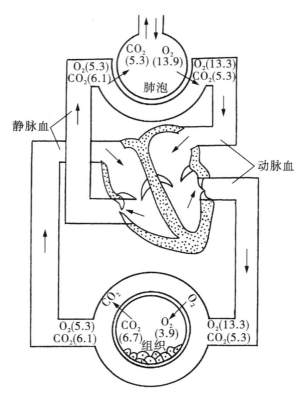

图 5-6　气体交换示意图

数字表示气体分压,单位为 kPa。

三、影响气体交换的因素

(一)呼吸膜的面积和厚度

肺泡气通过呼吸膜与血液进行气体交换。气体扩散速率与呼吸膜面积成正比,而与呼吸膜的厚度成反比。呼吸膜总面积可达 $50 \sim 100 \ m^2$,平均总厚度约 $0.6 \ \mu m$,这为气体交换提供了有效的扩散面积和良好的通透性。安静状态下,呼吸膜的扩散面积约 $40 \ m^2$,故有相当大的贮备面积。运动时,因肺毛细血管开放数量和开放程度的增加,扩散面积也大大增大。当呼吸膜发生病变时,使呼吸膜增厚或面积减少,都会降低扩散速率,减少扩散量,例如,肺气肿、肺充血或肺纤维化时,均可使呼吸膜的面积减小或膜的厚度增加,影响气体的交换,导致机体缺氧。

(二)通气/血流比值

肺泡与肺毛细血管血液之间气体交换的高效率,不但需要足够的肺泡通气量和充足的肺血流量,而且还需两者之间的适宜匹配。每分肺泡通气量和每分肺血流量的比值称为通气/血流比值(ventilation/perfusion ratio,V/Q 比值)。正常成年人在安静情况下,肺泡通气量是 $4.2 \ L$,每分肺血流量即心输出量为 $5 \ L$,则 $V/Q = 4.2/5.0 = 0.84$。当机体运动时,肺泡通气量增大,与此同时,肺血流量也相应增加,因此,通气/血流比值保持不变。

　　V/Q 比值在0.84的情况下,肺泡通气量与肺血流量配合适当,静脉血流经肺毛细血管时,通过气体交换,将全部变为动脉血。V/Q 比值增大,说明肺通气过度或肺血流不足,多见于肺泡血流量减少,如部分肺血管栓塞,部分肺泡气不能与足够的血液充分进行交换,致使肺泡无效腔加大。反之,V/Q 比值减小,则意味着通气不足或血流过剩,多见于肺通气不良,如支气管痉挛,静脉血中的气体未得到充分更新,犹如发生了功能性动-静短路现象。

第三节　气体在血液中的运输

　　从肺泡扩散入血液的 O_2 必须经血液循环运送到组织利用,而组织产生的 CO_2 也必须由血液循环运送到肺泡排出体外。O_2 和 CO_2 在运输过程中,是以物理溶解和化学结合两种方式存在(表5-4)。溶解状态的 O_2 和 CO_2 均很少。但是,物理溶解是实现化学结合的必经阶段,溶解的和化学结合的之间处于动态平衡。

表5-4　血液中 O_2 和 CO_2 的含量(mL/100 mL 血液)

	动脉血			混合静脉血		
	物理溶解的	化学结合的	合计	物理溶解的	化学结合的	合计
O_2	0.31	20.0	20.31	0.11	15.2	15.31
CO_3	2.53	46.4	48.93	2.91	50.0	52.91

一、氧的运输

　　血液中以结合形式存在的 O_2 占98.5%,O_2 的结合形式是氧合血红蛋白(HbO_2)。

(一)氧和血红蛋白的可逆性结合

1. 血红蛋白(Hb)与 O_2 的结合反应快、可逆、不需酶的催化、受 PO_2 的影响。在肺部,动脉血中 PO_2 高,O_2 与 Hb 结合形成大量的 HbO_2,称氧合血红蛋白;在组织,静脉血中 PO_2 低,HbO_2 解离,释放出 O_2 成为去氧血红蛋白,O_2 进入组织以供组织利用。其反应如下:

$$Hb+O_2 \underset{PO_2\ 低的组织}{\overset{PO_2\ 高的肺部}{\rightleftharpoons}} HbO_2$$

2. Fe^{2+} 与 O_2 结合后仍是二价铁　O_2 与 Hb 结合是氧合(oxygenation),不是氧化(oxidation)。一旦 Fe^{2+} 转变为 Fe^{3+},Hb 将丧失结合 O_2 的能力。

3. 1分子 Hb 可以结合4分子 O_2　Hb 分子量是64 000～67 000 道尔顿,所以1 g Hb 可以结合1.34～1.39 mL O_2。100 mL 血液中,Hb 所能结合的最大 O_2 量称为血氧容量(oxygen capacity)。此值受 Hb 浓度的影响;而实际结合的 O_2 量称为血氧含量(oxygen content),其值可受 PO_2 的影响。Hb 氧含量和氧容量的百分比为 Hb 氧饱和度,简称血氧饱和度(oxygen saturation)。HbO_2 呈鲜红色,去氧 Hb 呈紫蓝色,当体表表浅毛细血管床血液中去氧 Hb 含量达5 g/100 mL 血液以上时,皮肤、黏膜呈浅蓝色,称为紫绀。出现紫绀

机体不一定缺 O_2 而且机体缺 O_2 可不出现紫绀。如 Hb 和 CO 亲和力是 O_2 的 210 倍,CO 与 Hb 结合后,Hb 失去结合 O_2 的能力。CO 中毒病人虽严重缺 O_2,但无紫绀现象。

4. Hb 与 O_2 的结合或解离曲线呈 S 形,与 Hb 的变构效应有关。目前认为 Hb 有两种构型:去氧 Hb 为紧密型(tense form,T 型),氧合 Hb 为疏松型(relaxed form,R 型)。当 O_2 与 Hb 的 Fe^{2+} 结合后,盐键逐步断裂,Hb 由 T 型变为 R 型,对 O_2 的亲和力逐渐增强。也就是说,Hb 的 4 个亚单位无论在结合 O_2 或释放 O_2 时,彼此间有协同效应,因此,Hb 氧离曲线呈 S 形。

(二) 氧解离曲线

氧解离曲线是表示 PO_2 与 Hb 氧饱和度关系的曲线(图 5-7)。该曲线表示不同 PO_2 下,O_2 与 Hb 结合和分离情况。在一定范围内,血氧饱和度与氧分压呈正相关,但并非完全的线性关系,而是呈 S 形曲线。该曲线的形态有重要生理及临床意义。

PO_2 在 60~100 mmHg 之间(曲线上段)时,曲线较平坦,表明 PO_2 的变化对血氧饱和影响不大。如 PO_2 在 100 mmHg 时,血氧饱和度约为 98%;当 PO_2 降至 80 mmHg 时,血氧饱和度下降很少,为 96%;PO_2 降至 60 mmHg 时,血氧饱和度仍保持 90%。氧解离曲线的这一特性使生活在高原地区的人,或呼吸系统疾病造成 V/Q 比值减小时,只要 PO_2 不低于 60 mmHg,血氧饱和度就可维持在 90% 以上,从而保证人体对 O_2 的需要,而不出现缺 O_2。氧解离曲线的这一特性还说明,若吸入气中 PO_2 大于 100 mmHg,血氧饱和度变化却很小,此时仅靠提高吸入气中 PO_2 并无助于 O_2 的摄取。

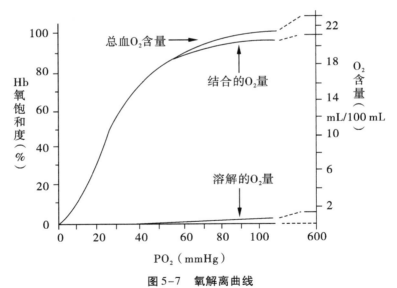

图 5-7　氧解离曲线

在 pH 为 7.4,PCO_2 为 40 mmHg,温度为 37 ℃,Hb 浓度为 15 g/100 mL 血液时的测定值。

PO_2 在 40~60 mmHg(曲线中段),是反映 HbO_2 释放 O_2 的部分。安静状态时,组织 PO_2 约为 30 mmHg,动脉血流经组织后,PO_2 便由 100 mmHg 下降至 40 mmHg,血氧饱和度则从 98% 降至 75%,血氧含量由 194 mL/L 血液降至 144 mL/L 血液,说明动脉血流经组织时,每升血液能释放出约 50 mL O_2 供组织利用。

PO_2 在 15 ~ 40 mmHg 之间(曲线下段)时,曲线陡直,表明在这个范围内,PO_2 稍有下降,血氧饱和度明显降低。氧解离曲线的这一特点有利于处于低 O_2 环境的组织细胞摄取 O_2。例如,剧烈运动时,组织 O_2 耗量增多,PO_2 可降至 15 mmHg,当血液流经这样的组织后,血氧饱和度降至 22% 左右,血氧含量只有 44 mL/L 血液,说明每升血液能供组织约 150 mL O_2,为安静时的 3 倍。同样,氧解离曲线的这一特点还提示,当动脉血 O_2 分压较低时,只要吸入少量的 O_2,就可以明显提高血氧含量和血氧饱和度。这就为慢性阻塞性呼吸系统疾病的低氧血症,进行低流量持续吸氧治疗提供了理论基础。

(三)影响氧解离曲线的因素

Hb 与 O_2 的结合受多种因素影响,使 Hb 和 O_2 的亲和力发生变化,造成氧解离曲线位置偏移。通常用 P_{50} 表示 Hb 对 O_2 的亲和力。P_{50} 是使 Hb 氧饱和度达 50% 时的 PO_2,正常为 26.5 mmHg。P_{50} 增大,表明 Hb 对 O_2 的亲和力降低,曲线右移;P_{50} 降低,指示 Hb 对 O_2 的亲和力增加,曲线左移。影响 Hb 与 O_2 亲和力或 P_{50} 的因素有血液的 pH、PCO_2、温度和有机磷化物(图 5-8)等。

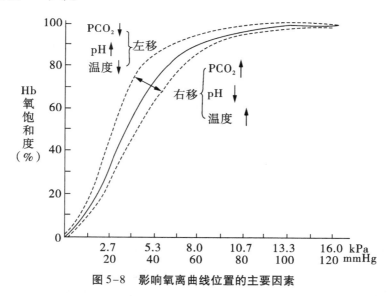

图 5-8 影响氧离曲线位置的主要因素

1. **血液 pH 和 PCO_2 的影响** 血液 pH 降低或 PCO_2 升高,Hb 对 O_2 的亲和力降低,P_{50} 增大,曲线右移;pH 升高或 PCO_2 降低,Hb 对 O_2 的亲和力增加,P_{50} 降低,曲线左移。酸度对 Hb 氧亲和力的这种影响称为波尔效应(Bohr effect)。波尔效应的机制,与 pH 改变时 Hb 构型变化有关。

波尔效应的生理意义在于既可促进肺毛细血管血液的氧合,又利于组织毛细血管血液释放 O_2。当血液流经肺泡时,CO_2 从血液扩散到肺泡,血液 PCO_2 下降,pH 升高,使 Hb 和 O_2 的亲和力增加,血液运 O_2 量增多。当血液流经组织时,CO_2 从组织扩散到血液,血液 PCO_2 上升,pH 降低,Hb 和 O_2 的亲和力降低,促使 HbO_2 解离,组织获得更多的 O_2。

2. **温度的影响** 温度升高,氧解离曲线右移;温度降低,曲线左移。临床低温麻醉手术时应考虑到这一点。温度的影响可能与 H^+ 活度有关。例如,人体运动或劳动时,组织代谢活动增强产热量,CO_2生成量及酸性代谢产物增多,均可造成曲线右移,促使更多的 HbO_2 解离,组织摄取 O_2 增多。

3.2,3-二磷酸甘油酸 红细胞中含有多种有机磷化物,特别是2,3-二磷酸甘油酸 (2.3-diphosphoglycerate,2,3-DPG),2,3-DPG 是红细胞无氧糖酵解的中间产物。2,3-DPG 浓度升高,可使曲线右移。在低 O_2 时,红细胞无氧酵解加强,2,3-DPG 生成增多,使 HbO_2 解离增加,释放 O_2,使组织获得较多的 O_2。

二、二氧化碳的运输

血液中化学结合形式存在的 CO_2 约占94%,主要是形成碳酸氢盐和氨基甲酸血红蛋白(图5-9)。

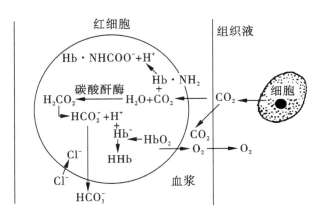

图 5-9 CO_2 以碳酸氢盐形式运输示意图

(一)碳酸氢盐形式的运输

从组织扩散入血的 CO_2 大部分扩散入红细胞,红细胞内含有较高浓度的碳酸酐酶,在碳酸酐酶的催化下,CO_2 和 H_2O 结合生成 H_2CO_3,H_2CO_3 解离为 H^+ 和 HCO_3^-。HCO_3^- 顺浓度差扩散入血浆,由于红细胞膜不允许正离子自由通过,小的负离子可以通透,于是血浆中的 Cl^- 扩散入红细胞(红细胞膜上有特异 HCO_3^--Cl^- 载体),维持红细胞内外电荷平衡,这一现象称为 Cl^- 转移。扩散入血浆中的 HCO_3^- 与 Na^+ 结合形成 $NaHCO_3$,红细胞内的 HCO^- 与 K^+ 结合生成 $KHCO_3$。上述反应中产生的 H^+,大部分与 Hb 结合而被缓冲。

在肺部,上述反应式逆向进行,H_2CO_3 在碳酸酐酶作用下分解成 CO_2 和 H_2O,CO_2 从红细胞中逸出,扩散入肺泡而排出体外。

(二)氨基甲酰血红蛋白形式的运输

在红细胞内,一部分 CO_2 与 Hb 的氨基(—NH_2)结合,生成氨基甲酰血红蛋白(carbaminohemoglobin,HbNHCOOH),这一反应迅速、可逆、无需酶的催化。其反应式如下:

$$HbNH_2O_2+H^++CO_2 \underset{\text{在肺}}{\overset{\text{在组织}}{\rightleftharpoons}} HHbNHCOOH+O_2$$

以上反应主要受 Hb 含氧量影响。HbO_2 酸性较强,与 H^+ 结合力较弱;还原 Hb 酸性较弱，与 H^+ 结合力较强。因此，在组织中，HbO_2 解离出 O_2，还原 Hb 与 CO_2 结合，生成 HbN-HCOOH。在肺部，O_2 与 Hb 结合形成 HbO_2，促使所结合的 CO_2 释放。

第四节　呼吸运动的调节

机体生命活动中，呼吸运动总是有节律地进行着，并能随机体内、外环境的变化而改变呼吸频率和深度，使肺通气量与机体代谢相适应，这主要是神经系统的调节而实现的。

一、呼吸中枢

呼吸中枢是指中枢神经系统内产生和调节呼吸运动的神经细胞群，它们分布于大脑皮层、间脑、脑桥、延髓和脊髓等部位，形成各级呼吸中枢。正常呼吸节律的产生和调节有赖于它们之间相互协调和作用。

（一）脊髓

支配呼吸肌的运动神经元位于脊髓前角。在延髓与脊髓之间横断时，动物的呼吸立即停止，说明呼吸节律的产生不在脊髓。脊髓只是联系高位中枢与呼吸肌活动的中继站和整合某些呼吸反射的初级中枢。

（二）低（下）位脑干

低位脑干指脑桥和延髓。当在中脑与脑桥之间横断脑干，动物呼吸无明显变化；在延髓与脊髓之间横切后，动物呼吸立即停止（图5-10）。上述结果表明，基本的呼吸节律产生于低位脑干，而高位脑干对节律性呼吸的产生与维持不是必需的。

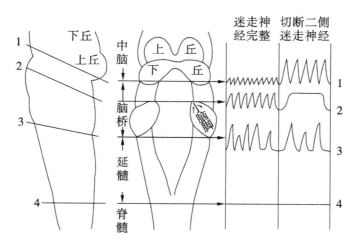

图5-10　脑干分段横切后呼吸的改变

在1线横断时，呼吸节律性不受影响，迷走神经切断后，出现深而慢呼吸。
在2线横切时，呼吸节律仍能照常，但迷走神经切断后，则出现长吸式呼吸。
在3线横切时，呼吸变为不规则，当迷走神经切断后频率减慢；在4线横切时，呼吸停止。

1. 延髓　延髓是产生基本呼吸节律的部位。电生理研究发现，延髓存在与呼吸有关的不同类型的神经元,在吸气时放电的神经元称为吸气神经元;在呼气时放电的神经元称为呼气神经元;还有一些神经元放电跨越呼吸两个时相。这些神经元分布相对集中在两组:背侧组,主要集中在孤束核的腹外侧部,多为吸气神经元,支配对侧脊髓的膈肌运动神经元。腹侧组,主要集中在疑核、后疑核和面神经后核附近,既有吸气神经元,也有呼气神经元,支配咽喉部呼吸辅助肌、脊髓的肋间内肌、肌间外肌和腹肌运动神经元。

2. 脑桥　在横断脑干实验中,研究者还发现,在脑桥上、中部之间横切后,动物呼吸变慢变深(图5-10),如再切断双侧迷走神经,吸气大大延长,这种呼吸形式称为长吸式呼吸。现已发现脑桥上部背外侧的臂旁内侧和 Kölliker-Fuse (KF)核等部位有抑制吸气的中枢结构,当这些呼吸神经元兴奋时,吸气抑制,转为呼气,调整呼吸节律,因此称之为呼吸调整中枢。而迷走神经传入冲动有抑制吸气的作用,当延髓失去了呼吸调整中枢和迷走神经对吸气的抑制作用后,吸气活动不能及时被中断,而出现长吸式呼吸。

如再在脑桥和延髓之间横切,动物出现喘息样呼吸,主要表现为呼吸不规则。这一结果表明,延髓可独立地产生节律呼吸。

(三)高位脑

呼吸运动还受脑桥以上部位的调节。当体温升高时,呼吸常变浅变快,这可能是因为血液温度升高,刺激下丘脑体温调节中枢,再通过脑干的呼吸中枢改变呼吸运动。另外,呼吸运动还受大脑皮层,边缘系统等部位的控制,例如,人们在说话和唱歌时,可有意识地控制呼吸深度和频率。

(四)呼吸节律的形成

呼吸节律的形成机制尚未完全阐明,提出多种假说,目前比较公认的是神经元网络学说:中枢吸气活动发生器和吸气切断机制模型。该假说认为,在延髓内有一个中枢吸气活动发生器,它引起吸气神经元放电,产生吸气;另外,还有一个吸气切断机制,当它由于吸气神经元的活动达到一定程度而被激活时,便切断中枢吸气活动发生器的活动,于是,吸气终止转为呼气(图5-11)。

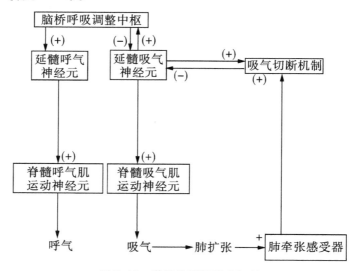

图 5-11　节律性呼吸形成机制

+ 表示兴奋　- 表示抑制

但是,上述假说还有不少问题有待解决,例如,中枢吸气活动发生器在何处? 本质是什么? 尚无一致肯定的答案。

二、呼吸的反射性调节

呼吸运动受体内、外环境变化的影响。根据刺激的性质和感受器的不同,呼吸的反射性调节可分为化学感受性反射和机械感受性反射。

(一)化学感受性反射

1. 化学感受器　参与呼吸调节的化学感受器因其存在部位不同,分为外周化学感受器和中枢化学感受器。外周化学感受器主要是指颈动脉体和主动脉体,它们是调节呼吸和循环的重要外周化学感受器。它们所感受的适宜刺激是血液中 PCO_2、H^+ 浓度的增高和 PO_2 降低,传入神经分别为窦神经和主动脉神经,前者并入舌咽神经,后者并入迷走神经,最后传至延髓呼吸中枢(图 5-12)。当血液中 PCO_2 升高、H^+ 浓度增高、PO_2 降低时,可引起颈动脉体和主动脉体兴奋,反射性地引起呼吸运动加深加快。实验证明,在对呼吸运动调节中,颈动脉体较主动脉体的作用重要。

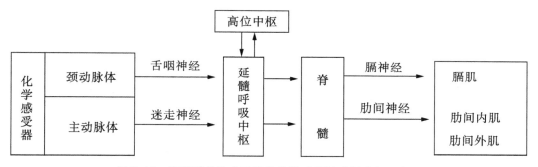

图 5-12　颈动脉体和主动脉体化学感受性反射途径示意图

在低氧、窒息、动脉血压低于 $8.0\ kPa(60\ mmHg)$ 等情况下,颈动脉体和主动脉体化学感受器反射还参与动脉血压的调节(见本书第四章)。

中枢化学感受器位于延髓腹外侧浅表部位,左右对称,它只对脑脊液和局部组织间隙的 H^+ 浓度敏感,不能直接感受 PO_2 和 PCO_2 的变化。但脑脊液中 CO_2 可形成 H_2CO_3,再解离出 H^+,H^+ 刺激中枢化学感受器,引起呼吸中枢兴奋(图 5-13)。

2. PCO_2、PO_2 和 H^+ 对呼吸的影响

(1)CO_2 对呼吸的影响　CO_2 是调节呼吸运动最重要的生理性化学因素。在一定范围内,动脉血中 PCO_2 升高,肺泡通气量随之增大(图 5-14)。实验结果表明,吸入气中 CO_2 含量增加到 1% 时,呼吸开始加深,之后,随吸气中 CO_2 增加,肺通气量随之增大。但是,当超过 7% 后,通气量则不再增大,致使血液中的 CO_2 明显增加,出现惊厥、昏迷,甚至呼吸中枢麻痹,使呼吸停止。CO_2 对呼吸的兴奋作用是通过刺激外周化学感受器和中枢化学感受器二条途径实现的,且以后者为主,约占总效应的 80%。

(2)低 O_2 对呼吸的影响　一般在动脉 PO_2 下降到 80 mmHg 以下时,肺通气才出现可

觉察到的增加,可见动脉血 PO_2 对正常呼吸的调节作用不大,仅在特殊情况下低 O_2 刺激才有重要意义。如严重肺气肿、肺心病患者,肺换气受到障碍,导致低 O_2 和 CO_2 潴留。长时间 CO_2 潴留使中枢化学感受器对 CO_2 的刺激作用发生适应,而外周化学感受器对低 O_2 刺激适应很慢,这时低 O_2 对外周化学感受器的刺激成为驱动呼吸的主要刺激。低 O_2 影响呼吸是通过刺激外周化学感受器而实现的,而低 O_2 对呼吸中枢的直接作用是抑制。低 O_2 通过外周化学感受器对呼吸中枢的兴奋作用,可以对抗其对呼吸中枢的直接抑制,所以常表现为呼吸加强。但在严重低 O_2 时(PO_2 降至 5 kPa),出现呼吸抑制。

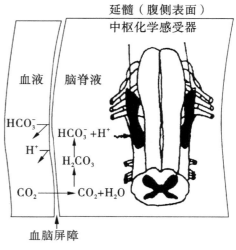

图 5-13 中枢化学感受器

(3)H^+ 对呼吸的影响 血液 H^+ 浓度增加,使 pH 降低,主要刺激外周化学感受器,反射性地引起呼吸加深加快。因血液中的 H^+ 不易通过血脑屏障,对中枢化学感受器的刺激作用较小。

以上所述的实验现象,是在保持其他两个因素不变只改变一个因素时的通气效应。但在整体情况下,一种因素的改变会引起另外两种因素相继变化,三者之间相互影响、相互作用。例如,当 PCO_2 升高时,H^+ 浓度也随之增高,两种因素共同刺激,使呼吸加强的效应比单一因素大的多(图 5-14B)。

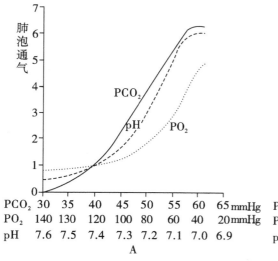

A

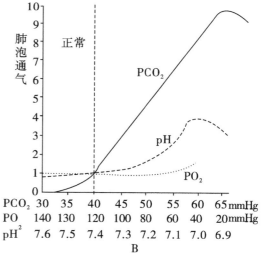

B

图 5-14 动脉血中 PCO_2、PO_2、pH 改变对肺泡通气的影响

A. 只改变一个因素(其他因素不变),三者引起的肺通气反应的程度基本接近。

B. 一种因素改变而另两种因素不加控制,作用强度 PCO_2 > [H^+] > PO_2。表明三者的作用是相互影响的。肺泡通气基础率均为 1。

（二）机械感受性反射

1. **肺牵张反射**　由肺扩张或缩小引起的反射性呼吸运动变化,称为肺牵张反射 (pulmonary inflation reflex),包括肺扩张反射和肺缩小反射。

肺扩张反射是指肺被扩张时反射性地抑制吸气转为呼气的反射。感受器分布于支气管到细支气管的平滑肌内,是一种牵张感受器。当吸气时,肺被扩张,肺牵张感受器受到刺激而兴奋,传入冲动沿迷走神经传入延髓,抑制吸气中枢,使吸气终止转为呼气。其生理意义是使吸气及时转为呼气,防止吸气过长。所以当切断动物的双侧迷走神经,动物出现吸气延长,呼吸深而慢。肺牵张反射的敏感性有种族差异,人类的感受器阈值较高,平静吸气时不能兴奋之,当潮气量增至 800 mL 以上时,方可引起肺牵张反射。

肺萎陷反射是指肺萎陷时反射性地引起或增强吸气的反射。此反射的感受器性质尚不清楚。当较强地缩肺时,可引起此反射活动。在平静呼吸时对呼吸影响不大,可能在阻止呼气过深和肺不张时起一定的作用。

2. **防御性呼吸反射**　呼吸道黏膜受到有害刺激,如上呼吸道炎症、吸入异物及特殊气味的气体等,可引起某些对人体有保护作用的反射,称防御性呼吸反射。主要表现有喷嚏和咳嗽反射。它们具有清洁、保护和维持呼吸道通畅的作用。

（杨永杰）

【思考题】

1. 试述肺通气的动力和阻力。
2. 试述胸内负压的形成和生理作用。
3. 试述肺换气的过程和影响因素。
4. 动物实验,增大无效腔时,对呼吸有何影响? 为什么?
5. O_2 和 CO_2 在血液中是如何运输的?
6. CO_2、H^+ 浓度增多及低 O_2 对呼吸运动的影响及作用途径有何异同?

■ 第六章

■ 消化和吸收

学习要点

1. 掌握内容

(1) 消化道平滑肌的一般特性、消化系统的神经支配。

(2) 胃液的性质、成分和作用。

(3) 胰液的性质、成分和作用。

(4) 胆汁的性质、成分和作用。

2. 熟悉内容

(1) 胃液分泌的头期、胃期和肠期。

(2) 胃的运动形式和作用、胃的排空及其控制。

(3) 黏液-碳酸氢盐屏障的作用。

(4) 小肠运动的形式和作用。

(5) 主要的胃肠激素。

3. 了解内容

(1) 消化和吸收的概念、吸收的部位及机制、几种主要物质的吸收。

(2) 口腔内消化、唾液的成分及作用。

(3) 大肠液的分泌、大肠内的细菌作用、大肠运动形式、排便反射。

第一节 概 述

人体在生命活动过程中,不仅要从外界环境中摄取氧气,还要从外界摄取足够的营养物质。食物中的营养物质包括糖类、蛋白质、脂肪、水、无机盐和维生素。其中水、无机盐和维生素为小分子物质可以被直接吸收利用,而糖、蛋白质、脂肪等物质是结构复杂的大分子有机物,不能被机体直接吸收利用,需先在消化道内被加工分解为结构简单的小分子物质,才能被吸收利用。

食物在消化道内被分解成可吸收的小分子物质的过程,称为消化(digestion)。消化后的小分子营养物质、水、无机盐和维生素通过消化道黏膜进入血液或淋巴液的过程,称为吸收(absorption)。消化和吸收是两个紧密联系的过程。消化是前提,吸收是目的。消化系统的主要功能是消化食物,吸收营养物质,为机体新陈代谢提供所必需的营养物质和能量来源,并将未被消化和吸收的食物残渣经肛门排出体外。

消化的方式有两种:一种是机械性消化(mechanic digestion),即通过消化道的肌肉运动,将食物磨碎,并使食物与消化液充分混合,同时将食物不断向消化道下段推送的过程。另一种是化学性消化(chemical digestion),即通过消化液中消化酶的各种化学作用,将大分子营养物质进行化学分解,使之变成可吸收的小分子物质的过程。这两种消化方式同时进行,密切配合。

一、消化道平滑肌的生理特性

在整个消化道肌肉中,除了口腔、咽、食管上段和肛门外括约肌是骨骼肌外,其余部分都是由平滑肌组成。机械消化主要依靠消化道平滑肌的运动。消化道平滑肌除具有兴奋性、传导性和收缩性等肌组织的共性外,还有其自身的功能特点,包括兴奋性较低,有一定的紧张性,伸展性较大,能进行不规则的节律性收缩,以及对化学、温度和机械牵张刺激特别敏感等。这些特点都有利于消化和吸收功能的完成。

(一)消化道平滑肌的一般生理特性

1. 自动节律性 消化道平滑肌在离体后,置于适宜的环境中在无外来刺激的情况下仍能进行自动节律性收缩,但与心肌相比其节律缓慢而不规则。

2. 富有伸展性 消化道平滑肌能适应实际的需要而做很大的伸长。最长时可以比原来长度增加几倍。这一特性具有重要的生理意义,它可以使中空的消化器官(尤其是胃)能容纳大量的食物而不发生明显的压力变化和运动障碍。

3. 紧张性收缩 消化道平滑肌经常保持微弱的持续收缩状态,称紧张性收缩。平滑肌的紧张性收缩使消化道腔内经常保持一定的基础压力,使胃肠能维持一定的形状和位置;紧张性收缩还是平滑肌其他收缩形式的产生基础。

4. 兴奋性低、收缩缓慢 消化道平滑肌的兴奋性较骨骼肌和心肌的低。收缩活动的潜伏期、收缩期和舒张期均很长,而且变异很大。这可使食物在消化道内停留较长的时间,以便被充分消化和吸收。

5. 对化学、温度、机械牵张刺激特别敏感 消化道平滑肌对电刺激不敏感,但对某些化学物质(如酸、碱及钙盐等)的刺激很敏感;微量的乙酰胆碱可使平滑肌强烈的收缩,微量的肾上腺素可使平滑肌舒张。温度的迅速变化也可引起平滑肌收缩活动的显著改变;突然的牵张刺激常可引起平滑肌强烈收缩。

(二)消化道平滑肌的电生理特性

消化道平滑肌细胞生物电的形式有三种:静息电位、慢波电位和动作电位(图6-1)。

1. 静息电位 消化道平滑肌的静息电位比骨骼肌的静息电位值小,仅为 $-55 \sim$

−60 mV,且很不稳定,波动较大。静息电位主要是由 K^+ 外流形成的,还有 Na^+、Cl^- 和 Ca^{2+} 的参与,其产生机制比较复杂。

2.慢波电位　消化道平滑肌细胞在静息电位基础上自动产生的缓慢的节律性低振幅去极化波,称为慢波电位(slow waves),又称基本电节律(basal electrical rhythm,BER)。其波幅为 10 ~ 15 mV,每个波的持续时间为几秒至十几秒,频率则随不同部位而异,约为 3 ~ 12 次/min。胃为 3 次/min,十二指肠为 11 ~ 12 次/min。十二指肠以下的小肠慢波电位的频率逐渐减慢,回肠末端为 8 ~ 9 次/min。慢波电位起源于消化道平滑肌细胞的纵行肌,以电紧张的形式扩布至环行肌。慢波电位本身不能引起肌肉收缩,但它产生的去极化可使膜电位接近阈电位水平,一旦达到阈电位,就可以触发产生动作电位。

3.动作电位　消化道平滑肌的动作电位是在慢波电位的基础上产生的。每个慢波电位上可有一个至数个动作电位。平滑肌动作电位的去极相主要是由于 Ca^{2+} 内流(伴有少量的 Na^+ 内流)而引起。Ca^{2+} 内流引起平滑肌的收缩,动作电位的频率越高,平滑肌的收缩幅度就越大。

综上所述:平滑肌在慢波电位的基础上产生动作电位,动作电位发动平滑肌的收缩。慢波电位是平滑肌的收缩的起步电位,是平滑肌的收缩的控制波,决定蠕动的方向、节律和速度。平滑肌的收缩的张力与动作电位的数目呈正变。

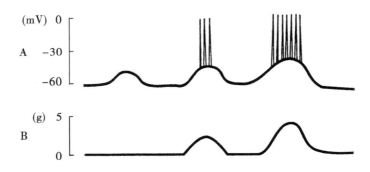

图6-1　消化道平滑肌的电活动与收缩之间的关系

A.消化道平滑肌细胞内记录的慢波电位和动作电位。

B.同步记录的肌肉收缩曲线,显示慢波不能引起肌肉收缩。

二、消化腺的分泌功能

人体内的消化腺有唾液腺、胃腺、肝、胰腺、小肠腺和大肠腺,分泌的消化液分别为唾液、胃液、胆汁、胰液、小肠液和大肠液。正常成人由各种消化腺每日分泌的消化液的总量为 6 ~ 8 L(表6-1)。消化液主要有各种消化酶、水、无机盐和黏液等组成。消化液的主要功能包括:①分解食物中的结构复杂的大分子营养物质为结构简单的小分子物质,有利于营养物质的吸收;②改变消化道内的 pH 值,为各种消化酶提供适宜的 pH 环境;③稀释食物,使其与血浆渗透压相等,有利于营养物质的消化和吸收;④消化液中的抗体、黏液和大量的液体,保护消化道黏膜免受机械、化学和生物性因素的损伤。

表 6-1　各种消化液的分泌量、pH 值和主要消化酶

消化液	分泌量(L/d)	pH 值	主要消化酶
唾液	1.0 ~ 1.5	6.6 ~ 7.1	唾液淀粉酶
胃液	1.5 ~ 2.5	0.9 ~ 1.5	胃蛋白酶
胰液	1.0 ~ 2.0	7.8 ~ 8.4	胰淀粉酶、胰脂肪酶
			胰蛋白酶、糜蛋白酶等
胆汁	0.8 ~ 1.0	6.8 ~ 7.4	无消化酶
小肠液	1.0 ~ 3.0	7.6	肠致活酶
大肠液	0.6 ~ 0.8	8.3 ~ 8.4	少量的淀粉酶和肽酶

三、消化系统的神经支配

消化器官除口腔、食管上段及肛门外括约肌外,都受交感神经和副交感神经的双重支配(图6-2)。此外,从食管中段至肛门的消化道壁内还存在壁内神经丛。消化器官的活动受到交感神经和副交感神经的外来自主神经和消化道内在的壁内神经丛的支配,两者共同调节消化道的运动和消化腺的分泌。

(一)支配消化器官的外来神经及其作用

1.副交感神经　支配消化器官的副交感神经主要是迷走神经,其次是盆神经和第Ⅶ、Ⅹ对脑神经中的副交感纤维。第Ⅶ、Ⅹ对脑神经中的副交感纤维支配唾液腺;迷走神经支配食管的下段至横结肠右三分之二的消化道以及肝、胆囊和胰腺;盆神经支配余下的结肠、直肠和肛门内括约肌。副交感神经兴奋时,其神经末梢释放乙酰胆碱(Ach),通过与效应器细胞膜上的 M 受体结合而产生作用,使唾液腺分泌稀薄唾液,胃肠运动增强,消化腺分泌增加,括约肌舒张,使胆囊收缩、壶腹括约肌舒张、胆汁排出增加。

2.交感神经　支配消化器官的交感神经起源于脊髓胸腰段灰质侧角,经神经节换元后,支配胃、小肠、结肠以及唾液腺、肝、胆囊和胰腺。交感神经兴奋时,其神经末梢释放去甲肾上腺素(NE),与效应器细胞膜上的 α、β_2 受体结合后,使唾液腺分泌黏稠唾液,胃肠运动减弱,消化腺分泌减少,括约肌收缩,使胆囊舒张、壶腹括约肌收缩、胆汁排出减少。

消化器官活动主要受到和副交感神经双重神经支配,二者作用相反。交感神经兴奋以引起消化器官活动抑制为主,副交感神经兴奋以引起消化器官活动兴奋为主。

(二)消化道内在的壁内神经丛及其作用

壁内神经丛也称内在神经丛,是指从食管中段至肛门的消化道壁内的特殊的神经结构(图6-3)。分为黏膜下神经丛(麦氏神经丛)和肌间神经丛(欧氏神经丛)。肌间神经丛分布于消化道黏膜下层;肌间神经丛分布于消化道环行肌和纵行肌之间。它们由许多互相形成突触联系的神经元和神经纤维组成,有的神经元与平滑肌和消化腺发生联系,有的与胃肠壁的机械或化学感受器发生联系,构成一个完整的局部神经反射系统。

食物对消化道壁的机械或化学刺激,可不通过中枢神经而仅通过壁内神经丛,引起消

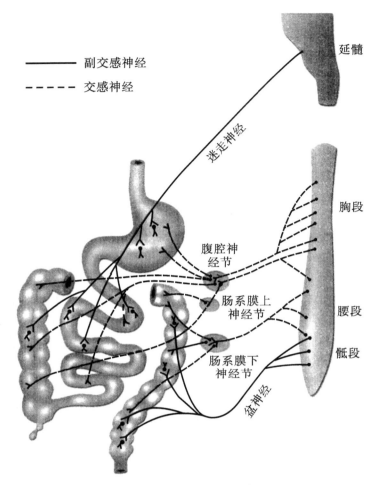

图 6-2　胃肠神经支配示意图

化道运动和消化腺分泌的改变,称为壁内神经丛反射(局部反射)。但在整体内,壁内神经丛的活动还接受副交感神经和交感神经的调节作用。当切断自主神经后,这种局部反射仍然存在。

　　壁内神经丛的副交感神经纤维绝大多数是兴奋性纤维,末梢释放乙酰胆碱,引起消化道运动加强和消化腺分泌增加的兴奋作用;少数是抑制性纤维,末梢释放的递质可能是肽类物质(P 物质、脑啡肽、血管活性物质、生长抑素等),或者是一氧化氮(NO),引起胃的容受性舒张、小肠充血的抑制性作用。

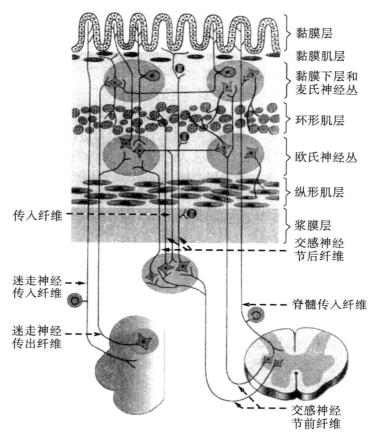

黏膜层
黏膜肌层
黏膜下层和
麦氏神经丛
环形肌层
欧氏神经丛
纵形肌层
浆膜层
交感神经
节后纤维
传入纤维
迷走神经
传入纤维
迷走神经
传出纤维
脊髓传入纤维
交感神经
节前纤维

图6-3　壁内神经丛

四、消化道的内分泌功能

　　消化道不仅是机体的消化器官,也是体内最大、最复杂的内分泌器官。由胃肠黏膜层内的内分泌细胞分泌的肽类激素,称为胃肠激素(gut hormone)。目前已发现的有 40 余种,其中最主要的有促胃液素(胃泌素)(gastrin)、促胰液素(胰泌素)(secretin)、胆囊收缩素(cholecystokinin,CCK)、抑胃肽(gastric inhibitory peptide,GIP)四种。胃肠激素的生理作用非常广泛,主要有以下三方面:①调节消化腺的分泌和消化道的运动;②调节其他激素的释放(如刺激胰岛素分泌);③刺激消化道组织的代谢和生长(营养作用)。现将已确认的四种胃肠激素的产生部位和主要作用列表如下(表6-2)。

表 6-2　主要胃肠激素及其作用

激素名称	分泌部位及细胞	主要作用	引起释放的因素
促胃液素	胃窦、十二指肠 G 细胞	促进胃液分泌和胃的运动,促进胰液和胆汁的分泌,加强胃肠运动和胆囊收缩,促进消化道黏膜生长	迷走神经兴奋、蛋白质分解产物
促胰液素	十二指肠、空肠 S 细胞	促进胰液中水和碳酸氢盐的分泌,促进胆汁和小肠液的分泌、胆囊收缩,抑制胃肠运动和胃液分泌	盐酸、蛋白质分解产物、脂肪酸
胆囊收缩素	十二指肠、空肠 I 细胞	促进胆囊的收缩,胆汁排出,促进胰液中胰酶的分泌,促进胆汁和小肠液的分泌,加强胃肠运动和胆囊收缩,促进胰腺外分泌组织生长	蛋白质分解产物、脂肪酸、盐酸、脂肪
抑胃肽	十二指肠、空肠 K 细胞	抑制胃液分泌和胃的运动,促进胰岛素释放	葡萄糖、氨基酸、脂肪酸

第二节　口腔内消化

消化过程由口腔开始。食物在口腔内,通过咀嚼被磨碎,并与唾液混合,形成食团,利于吞咽。由于唾液淀粉酶的作用,使食物中的少量淀粉开始进行化学分解。

一、唾液及其作用

(一)唾液的性质和成分

唾液(saliva)是由腮腺、舌下腺和颌下腺三对大唾液腺及许多散在的小唾液腺所分泌的无色、无味、近于中性的低渗液体,其 pH 值为 6.6~7.2,正常成人每日分泌量为 1.0~1.5 L,唾液中水分约占 99%,有机物主要有唾液淀粉酶、溶菌酶、黏蛋白、球蛋白等,无机物有钠、钾、钙、氯和硫氰酸盐等。

(二)唾液的作用

唾液的主要作用:①湿润口腔和溶解食物,以利吞咽,固体食物溶解后可引起味觉;②清洁和保护口腔,即唾液能清除口腔内的食物残渣,冲淡、中和有害物质,溶菌酶具有杀菌作用;③消化淀粉,唾液淀粉酶可将淀粉分解为麦芽糖;④排泄功能,即进入体内的铅、汞等物质可部分随唾液排出,有些毒性很强的微生物如狂犬病毒也可从唾液排出。

唾液有一定的杀菌、清洁和保护口腔作用,而患有急性传染病或发烧的病人,由于唾液分泌减少,口腔内的食物残渣发酵,有利于细菌生长繁殖,易产生口臭等,因而对这类病人应加强口腔护理。

二、咀嚼和吞咽

(一)咀嚼

咀嚼(mastication)是由咀嚼肌群协调有序收缩而完成的复杂的反射性动作,是受大脑意识控制的随意运动。其作用是利用牙齿将大块食物切割、磨碎;同时经过舌的搅拌,使食物与唾液充分混合而形成食团,便于吞咽;并使食物与唾液淀粉酶充分混合,有助于淀粉的化学性消化;通过咀嚼可反射性地引起胃液、胰液、胆汁的分泌,为随后食物的进一步消化提供有利的条件。

(二)吞咽

吞咽(swallowing)是使食团由口腔经食管进入胃的一种复杂的反射动作。根据食团所经过的部位,可将吞咽动作分为三期:第一期是食团由口到咽。主要靠舌的翻卷运动将食物推向咽部,这是在大脑皮层支配下的随意动作。第二期是食团由咽到食管上端。这是通过食团刺激软腭部的感受器而所引起的一系列急速反射动作,包括软腭上升,咽后壁突向前方,堵塞鼻咽通道;同时声带内收,喉头升高并紧贴会厌,封闭咽至气管的通道,呼吸暂停,避免食物误入气管;喉头前移,食管上口张开,食团经咽进入食道。第三期是食团沿食管下行至胃,通过食管蠕动把食团经贲门送入胃内。

蠕动(peristalsis)是指消化道平滑肌的顺序收缩而形成的一种向前推进的波形运动。在食团前方为舒张波,后方为收缩波,这种舒张与收缩波依次下传,将食团推向消化道下段(图6-4)。蠕动是消化道平滑肌共有的运动形式之一。

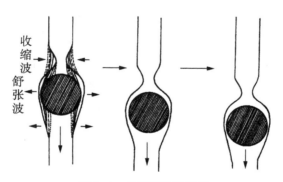

图6-4　食管蠕动示意图

吞咽反射的中枢位于延髓。在昏迷、深度麻醉和某些神经系统疾病的患者,可发生吞咽反射障碍,食物及上呼吸道的分泌物易误入气管,甚至引起吸入性肺炎,要引起医护人员的注意。

第三节　胃内消化

胃是消化道内最膨大的部分,成人的胃容量约为 1 ~ 2 L。胃具有暂时贮存食物和对食物进行初步消化的功能。食物入胃后受到胃液的化学性消化和胃壁肌肉的机械性消化。食物中的蛋白质被初步分解,食物在胃内被磨碎并与胃液混合成半流质状的食糜。食糜通过胃的运动小量地、逐步地排入十二指肠。

一、胃液及其作用

(一)胃液的性质、成分及其作用

胃液是由胃腺(贲门腺、泌酸腺和幽门腺)分泌的一种无色、透明、强酸性液体,pH 为 0.9 ~ 1.5。正常成人每日分泌量为 1.5 ~ 2.5 L。胃液的主要成分有盐酸、胃蛋白酶原、内因子和黏液。

1. 盐酸(hydrochloric acid) 胃内的盐酸又称为胃酸,由泌酸腺的壁细胞分泌。正常成人空腹时盐酸的排出量称为基础胃酸排出量,约为 0 ~ 5 mmol/h。在食物或某些药物(组胺)刺激下盐酸的排出量增加,最大排酸量可达 20 ~ 25 mmol/h。盐酸的排出量可反映胃的分泌能力,与壁细胞的数量呈正变关系,与壁细胞的功能状态也有一定关系。

(1)盐酸分泌的机制 胃液中 H^+ 的最大浓度可达 150 mmol/L,比血浆中的 H^+ 浓度高 300 万 ~ 400 万倍,因此壁细胞分泌 H^+ 是逆浓度梯度进行的主动耗能过程,是靠壁细胞顶膜上的 H^+ 泵(H^+-K^+ 依赖式 ATP 酶)来完成的(图 6-5)。壁细胞制造盐酸的 H^+ 来源于壁细胞内物质氧化过程中产生的水,水经过解离产生 H^+ 和 OH^-,H^+ 被细胞内小管膜上的 H^+ 泵主动转运到小管腔内。OH^- 则与 H_2CO_3 分解产生的 H^+ 结合生成 H_2O 而被中和。H_2CO_3 是在壁细胞内经碳酸酐酶的催化作用,由 H_2O 和 CO_2 结合生成的。H_2CO_3 迅速解离成 H^+ 和 HCO_3^-,H^+ 与 OH^- 结合生成水;HCO_3^- 在壁细胞底侧膜上与 Cl^- 交换进入血液后与 Na^+ 结合而生成 $NaHCO_3$,从而提高了血液和尿的 PH 值,这就是"餐后碱潮"出现的原因。HCl 中的 Cl^- 来源于血浆。血浆中的 Cl^- 与 HCO_3^- 交换进入壁细胞内,Cl^- 分泌是通过小管膜上的特异性 Cl^- 通道而进入小管腔。H^+ 和 Cl^- 在小管腔内形成 HCl,随即进入胃腔。

(2)盐酸的生理作用 ①激活胃蛋白酶原,使之转变为有活性的胃蛋白酶,并为胃蛋白酶的作用提供适宜的酸性环境;②使食物中蛋白质变性而易于分解;③杀死随食物进入胃内的细菌;④盐酸进入小肠后可促进胰液、胆汁和小肠液的分泌;⑤盐酸所造成的酸性环境有利于小肠对铁和钙的吸收。

胃酸分泌过少或缺乏时,细菌易在胃内生长,产生腹胀、腹泻等消化不良症状。胃酸分泌过多,对胃和十二指肠黏膜有侵蚀作用,这是胃与十二指肠溃疡病发病的主要原因之一。临床上常用胃酸分泌抑制剂如西咪替丁(甲氰咪胍)来治疗消化性溃疡。

2. 胃蛋白酶原(pepsinogen) 由泌酸腺的主细胞分泌。在盐酸或已被激活了的胃蛋白酶的作用下,无活性的胃蛋白酶原转变成为有活性的胃蛋白酶。胃蛋白酶可将食物中的蛋白质分解为脲 和胨及少量的多肽和氨基酸。胃蛋白酶发挥作用的最适 pH 值为

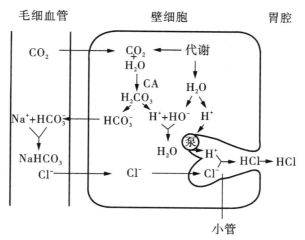

图 6-5　壁细胞分泌盐酸的基本过程

CA. 碳酸酐酶

2.0～3.5,随着 pH 值的升高,酶活性逐渐降低,当 pH 值超过 5 时,胃蛋白酶发生不可逆的变性而失活。故胃蛋白酶在进入小肠后,既失去了分解蛋白质的能力。

3. 内因子(intrinsic factor)　由泌酸腺的壁细胞分泌的一种分子量为 6 万的糖蛋白。内因子有两个特异性的结合部位,一个部位与食物中的维生素 B_{12} 结合形成复合物,保护维生素 B_{12} 免受小肠内蛋白水解酶的破坏;另一个部位与回肠黏膜上皮细胞上的特异性受体结合,促进维生素 B_{12} 在回肠末端的吸收。当内因子缺乏时,将引起维生素 B_{12} 吸收障碍,使红细胞成熟发生障碍,影响红细胞生成,可引起巨幼红细胞性贫血。

4. 黏液　由胃黏膜表面的上皮细胞、泌酸腺的黏液颈细胞、贲门腺和幽门腺共同分泌,其主要成分为糖蛋白。黏液具有较高的黏稠性和形成凝胶的特性。它覆盖在胃黏膜表面,形成厚度约 500 μm 凝胶状的黏液层。其作用:①润滑作用,在消化期间使食糜在胃内易于往返移动;②保护胃黏膜免受粗糙食物的机械损伤;③黏液与胃黏膜分泌的 HCO_3^- 一起构成“胃黏液-碳酸氢盐屏障”。当胃腔内的 H^+ 向胃壁扩散时,H^+ 与 HCO_3^- 在黏液层中相遇而发生表面中和作用,使黏液层内的 pH 值出现梯度,即靠胃腔侧面的 pH 值较低,pH 值 2.0 为酸性,而靠近胃黏膜表面侧 pH 值约为 7.0,呈中性或弱碱性,不仅避免了 H^+ 对胃黏膜的直接侵蚀,而且使胃蛋白酶失去活性,从而有效地防止了胃酸和胃蛋白酶对胃黏膜的侵蚀(图 6-6)。

胃黏液屏障:胃黏液与胃黏膜分泌的 HCO_3^- 结合在一起,构成胃黏液-碳酸氢盐屏障(胃黏液屏障),使胃黏膜表面保持中性或偏碱性,防止盐酸和胃蛋白酶对胃黏膜的化学侵蚀。

胃黏膜屏障:由胃黏膜上皮细胞顶端的细胞膜和相邻细胞紧密连接的致密结缔组织共同形成一层脂蛋白层,它能防止胃腔内 H^+ 侵入胃黏膜,也能防止 Na^+ 从胃黏膜向胃腔扩散。

很多物质,如酒精、胆盐和阿司匹林等,可破坏胃黏膜屏障,使 H^+ 进入胃黏膜刺激胃蛋白酶原的分泌和组织胺的释放,导致胃黏膜肿胀和溃疡。

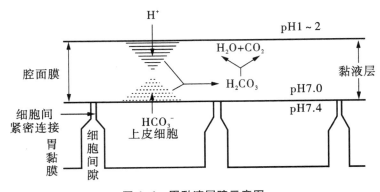

图 6-6　胃黏液屏障示意图

（二）胃液的分泌及其调节

胃液的分泌分为非消化期胃液分泌和消化期胃液分泌。在非消化期，即空腹时胃液的分泌量很少，称为非消化期胃液分泌或基础胃液分泌。在消化期，即进食时胃液的分泌量增多，称为消化期胃液分泌。消化期胃液分泌，根据感受食物刺激部位的不同，分为头期、胃期、肠期三个时期。实际上，这三个时期几乎是同时开始、互相重叠。

1. 头期胃液分泌　头期胃液分泌是指食物刺激了头面部感受器（眼、耳、鼻、口腔、咽、食管）所引起的胃液分泌。头期胃液分泌主要是神经调节，包括条件反射和非条件反射。条件反射性胃液分泌是由和食物有关的形象、气味、声音等刺激了视、嗅、听觉感受器而反射性引起的胃液分泌；非条件反射性胃液分泌是当咀嚼和吞咽食物时，食物刺激了口腔和咽部的化学和机械感受器而反射性引起的胃液分泌。反射中枢包括延髓、下丘脑、边缘叶和大脑皮层等。迷走神经是这些反射共同的传出神经。迷走神经兴奋时，一方面直接作用于胃腺引起胃液分泌，另一方面还可作用于胃窦部的 G 细胞，通过释放促胃液素（胃泌素）经血液循环到胃腺，间接引起胃液分泌。

头期胃液分泌的特点是分泌量较多，占进食后总分泌量的 30%，酸度较高，胃蛋白酶原含量很高，因而消化力强。头期胃液分泌量的多少，一与食欲有很大的关系，食欲好，分泌量多；二是受情绪的影响明显，情绪好，分泌量多。

2. 胃期胃液分泌　胃期胃液分泌是指食物入胃后，对胃的机械性和化学性刺激所引起的胃液分泌。胃期胃液分泌受神经调节和体液调节。神经调节是指食物对胃底、胃体部感受器的扩张刺激，通过迷走-迷走神经反射（其传入神经和传出神经均为迷走神经）和壁内神经丛的局部反射引起的胃液分泌。体液调节是指食物的扩张刺激通过下列三条途径引起促胃液素释放再引起的胃液分泌：①食物对胃底、胃体部感受器的扩张刺激，通过迷走-迷走神经反射引起促胃液素释放；②扩张刺激胃幽门部感受器，通过壁内神经丛反射，作用于 G 细胞引起促胃液素的释放；③食糜的化学成分直接作用于 G 细胞，引起促胃液素的释放，引起胃腺分泌。

胃期胃液分泌的特点是分泌量最多，占进食后总分泌量的 60%，酸度很高，但胃蛋白酶原含量较头期少，因而消化力比头期胃液弱。

3. 肠期胃液分泌　肠期胃液分泌是指食糜进入小肠后所引起的胃液分泌。肠期胃液分泌主要是体液调节。进入小肠后的食糜,对肠壁的扩张刺激和肠黏膜的化学刺激直接作用于十二指肠和空肠上段的 G 细胞分泌促胃液素,进而引起胃液的分泌。促胃液素是肠期胃液分泌的主要体液调节物之一。

　　肠期胃液分泌的特点是分泌量少、占进食后总分泌量的 10%,酸度低,胃蛋白酶原少。

　　胃液分泌的抑制因素　正常消化期胃液的分泌除了受到上述各种兴奋性因素的调节外,还受到多种抑制性因素的调节。正常的胃液分泌是兴奋性因素和抑制性因素共同作用的结果。抑制胃液分泌的因素主要有盐酸、脂肪和高张溶液三种。①盐酸:盐酸既是胃腺的分泌物,又是胃腺分泌的调节物。当胃窦内 pH 值降到 1.2 ~ 1.5 时,盐酸可直接抑制 G 细胞分泌促胃液素,对胃酸分泌产生抑制作用,盐酸随食糜进入十二指肠后(pH 值< 2.5),也能抑制胃液分泌。盐酸的这种负反馈调节机制,有利于防止胃酸过度分泌,保护胃黏膜。②脂肪:进入十二指肠内的脂肪及其消化产物可抑制胃液的分泌。③高张溶液:十二指肠内的高张溶液可刺激渗透压感受器,通过肠-胃反射或刺激小肠分泌肠抑胃素而抑制胃液分泌。

二、胃的运动

　　食物在胃内的消化主要是机械性消化,胃内的机械性消化是通过胃的运动来实现的。进食后,胃的运动明显增强。经过胃内的机械性消化,将食物进行研磨,同时与胃液充分混合,形成半流质的食糜。食糜经过胃的排空进入十二指肠。

　　(一)胃的运动形式

　　1.**紧张性收缩**　胃壁平滑肌经常处于一定程度的收缩状态,称为紧张性收缩。其作用是:①有助于保持胃的正常形态和位置;②维持一定的胃内压,有利于胃液渗入食物,促进化学性消化;③是胃的其他运动形式产生的基础。如果胃的紧张性收缩活动过度降低,常引起胃扩张和胃下垂,导致消化不良。

　　2.**容受性舒张**　当咀嚼和吞咽食物时,食物刺激口腔、咽、食管等处的感受器后可通过迷走-迷走反射引起胃底和胃体的平滑肌舒张,称为胃的容受性舒张(receptive relaxation)。它是胃所特有的运动。其作用是使胃容量增大,使胃容量与进入胃内的食物量相适应,而胃内压无明显变化,有利于胃容纳和贮存食物,防止食物过早、过快地排入十二指肠。引起胃的容受性舒张的传出神经是迷走神经(属于抑制性纤维),其神经末梢释放的递质可能是某种肽类物质或一氧化氮(NO)。

　　3.**蠕动**　胃的蠕动是一种起始胃体的中部并有节律地向幽门方向推进的波形运动。其特点是:食物入胃约 5 min 后,胃开始蠕动;蠕动起始于胃体的中部,有节律地向幽门方向推进,蠕动波逐渐加强,越近幽门越强。胃蠕动波的频率约 3 次/min,蠕动波约 1 min 到达幽门,通常是一波未平,一波又起。胃蠕动的作用是:①搅拌和磨碎食物;②使食物与胃液充分混合形成食糜,利于化学性消化;③推送 1 ~ 2 mL 食糜通过幽门排入十二指肠(图 6-7)。当收缩波比食糜先期到达胃窦终末部时,由于胃窦终末部的强力收缩,可将食糜反方向推回到胃体。食糜经过这样的来回推进与推回,固体食物被研磨的越来越细,与胃液混合也越来越充分。

（二）胃的排空

1. 胃的排空　食糜由胃排入十二指肠的过程,称为胃的排空（gastric emptying）。食物入胃后 5 min 即开始有部分食糜被排入十二指肠。胃的排空速度与食物的物理性状和化学组成有关。一般来说,稀的流体食物较固体食物排空快;颗粒小的食物比大块的排空快;小分子食物比大分子食物排空快;等渗溶液比非等渗溶液快。三种主要营养物质中,糖类排空最快,蛋白质次之,脂肪最慢。混合食物由胃完全排空约需 4～6 小时。

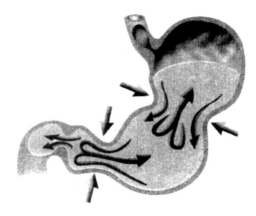

图 6-7　胃的蠕动

胃排空的特点是间断性地进行。胃排空的动力来源于胃的运动。胃排空主要取决于胃和十二指肠之间的压力差。进食后,胃的紧张性收缩和蠕动增强,胃内压升高,当胃内压大于十二指肠内压时,胃的幽门舒张,可使胃内 1～2 mL 食糜排入十二指肠,引起胃排空;当胃内压低于十二指肠内压时,胃的排空就暂停。

2. 胃的排空的控制

（1）胃内因素促进胃排空　当大量食物进入胃内后,胃受到食物的机械性刺激,可通过迷走-迷走反射或壁内神经丛反射,使胃的蠕动和紧张性收缩增强;此外,食物对胃的扩张和食物中某些成分可刺激胃窦黏膜的 G 细胞释放促胃液素,促进胃的收缩运动,引起胃内压高于十二指肠内压,使胃内食糜排入十二指肠,促进胃的排空。

（2）小肠内因素抑制胃排空　当食糜进入十二指肠后,酸性食糜刺激十二指肠壁中的机械感受器和化学感受器,通过肠-胃反射反射性地抑制胃的运动,抑制胃的排空。食糜中的盐酸、脂肪和高渗溶液还可刺激小肠黏膜释放"肠抑胃素"（是促胰液素、生长抑素、抑胃肽等的总称）,抑制胃的运动,因而胃内压低于十二指肠内压,胃内食糜不能进入十二指肠,抑制胃的排空。

随着小肠内酸性食糜被中和、消化和吸收,这种反馈性抑制作用解除,胃的运动又加强,胃内压又高于十二指肠内压,又有少量食糜进入十二指肠,如此反复进行,因此,胃的排空是间断性地进行,其排空速度与小肠内的消化和吸收相适应。

（三）呕吐

呕吐（vomiting）是将胃及小肠内容物经口腔强力驱出体外的一种反射动作。呕吐前,常出现恶心、流涎、呼吸急促和心跳加快等症状。呕吐时十二指肠和空肠上端收缩加强,胃和食管下端舒张,同时膈肌和腹肌猛烈收缩,挤压胃体,使胃内容物通过食管经口腔排出。由于胃舒张而十二指肠收缩,十二指肠内压高于胃内压时,使十二指肠内容物倒流入胃内,故呕吐物内常混有胆汁和小肠液。

机械性或化学性刺激作用于舌根、咽、胃、大小肠、胆总管、腹膜及泌尿生殖器官等处的感受器,均可反射性地引起呕吐。视觉或内耳前庭器官受到某种刺激,也可引起呕吐。呕吐中枢位于延髓。当脑水肿、脑肿瘤等造成颅内压增高时,可直接刺激该中枢,引起喷射状呕吐。呕吐中枢与延髓的呼吸中枢、心血管中枢等均有着密切联系,因而在呕吐前,常出现恶心、流涎、呼吸急促和心跳加快等症状。

呕吐能把胃内有害物质排出,因而具有保护意义,是一种防御性反射。临床上常使用刺激舌根和咽部进行催吐或使用药物催吐,来抢救食物中毒患者,以达到排出毒物的目的。但剧烈或频繁的呕吐,不仅会影响进食和正常消化活动,而且导致机体丢失大量的消化液,引起体内水、电解质和酸碱平衡紊乱。

第四节　小肠内消化

小肠内的消化是整个消化过程中最为重要的阶段。在小肠内,食糜受到小肠运动的机械消化和胰液、胆汁和小肠液的化学消化后,大分子营养物质转变为可吸收的小分子物质,消化过程基本完成,同时营养物质被小肠黏膜吸收。未被消化的食物残渣通过回盲括约肌进入大肠。食物在小肠内的停留时间一般为 3～8 小时。

一、胰液的分泌及其作用

(一)胰液的性质和成分

胰液由胰腺的外分泌部的腺泡细胞和小导管的管壁细胞所分泌,是一种无色、无味的碱性液体,pH 为 7.8～8.4,成人每日分泌量为 1～2 L。胰液中除含有大量水分外,主要成分有碳酸氢盐和胰淀粉酶、胰脂肪酶、胰蛋白酶原、糜蛋白酶原、核酸酶等多种消化酶。碳酸氢盐是由胰腺的小导管壁细胞分泌,各种消化酶则是由胰腺的腺泡细胞分泌。

(二)胰液的作用

1. 碳酸氢盐　其主要作用:①中和进入十二指肠的酸性食糜,使小肠黏膜免受强酸侵蚀;②为小肠内多种消化酶的活动提供适宜的碱性环境(pH 值 7～8)。

2. 胰淀粉酶　胰淀粉酶对生、熟淀粉的水解效率都很高,它可将淀粉分解成糊精、麦芽糖和麦芽寡糖。胰淀粉酶作用的最适 pH 为 6.7～7.0。

3. 胰脂肪酶　胰脂肪酶是消化脂肪的主要消化酶,胰脂肪酶在辅脂酶存在的条件下,可将甘油三酯分解成甘油一酯、甘油和脂肪酸。胰脂肪酶发挥作用的最适 pH 值为 7.5～8.5。辅脂酶是由胰腺分泌的一种小分子蛋白质,可将胰脂肪酶固定在脂肪的表面。

4. 胰蛋白酶原和糜蛋白酶原　胰蛋白酶原和糜蛋白酶原这两种刚分泌出来时均为无活性的酶原形式存在于胰液中。当胰液进入十二指肠后,胰蛋白酶原被小肠液中的肠致活酶激活成为具有活性的胰蛋白酶,此外,胰蛋白酶原还被小肠液中的盐酸、组织液、激活的胰蛋白酶本身激活成胰蛋白酶。糜蛋白酶原由胰蛋白酶激活为糜蛋白酶。胰蛋白酶和糜蛋白酶的作用都是将食物中的蛋白质分解为䏢和胨,当两种酶共同作用时,能将蛋白质分解为小分子的多肽和氨基酸。

5. 核酸酶　分为核糖核酸酶和脱氧核糖核酸酶,分别将核糖核酸(RNA)和脱氧核糖核酸(DNA)水解为单核苷酸。

由于胰液中含有水解三大营养物质的消化酶,因而是所有消化液中消化最全面、消化力最强、最重要的消化液。当胰液分泌不足时,即使其他消化液分泌正常,也将引起食物中的脂肪和蛋白质消化和吸收障碍,但对糖的影响不大。此时由于大量的脂肪和蛋白质随粪便排出,引起胰性腹泻。脂肪吸收障碍还可影响脂溶性维生素 A、D、E、K 的吸收。

二、胆汁及其作用

(一)胆汁的性质和成分

胆汁(bile)是由肝细胞分泌的,不含消化酶的消化液。是一种浓稠而有苦味的液体。胆汁分为两种:由肝细胞分泌、肝管流出经胆总管直接进入十二指肠的胆汁称为肝胆汁;经胆囊贮存、浓缩的胆汁称为胆囊胆汁。当机体需要时,胆囊收缩使胆囊胆汁排入十二指肠。肝胆汁呈金黄色,弱碱性(pH 值为 7.4);胆囊胆汁因部分水和碳酸氢盐被吸收而浓缩,颜色变深,呈弱酸性(pH 值为 6.8)。正常成人每日分泌量约 0.8 ~ 1 L。胆汁的主要成分有胆盐、胆固醇、胆色素、卵磷脂及多种无机盐等。

消化液中一般含有消化酶,但胆汁中无消化酶。胆汁中有消化作用的成分主要是胆盐(胆汁酸的钠盐或钾盐)。胆汁中的胆固醇是肝脏脂肪代谢的产物。胆固醇不溶于水,正常情况下,胆汁中的胆盐、胆固醇和卵磷脂保持适当比例是维持胆固醇呈溶解状态的必要条件。当胆固醇含量过多或胆盐、卵磷脂合成减少时,胆固醇易于沉积而形成胆结石。胆汁中的胆色素是血红蛋白的分解产物,主要是胆红素,属于肝的排泄物,它决定了胆汁的颜色。

(二)胆汁的作用

胆汁中虽不含消化酶,与消化作用有关的主要成分是胆盐。胆汁主要通过胆盐促进脂肪的消化和吸收和脂溶性维生素的吸收。胆汁的主要生理作用:

1. 乳化脂肪　胆盐、胆固醇和卵磷脂等均可作为乳化剂,降低脂肪的表面张力,使脂肪乳化成许多微滴,以增加胰脂肪酶的作用面积,促进脂肪的消化。

2. 促进脂肪的吸收　胆盐能与脂肪酸、甘油一酯等结合,形成水溶性复合物,促进脂肪的吸收。

3. 促进脂溶性维生素的吸收　胆盐在促进脂肪消化产物吸收的同时,也促进了脂溶性维生素 A、D、E、K 的吸收。

4. 利胆作用　随胆汁进入小肠的胆盐,其中绝大部分由回肠末端吸收入血,经门静脉返回到肝脏,然后又随胆汁进入小肠,这个过程称为胆盐的肠-肝循环。经肠-肝循环回到肝脏的胆盐,成为合成胆汁的原料,又可刺激肝细胞合成和分泌胆汁,从而起到利胆作用。

当肝、胆疾患时,胆汁合成或排放减少,可引起脂肪的消化吸收不良和脂溶性维生素吸收障碍;胆结石或肿瘤压迫胆管导致胆道阻塞,胆汁排出困难时,除了引起脂肪的消化吸收不良和脂溶性维生素吸收障碍外,同时由于胆管内压力升高,一部分胆汁进入血液可发生黄疸。

(三)胆囊的功能

胆囊具有两方面的功能。①贮存、浓缩胆汁:在非消化期,由于壶腹括约肌收缩、胆囊舒张,肝胆汁经胆囊管流入胆囊贮存,其中的水和碳酸氢盐被胆囊黏膜吸收,可使胆汁浓缩 4 ~ 10 倍。②调节胆管内压和排放胆汁:胆囊的收缩或舒张可调节胆管内的压力。当壶腹括约肌收缩、胆囊舒张,胆管内压力降低,肝胆汁经胆囊管流入胆囊;反之,当壶腹括约肌舒张、胆囊收缩,胆管内压力升高,胆囊胆汁排入十二指肠。胆囊切除后,因为肝胆汁可以直接流入十二指肠,故对小肠的消化和吸收并无明显影响。

三、小肠液的分泌及其作用

(一)小肠液的性质和成分

小肠液由十二指肠腺和小肠腺分泌,是一种弱碱性的液体,pH 值为 7.6,渗透压与血浆相等。正常成人每日分泌量为 1～3 L。小肠液除含大量水分外,还含有肠致活酶、黏蛋白、无机盐等。小肠上皮细胞表面和细胞内还含有肽酶(多肽酶、二肽酶、三肽酶)、麦芽糖酶和蔗糖酶等,这些酶在小肠上皮细胞的纹状缘或上皮细胞内对营养物质进行分解。这些消化酶可随脱落的细胞进入肠腔,但对食物在小肠内的消化不起作用。

(二)小肠液的作用

小肠液的主要作用有:①稀释消化产物,使其渗透压接近于血浆,促进营养物质在小肠的吸收;②小肠液不断地分泌,又不断地被肠黏膜再吸收,这种液体的交换为营养物质的吸收提供了媒介;③肠致活酶可激活胰蛋白酶原,使之变为有活性的胰蛋白酶,有利于蛋白质的消化;④碱性的小肠液,可保护十二指肠免受胃酸的侵蚀。

四、小肠的运动

小肠运动的功能是继续研磨食糜,使食糜与小肠内的消化液混合,促进化学性消化;使营养物质与肠壁广泛接触,有利于营养物质的吸收;同时使食糜从小肠上段向下段推送。

(一)小肠的运动方式

1. 紧张性收缩　小肠平滑肌经常处于一种持续微弱的收缩状态,称为小肠的紧张性收缩。小肠的紧张性收缩能使小肠保持一定的形状和位置,维持肠腔内一定的压力,也是小肠进行其他运动形式的基础。当小肠紧张性降低时,肠腔易扩张,肠内容物的混合和推进减慢;相反,当小肠紧张性增强时,食糜在小肠内混合和推进加快。

2. 分节运动　分节运动是一种以小肠壁环行肌的收缩和舒张为主的节律性运动。是小肠特有的形式。分节运动表现为:食糜所在的一段肠管上,相隔一定间隔的环行肌同时收缩,将食糜分成许多节段,随后,原来收缩处舒张,而原来舒张处收缩,使原来每个节段内的食糜重新分成两半,相邻两半合并形成一个新的节段(图6-8)。如此反复进行,使食糜在小肠中合了又分,分了又合。其作用是:①使食糜与消化液充分混合,有利于化学性消化;②增加

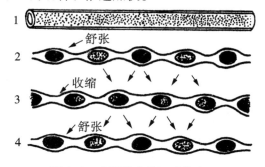

图 6-8　小肠的分节运动模式图

1.肠管表面观　2、3、4.肠管纵切面表示不同阶段的食糜节段分割与合拢情况

了食糜与肠壁紧密接触,并不断挤压肠壁促进血液和淋巴液的回流,有利于吸收。

3.蠕动　小肠蠕动是一种环行肌和纵行肌共同参与完成的将食糜向大肠方向推进的波形运动。小肠蠕动的特点是蠕动速度慢(0.5~2 cm/min),将食糜推进距离短(数厘米后即消失),但可反复发生。其作用是使分节运动作用后的食糜向前推进一步,到达一个新肠段,再开始分节运动。

小肠还有一种推进速度快(2~25 cm/s)、传播距离远的蠕动,称为蠕动冲。它可把食糜从小肠始端一直推送到小肠末端,甚至推送到大肠。蠕动冲可由吞咽动作或食糜进入十二指肠引起,有些药物(如泻药),也可以引起蠕动冲。

小肠蠕动时,肠内容物(包括水和气体)被推动而产生的声音,称为肠鸣音。肠鸣音的强弱可反映小肠的蠕动情况。肠蠕动亢进时,肠鸣音增强;肠麻痹时,肠鸣音减弱或消失。

(二)回盲括约肌的功能

回肠末段与盲肠交界处的环行肌显著加厚,具有括约肌的功能,称为回盲括约肌。回盲括约肌的功能:一是回盲括约肌经常保持轻度的收缩状态,可防止回肠内容物过快地进入大肠,延长食糜在小肠内停留的时间,有利于食物的充分消化和吸收;二是回盲括约肌具有活瓣样作用,可阻止大肠内容物倒流入回肠。

进食时,反射性地引起回肠蠕动,当蠕动波到达回肠末端时,回盲括约肌舒张,大约有4 mL食物残渣被送入大肠。结肠以及盲肠内容物的机械扩张刺激时,可通过壁内神经丛的局部反射,使回盲括约肌收缩加强,回肠蠕动减弱,延缓回肠内容物进入大肠。

第五节　大肠内消化

人类的大肠内没有重要的消化活动,大肠的主要功能是吸收水和电解质,暂时贮存食物残渣,形成和排出粪便。

一、大肠液的分泌

大肠液由大肠黏膜表面的柱状上皮细胞和杯状细胞分泌的碱性液体,pH值8.3~8.4,每日分泌量为0.6~0.8 L。其主要成分是黏液和碳酸氢盐,具有保护肠黏膜,润滑粪便的作用。

二、大肠内细菌的作用

大肠内有大量的细菌,约占粪便固体总量的20%~30%。大肠内的细菌主要来自空气和食物。由于大肠内的酸碱度和温度适宜于细菌繁殖,所以细菌在大肠内大量生长繁殖。大肠内细菌的主要作用有二:一是细菌中的酶能对食物残渣进行分解。细菌对糖和脂肪的分解称为发酵;细菌对蛋白质的分解称为腐败。糖的发酵产物有CO_2、乳酸和沼气等;脂肪的发酵产物有脂肪酸、甘油和胆碱等;蛋白质的腐败产物有蛋白胨、蛋白胨、氨基酸、硫化氢、吲哚等,其中硫化氢、吲哚等被肠壁吸收后可由肝解毒,经肾脏排出。当消化不良和便秘时,大量的蛋白质的腐败产物吸收过多,可加重肝和肾的负担,对机体有害。二是大肠内的细菌可利用肠内简单的物质合成 B 族维生素和维生素 K,它们可被机体吸收利用,对机体有益。

如果长期使用广谱抗生素,可抑制或杀死大肠内的正常菌群而引起 B 族维生素和维生素 K 缺乏症。同时,因抑制或杀死大肠内的正常菌群,可导致菌群失调症,而引起霉菌性肠炎。

三、大肠的运动

1. 大肠运动的特点　　大肠的运动少而缓慢,对刺激的反应较迟钝,这些特点有利于大肠吸收水分和贮存粪便。

2. 大肠运动的形式　　大肠的运动形式有袋状往返运动、分节或多袋推进运动、蠕动和集团蠕动。

(1)袋状往返运动　空腹时多见,由环行肌不规则的收缩引起。它使结肠袋的内容物向两个方向作短距离的移动,但并不向前推进。有利于研磨和混合结肠内容物,使其与肠黏膜充分接触,促进水分和电解质的吸收。

(2)分节或多袋推进运动　是一个结肠袋或一段结肠同时收缩,把肠内容物缓慢推进到下一肠段的运动。进食或拟副交感药物可使这种运动增强。

(3)蠕动　大肠的蠕动是有一些稳定向前的收缩波所组成。收缩波前方的平滑肌舒张,往往充有气体;收缩波后面则保持在收缩状态,使这段肠管闭合并排空。

(4)集团蠕动(mass peristalsis)　是一种由食糜进入十二指肠而引起的收缩力强、行进速度很快、传播距离很远的蠕动。是大肠特有的运动。它开始于横结肠,可将一部分大肠内容物由横结肠推进到降结肠或乙状结肠,甚至直肠。集团蠕动常发生在进食后,可能是由于食糜进入十二指肠,由十二指肠–结肠反射所引起。结肠受到炎症刺激时也可引起强烈的集团蠕动。

四、排便

进入大肠的食物残渣,经过水、电解质的吸收和细菌的作用后即形成粪便,粪便中除食物残渣外,还有脱落的肠上皮细胞、肝脏排出的胆色素衍生物、黏液、无机盐及大量的细菌。粪便主要贮存于结肠的下段,平时直肠内无粪便。当粪便被集团蠕动推送到直肠时,可引起排便反射。

(一)反射过程

排便是一种反射动作。当结肠的集团蠕动将粪便推入直肠后,直肠内压升高,刺激直肠壁内的压力感受器,传入冲动沿盆神经和腹下神经传至脊髓腰骶段的初级排便中枢,经脊髓上传至大脑皮质,产生便意。大脑皮质能意识控制排便活动。如果条件不允许,大脑皮质发出抑制性冲动,脊髓腰骶段的初级排便中枢受到抑制,排便反射暂时终止;如果条件允许,大脑皮质发出兴奋性冲动,促进初级排便中枢活动,即可发生排便反射,通过盆神经发放冲动,使降结肠、乙状结肠和直肠收缩,肛门内括约肌舒张,同时抑制阴部神经使其传出冲动减少,肛门外括约肌舒张,将粪便排出体外。此外,支配腹肌和膈肌的神经传出冲动增多,使腹肌和膈肌产生强烈收缩,腹内压增加,促进粪便的排出。

(二)排便异常

1. 便秘　排便反射是受大脑皮层控制的,若大脑皮质经常经常有意对便意加以抑制,可使直肠压力感受器对粪便的压力刺激的敏感性降低,阈值提高,粪便在直肠内停留时间过长,水分被充分吸收,粪便变得干硬而不易排出,这是发生便秘的常见原因之一。经常便秘又可引起痔疮、肛裂等病,特别是患高血压的病人,往往在排便时容易发生意外。因此,为了预防便秘、排便困难,一是要多食富含纤维素的食物,以促进排便;二是要养成每天定时排便的良好习惯。

2. 大便失禁　如果脊髓腰骶段与大脑皮质之间的神经联系中断,排便反射失去意识控制作用,一旦直肠充盈,传入冲动通过兴奋低级排便中枢就会引起排便,称为大便失禁。常见于高位截瘫的病人。

3. 大便潴留　如果排便反射的反射弧受损,直肠内有粪便排不出来,称为大便潴留。常见于脊髓腰骶段受损的病人。

第六节　吸　收

一、吸收部位及机制

(一)吸收部位和情况

由于消化管的各部分组织结构不同、营养物质在消化管各段内被消化的程度和停留的时间各异,因此,消化道各段的吸收能力也不相同。口腔和食管基本上没有吸收功能,但有些药物,如硝酸甘油舌下含化可被口腔黏膜吸收。胃的吸收能力很弱,仅吸收酒精、少量水和无机盐。小肠是营养物质吸收的主要部位(图6-9)。小肠吸收的物质种类多,数量大。各种营养物质、水、电解质和维生素基本上都是在小肠被吸收。糖类、蛋白质和脂肪的消化产物等,大部分在十二指肠和空肠被吸收。当食糜到达回肠时,通常已吸收完毕,因而回肠是吸收的贮备部位,但回肠又有其独特的功能,回肠主动吸收维生素 B_{12} 和胆盐。大肠主要吸收食物残渣中剩余的水和盐类。

(二)小肠吸收的有利条件

小肠是营养物质吸收的主要部位,因为小肠的吸收有着极为有利的条件。①小肠的吸收面积大。这是由于人的小肠长约4~5 m,小肠黏膜形成许多环形皱襞,皱襞上又有许多绒毛,绒毛表面的柱状上皮细胞顶端的细胞膜又形成许多微绒毛,这使小肠的吸收面积增大了约600倍,总面积可达200 m^2 以上。②小肠黏膜绒毛内有丰富的毛细血管、毛细淋巴管和平滑肌、神经丛等结构。平滑肌纤维可使绒毛进行节律性地舒缩活动,促进食糜与小肠黏膜接触,并能加速绒毛内的血液和淋巴液流动,从而有利于吸收。③食物在小肠内已被充分消化成为可被吸收的小分子物质。④食物在小肠内停留的时间较长(3~8 h),使营养物质有充分的时间进行吸收。

（三）吸收的途径和机制

　　营养物质的吸收的途径有跨细胞途径和细胞旁途径两条。跨细胞途径是指营养物质通过小肠黏膜的腔面膜进入细胞内，再通过细胞的底侧膜到达细胞间液，进而进入血液或淋巴液的途径。细胞旁途径是指肠腔内的营养物质通过细胞间的紧密连接进入细胞间隙，再进入血液或淋巴液的途径。

　　营养物质的吸收机制有主动吸收和被动吸收两种方式。吸收机制包括渗透、易化扩散、主动转运和入胞等。在肠黏膜的上皮细胞膜上，存在着 Na^+ 泵、K^+ 泵等多种泵，通过这些泵的活动，不仅使 Na^+、K^+ 等主动吸收，而且还可促进其他营养物质的继发性主动转运而被吸收。其中，Na^+ 泵的作用最为重要。

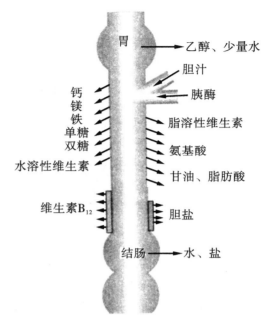

图6-9　各种主要营养物质在小肠的吸收部位

二、小肠内主要营养物质的吸收

（一）糖的吸收

　　食物中的糖类主要是淀粉，必须分解为单糖才能被小肠吸收。小肠内的单糖主要是葡萄糖，约占单糖总量的80%，而半乳糖和果糖很少。糖的吸收方式是逆浓度差进行的继发性主动转运过程。即通过与小肠黏膜上皮细胞的 Na^+ 泵供能耦联的，由转运体完成的逆浓度差的主动转运。小肠绒毛上皮细胞的侧膜上有钠泵，而上皮细胞刷状缘的腔面膜上有与 Na^+ 和葡萄糖结合的同向转运体蛋白。由于钠泵的转运，造成细胞膜外 Na^+ 的高势能，当 Na^+ 通过与转运体结合顺浓度差进入细胞内时，由此释放的能量可使葡萄糖逆浓度差由肠腔进入细胞内，随着细胞内葡萄糖浓度的升高，葡萄糖通过上皮细胞基底膜上的载体，顺着浓度差被动地扩散入细胞间液而后吸收入血。与此同时，进入细胞内的 Na^+，被细胞侧膜上的 Na^+ 泵转运到细胞外（图6-10）。糖的吸收途径是血液途径。

　　食物中的双糖，即乳糖，在肠黏膜上皮细胞刷状缘上的乳糖酶作用下，可被水解成半乳糖和葡萄糖。经过消化而产生的单糖，可被小肠黏膜上皮细胞以继发性主动转运的形式吸收。如果小肠缺乏水解双糖的酶，将会因肠腔中双糖过多而引起小肠内液体吸收减少，使肠内容物体积增加；而且双糖进入结肠后，经细菌的发酵作用产生大量气体，将引起腹胀和腹泻等症状。有些成年人，小肠中乳糖酶的活性较婴幼儿时期显著降低，因此在饮牛奶以后，会产生腹胀和腹泻的症状。

（二）蛋白质的吸收

　　食物中的蛋白质经消化分解成为氨基酸才能被小肠主动吸收，氨基酸的吸收机制与

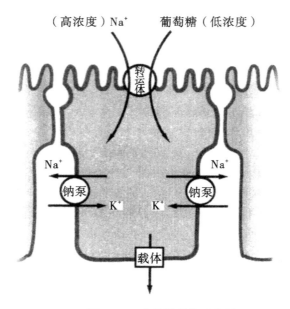

图6-10　葡萄糖吸收示意图

葡萄糖的吸收相似,也是通过钠泵耦联进行的继发性主动转运过程。蛋白质的吸收途径也是血液途径。

　　此外,在小肠黏膜刷状缘上存在着转运三类氨基酸的转运体,它们分别运载中性、酸性和碱性氨基酸。小肠上皮细胞的刷状缘上还存在着转运二肽和三肽的转运体,可将肠腔中的二肽和三肽转运到细胞内,它们被细胞内的二肽酶和三肽酶进一步水解成氨基酸后,再扩散入血而被吸收。

　　另外,少量的食物蛋白质也可完整地进入血液。例如母亲初乳中含有一些蛋白质抗体,可被婴儿完整地吸收而进入血液,这可提高婴儿对病原体的免疫力。随着年龄的增加,完整蛋白质的吸收越来越少。外来蛋白质被吸收入血后,会引起淋巴细胞产生特异性的抗体,如果以后又有同样蛋白质被吸收,将会发生特异性的抗原-抗体反应而出现过敏症状。因此有些人吃了某些食物(如虾等)后常会发生过敏反应。

(三)脂肪和胆固醇的吸收

　　食物中的脂肪(甘油三酯)在小肠内被脂肪酶水解为甘油、脂肪酸和甘油一酯。胆固醇酯在消化液中的胆固醇酯酶的作用下分解成游离的胆固醇。脂肪酸、甘油一酯、甘油及胆固醇均可被小肠黏膜上皮细胞吸收。脂肪的吸收必须在胆盐的帮助下进行,吸收机制分为主动吸收和被动吸收两种。

　　脂肪消化产物中的脂肪酸、甘油一酯和胆固醇等不溶于水,必须与胆汁中的胆盐结合成水溶性混合微胶粒,然后透过肠黏膜上皮细胞表面静水层到达细胞的微绒毛。在这里,甘油一酯、脂肪酸和胆固醇又从混合微胶粒中释放出来,通过单纯扩散透过微绒毛的细胞膜进入细胞内,而胆盐因不能通过细胞膜,一部分留在肠腔内继续发挥作用,另一部分在回肠吸收主动转运入血。

　　在胆盐的帮助下进入细胞内的脂肪酸、甘油一酯的随后去路取决于脂肪酸分子的大小。其中,长链脂肪酸(15 个以上碳原子的脂肪酸)和甘油一酯在上皮细胞内的内质网中重新合成甘油三酯,胆固醇则在细胞内酯化形成胆固醇酯,二者再与细胞内生成的载脂蛋白一起构成乳糜微粒(chylomicron),乳糜微粒以耗能性的出胞的方式进入细胞间隙,再扩散入淋巴液,属于主动吸收(图 6-11)。而甘油和中、短链脂肪酸在小肠上皮细胞内不再变化,因能溶于水,可直接从细胞内扩散到组织间液中,再扩散入血液,属于被动吸收。

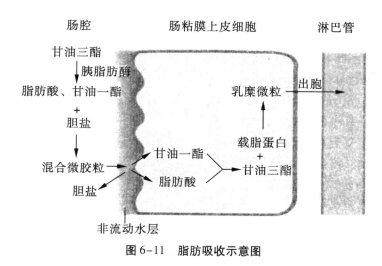

图 6-11　脂肪吸收示意图

　　脂肪的吸收途径有淋巴和血液两条途径,因膳食中的动、植物油含长链脂肪酸较多,故脂肪的吸收途径以淋巴为主。

　　肠道中的胆固醇来自食物和胆汁。其吸收过程和吸收途径与长链脂肪酸相同。胆固醇的吸收受多种因素影响,食物中的脂肪和脂肪酸可提高胆固醇的吸收,而各种植物固醇以及食物中不能被利用的纤维素、果胶、琼脂等则减少其吸收。胆固醇与动脉粥样硬化有着密切关系,降低饮食中脂肪和胆固醇的含量,限制肠道对胆固醇的吸收,是控制血浆胆固醇浓度的有效措施之一。

(四)水的吸收

　　在消化道各段内,水的吸收都是被动吸收,主要依靠渗透作用。随着各种溶质,特别是 NaCl 的吸收,小肠黏膜上皮细胞内的渗透压升高,于是,水就顺渗透压差扩散而被小肠直接吸收入血。

　　肠道不仅吸收来自食物中的水(1.5 ~ 2 L),而且每天还吸收约 6 ~ 8 L 的消化液,两者之和达 8 ~ 10 L 左右,随粪便排出的水仅为 0.1 ~ 0.2 L,其余经过消化道时几乎全部被吸收。在严重腹泻、呕吐时,会使人体消化液大量丢失,导致体内水和电解质平衡紊乱,破坏内环境相对稳定,甚至危及生命。所以在临床上对严重腹泻、呕吐的病人,应及时补充水分和无机盐。

(五)无机盐的吸收

　　无机盐的吸收均以离子形式吸收。各种无机盐吸收的难易程度不同。一般来说,一价的碱性盐类(Na⁺、K⁺)吸收快,多价的碱性盐类(Mg²⁺、Ca²⁺)吸收慢。凡与钙结合形成沉淀的盐类(硫酸钙、磷酸钙、草酸钙等)则不能被吸收。

1. 钠的吸收　人体每天摄入的 Na^+ 和消化腺分泌的 Na^+，约有 95% ~ 99% 被吸收入血。Na^+ 的吸收是主动的。Na^+ 的吸收与肠黏膜上皮细胞膜上的 Na^+ 泵活动是分不开的。由于 Na^+ 泵的活动，使肠黏膜上皮细胞内 Na^+ 浓度降低，加上细胞内电位较黏膜面低 -40 mV，因此，肠腔液内的 Na^+ 可顺电-化学梯度不断向细胞内扩散。进入细胞内的 Na^+ 又通过细胞膜上 Na^+ 泵的活动，逆电-化学梯度进入血液，因此，Na^+ 的吸收是通过主动吸收来完成的。

2. 铁的吸收　人每日吸收的铁约为 1 mg，仅为每日膳食中含铁量的 1/10。铁的吸收与人体对铁的需要量有关。孕妇、儿童和急性失血患者对铁的需要量增加，铁的吸收也增加。食物中的铁绝大部分是三价的高铁形式，不易被吸收，必须还原为亚铁后才能被吸收。亚铁的吸收速度比相同量的高铁要快 2 ~ 5 倍。维生素 C 能将高铁还原为亚铁而促进铁的吸收。铁在酸性环境中易溶解而便于被吸收，故胃酸能促进铁的吸收。因此，胃大部分切除的病人，常伴有缺铁性贫血。给贫血的病人补充铁时，应补充二价铁，并应配合口服维生素 C 或稀盐酸，以促进铁的吸收。

铁主要吸收的部位在十二指肠和空肠。铁的吸收是主动过程。十二指肠和空肠的肠黏膜上皮细胞释放的转铁蛋白，与铁离子结合成复合物，通过入胞作用进入细胞内。进入细胞内的铁，一部分从细胞膜以主动转运形式进入血液。其余则与胞内的铁蛋白（ferritin）结合，留在细胞内不被吸收，以防铁的过量吸收。

3. 钙的吸收　食物中的钙只有一小部分被吸收，大部分随粪便排出体外。正常人每日钙的净吸收量为 100 mg。钙只有呈离子状态下才能吸收，影响钙吸收的因素很多。①维生素 D 促进小肠对钙吸收，又能协助钙从细胞进入血液，因此，维生素 D 对钙的吸收非常重要。当维生素 D 缺乏时，小肠吸收钙减少，将会引起维生素 D 缺乏症，儿童为佝偻病，成人为软骨病。②肠内容物的酸度对钙的吸收有重要影响，在 pH 约为 3 时，钙呈离子状态，最容易被吸收。③钙盐只有在溶解状态（如氯化钙、葡萄糖酸钙），才能被吸收。当肠内容物中磷酸盐、草酸盐过多，会形成不溶性的磷酸钙、草酸钙，妨碍钙的吸收。④脂肪对钙的吸收有促进作用，脂肪的分解产物脂肪酸，可与钙结合形成钙皂，钙皂与胆汁酸结合形成水溶性复合物而被吸收。⑤孕妇、乳母和儿童因对钙的需要量增加，钙的吸收量增加。

钙的吸收部位在十二指肠和空肠，十二指肠吸收钙的能力最强。钙的吸收是主动转运过程，进入肠黏膜细胞的钙通过位于细胞底膜和侧膜上的钙泵活动主动转运入血。

4. 负离子的吸收　小肠吸收的负离子主要有 Cl^- 和 HCO_3^-。由于钠泵活动产生的电位差，可促使肠腔内的负离子如 Cl^- 和 HCO_3^- 向细胞内转移而被动吸收。有证据表明，负离子也可独立进行移动。

(六) 维生素的吸收

维生素分为水溶性维生素和脂溶性维生素两大类。水溶性维生素主要以扩散的形式在小肠上段被吸收。维生素 B_{12} 必须与胃黏膜分泌的内因子结合形成水溶性复合物才能在回肠被吸收。脂溶性维生素 A、D、E、K 的吸收机制与脂肪吸收相似，需要胆盐的帮助才能被吸收，它们先与胆盐结合形成水溶性复合物，通过小肠黏膜表面的静水层进入细胞，然后与胆盐分离，再透过细胞膜进入血液或淋巴液。

（张新增　翟喜荣）

【思考题】

1. 简述消化道平滑肌的一般生理特性。
2. 比较交感神经和副交感神经对消化器官活动的调节作用。
3. 说出胃液、胰液、胆汁的主要成分和作用。
4. 说出胃液三期分泌的调节和特点。
5. 比较胃和小肠的运动形式及其作用。
6. 简述小肠是主要吸收部位的有利条件。
7. 简述糖、蛋白质、脂肪的吸收的形式、机制、途径。

第七章

能量代谢和体温

学习要点

1. 掌握内容

(1) 食物的热价、氧热价、呼吸商、非蛋白呼吸商的概念。

(2) 基础代谢的概念与意义。

(3) 人体主要产热器官及皮肤散热的方式。

2. 熟悉内容

(1) 影响能量代谢的主要因素。

(2) 体温调节的控制系统,下丘脑的整合作用。

3. 了解内容

(1) 机体能量的来源和主要去路。

(2) 机体体温的正常变异和测定方法。

第一节　能量代谢

　　能量代谢(energy metabolism)是指体内伴随物质代谢过程而发生的能量释放、转移、贮存和利用的过程。能量代谢与物质代谢是密不可分的。物质代谢是指外界物质以食物形式被人体摄入消化道,通过消化吸收过程进入血液,而后被运输到各器官,在那里发生一系列的化学变化,包括合成代谢和分解代谢。合成代谢是指机体将摄入的营养物质合成自身结构成分及能量储备的过程;分解代谢是指体内物质和组织成分被分解氧化,并释放能量的过程。由此可见,在物质的分解与合成过程中,同时伴随着能量的释放、利用与储备。

一、能量的来源与去路

（一）能量的来源

机体所需要的能量主要来源于糖、脂肪和蛋白质三大营养物质的氧化分解。在以米面为主食的我国人民，70% 以上的能量来源于糖，糖是机体重要的供能物质。在正常情况下，大脑消耗的能量几乎全部来源于葡萄糖。糖分解供能的途径随供氧情况的不同而异。在供氧充分时，通过有氧氧化供能；在供氧不足时，则通过无氧酵解供能。脑组织主要依靠糖的有氧氧化提供能量，因此对低氧非常敏感。当体内低氧和血糖水平过低时，均可导致意识障碍、昏迷。脂肪既是人体内重要的供能物质同时又是能源物质储存的主要形式。脂肪通过氧化供能，每克脂肪氧化所释放的能量约为同等量的糖或蛋白质在体内氧化所释放能量的 2 倍。在正常情况下，人体主要利用体内的糖和脂肪供能，而不依靠蛋白质供能，蛋白质在体内主要是构成机体组织的原料。只有在长期不能进食或消耗量极大而使体内的糖原和贮存的脂肪被大量消耗后，机体才通过分解蛋白质供能，以维持机体基本的生命活动。

（二）能量的去路

在体内，能源物质所释放的能量，其中约 50% 迅速转化为热能，以维持体温，并不断通过体表散发。其余部分的能量转移给三磷酸腺苷（ATP）。ATP 广泛存在于人体所有细胞中，它的分子中蕴藏着大量的能量。ATP 既是体内重要的储能物质，又是直接的供能物质，它所释放的能量可供机体完成各种生理活动（图 7-1）。ATP 内储存的能量，经生理活动利用后，其绝大部分最终也转化为热能。经常劳动或运动的人，肌肉中的 ATP 含量比一般人多；相反，肌萎缩、肌无力的人，肌肉中的 ATP 含量则较低。因此，临床上常把 ATP 作为辅助性药物用于心肌炎、肝炎、神经炎和肌萎缩等疾病的治疗。

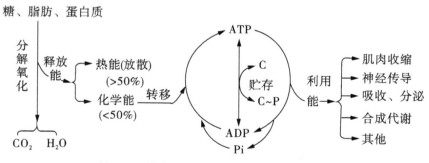

图 7-1 体内能量的释放、转移、贮存和利用
C. 肌酸 Pi. 无机磷酸 C~P. 磷酸肌酸

二、能量代谢的测定

依照能量守恒定律，能量由一种形式转化为另一种形式的过程中，能量既不增加，也

不减少。机体的能量代谢也遵循这一普遍规律,即机体在整个能量转化的过程中,所利用的蕴藏于食物中的化学能,应等于最终转化成的热能与所做的外功之和。如果避免肌肉做外功,那么,只要测出机体单位时间内的产热量,便可估算出机体的能量代谢率(energy metabolic rate)。

测定机体在单位时间内发散的总热量的方法有直接测热法和间接测热法两种。在实际工作中,一般采用的是简便、易行的间接测热法。

(一)间接测热法的原理

间接测热法是根据人体内糖、脂肪、蛋白质在氧化分解时所消耗的氧量和产生的二氧化碳量之间,以及耗氧量与产生的热量之间的定比关系,来推算机体在单位时间内的产热量。

为了更好地理解间接测热法的原理和过程,必须了解食物的热价、氧热价和呼吸商等概念。

1. 食物的热价　1 g 食物氧化时所释放的热量称为食物的热价(thermal equivalent of food)。1 g 糖或脂肪的生物热价(体内氧化)和物理热价(体外燃烧)是相等的,分别为 17.15 kJ 和 39.75 kJ。但蛋白质的生物热价和物理热价是不同的,1 g 蛋白质在体内氧化时所释放的热量为 17.99 kJ,而在体外燃烧时所产生的热量为 23.43 kJ。这是由于蛋白质在体内氧化不完全,有一部分以尿素形式排出体外的缘故。

2. 食物的氧热价　某种营养物质氧化时,每消耗 1L 氧所产生的热量,称为该物质的氧热价(thermal equivalent of oxygen)。三种营养物质的氧热价分别是,糖为 21.0 kJ,脂肪为 19.7 kJ,蛋白质为 18.8 kJ。氧热价是测算能量代谢的一个重要参数。

3. 呼吸商　营养物质在体内氧化时,在一定时间内产生的二氧化碳量与耗氧量的比值(CO_2/O_2)称为呼吸商(respiratory quotient,RQ)。由于糖、脂肪和蛋白质各自分子结构中碳、氧含量不同,氧化时 CO_2 的产生量和耗 O_2 有所不同,因此三者的呼吸商也不相同(表7-1)。葡萄糖氧化时所产生的 CO_2 量和消耗的 O_2 量是相等的,呼吸商等于1;脂肪的呼吸商约为 0.7;蛋白质在体内不能完全氧化,经推算其呼吸商约为 0.80。因此,可以根据呼吸商的大小来推测能量的主要来源。正常情况下,人吃的是混合食物,而体内能量又主要来自于糖和脂肪的氧化,蛋白质可忽略不计。因此把这种由糖和脂肪按不同比例混合氧化时,从所产生的 CO_2 量和耗 O_2 量推算出的呼吸商,称为非蛋白呼吸商(non-protein respiratory quotient,NPRQ)。非蛋白呼吸商(约为 0.82)与氧热价之间有一定的比例关系(表7-1)。

表 7-1　非蛋白呼吸商与氧热价

非蛋白呼吸商	氧化百分比		氧热价
	糖(%)	脂肪(%)	
0.71	0.0	100.0	19.6
0.75	15.6	84.4	19.8
0.80	33.4	66.6	20.1

续表7-1

非蛋白呼吸商	氧化百分比		氧热价
	糖(%)	脂肪(%)	
0.82	40.3	59.7	20.2
0.85	50.7	49.3	20.3
0.90	67.5	32.5	20.6
0.95	84.0	16.0	20.9
1.00	100.0	0.0	21.1

（二）能量代谢率的简易测算方法

测定能量代谢对于临床医学多种学科都有重要的意义。在实际工作中,常采用间接测热法来推算能量代谢率。其步骤是:

1. 测定单位时间内的 CO_2 产生量和 O_2 耗量,并据此算出呼吸商。

2. 以算出的呼吸商作为非蛋白呼吸商,从非蛋白呼吸商与氧热价对应关系表中查出相应的氧热价。

3. 利用公式:产热量 = 氧热价(kJ/L)×O_2 耗量(L),求出单位时间内的产热量,即能量代谢率。

（三）能量代谢的衡量标准

多年研究表明,机体能量代谢率(即单位时间内的产热量)的高低与体重并不成比例关系,而与体表面积基本上成正比。若以每千克体重的产热量进行比较,则瘦小者每千克体重的产热量将显著地高于高大者。若以每平方米体表面积的产热量进行比较,则无论瘦小者或高大者,其每平方米体表面积每24 小时的产热量就很接近。因此,能量代谢率通常是以每小时、每平方米体表面积的产热量来计算的,其单位是 $kJ/(m^2 \cdot h)$ 。

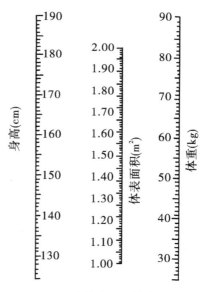

图7-2　人体表面积检索图

人的体表面积可根据图7-2 直接查出,也可按身高和体重两项数据用下列公式求得:

$$体表面积(m^2) = 0.0061×身高(cm)+0.0128×体重(kg)-0.1529$$

三、影响能量代谢的主要因素

影响能量代谢的主要因素有肌肉活动、环境温度、食物的特殊动力效应和精神活动等。

（一）肌肉活动

肌肉活动对于能量代谢的影响最为显著。机体任何轻微的活动都可提高能量代谢率。运动强度越大,O_2耗量越多,能量消耗也越多。人在剧烈运动或劳动时,机体的产热量可达安静时的 10~20 倍,而且在肌肉活动停止后的一段时间内,能量代谢仍然维持在较高水平。所以能量代谢率可作为评价劳动强度或运动强度的指标(表 7-2)。

表 7-2　劳动或运动时的能量代谢值

肌肉活动形式	平均产热量[kJ/(m² · min)]
静卧休息	2.73
出席会议	3.40
擦窗	8.30
洗衣物	9.89
扫地	11.36
打排球	17.04
踢足球	24.96

(二)环境温度

人体安静时的能量代谢,在 20℃~30℃的环境中最为稳定。实验证明,当环境温度低于 20℃时,代谢率开始增加;在 10℃以下,代谢率明显增加。这主要是因为寒冷刺激反射性地引起寒战和肌肉紧张度增加所致。当环境温度超过 30℃时,代谢率也会增加,这可能与体内生化反应速度加快、出汗,以及循环和呼吸活动加强等因素有关。

(三)食物的特殊动力效应

人从进食后 1 小时左右开始,延续到 7~8 小时左右,在这段时间内虽然处于安静状态,但机体所产生的热量却要比未进食前有所增加。这种由进食引起机体产生额外热量的现象,称为食物的特殊动力效应(specific dynamic effect)。据测定,不同食物所产生的特殊动力效应也有所不同,蛋白质食物最大,可达 30% 左右;糖或脂肪类食物约为 4%~6%;混合食物为 10% 左右。目前认为,食物的特殊动力效应可能与肝脏对消化吸收后的营养物质进行加工处理有关,特别是与氨基酸的氧化脱氨基作用有关。

(四)精神活动

当人处于激动、焦虑或恐惧等紧张状态时,能量代谢率往往会明显增加。其原因一方面是由于骨骼肌紧张性增强,使产热量增加;另一方面是交感神经兴奋,引起肾上腺素、去甲肾上腺素和甲状腺素分泌增加,使机体代谢增强,产热增加。

四、基础代谢

基础代谢是指人体处于基础状态下的能量代谢。单位时间内的基础代谢称为基础代谢率(basal metabolic rate,BMR)。所谓基础状态是指人在室温 20~25℃、空腹(禁食12 h以上)、清醒而又极其安静的状态。这时人体各种生理活动和代谢都比较低而稳定,能量消耗仅限于维持心跳、呼吸以及其他基本生命活动的需要。所以临床上基础代谢率的测定,规定必须在以下条件下进行:①清晨空腹,距前次进餐 12 h 以上,前次进餐必须是清素食物,以排除食物特殊动力效应的影响;②平卧使全身肌肉放松,以排除肌肉活动的影响;并要求被测者尽力排除精神紧张、焦虑和恐惧等心理;③室温保持在 20~25℃之间,以排除环境温度的影响。基础代谢率通常以 kJ/(m² · h)来表示。基础代谢率与年龄、性别均有关系。我国正常人基础代谢率的平均值如表 7-3 所示。

临床测定基础代谢率的数值,同表 7-3 所列正常均值比较,相差在 ±10%~±15% 以内都属于正常。如果相差超过±20%时,才有可能是病理情况。在各种疾病中,甲状腺功能改变对基础代谢率的影响最为显著,如甲状腺功能减退时,基础代谢率将比正常值低20%～40%;甲状腺功能亢进时,基础代谢率可比正常值高25%～80%。所以基础代谢率的测定,是临床诊断甲状腺疾病的重要辅助方法,其他如肾上腺皮质及脑垂体功能低下时,基础代谢率也可能降低;发热时基础代谢率也会升高,体温每升高1℃,基础代谢率一般要增加13%。

表7-3 我国正常人基础代谢率的平均值[kJ/(m²·h)]

性别	11～15 岁	16～17 岁	18～19 岁	20～30 岁	31～40 岁	41～50 岁	>51 岁
男	195.5	193.5	166.2	157.8	158.6	154.0	149.0
女	172.5	181.7	154.0	146.5	146.9	142.4	138.6

第二节 体温及调节

人体的温度,可分为体表温度和体核温度两部分。体表温度是指体表及体表下结构(如皮肤、皮下组织和部分肌肉)的温度;体核温度是指机体深部结构(如内脏、脑和部分肌肉)的温度。生理学所说的体温是指机体深部的平均温度,即体核温度。低等动物,如爬虫类、两栖类的体核温度随着环境温度的变化而变化,故称变温动物。而人和高等动物的体核温度则相对稳定,因而称为恒温动物。体表温度要低于体核温度,而且由表及里,存在着比较明显的温度梯度。特别是体表的最外层——皮肤,受环境和衣着的影响,温度波动的幅度最大;且人体不同部位的皮肤温度差异也较大。体核温度虽然相对稳定,但由于代谢水平不同,各内脏器官的温度也略有差异。肝脏温度在全身中最高,为38℃左右;脑产热较多,温度也接近38℃;肾、胰及十二指肠等温度略低;直肠温度则更低。

体温的相对稳定,是内环境稳态的重要指标之一,是机体新陈代谢和各种生命活动正常进行的必需条件。新陈代谢和生命活动都是以酶促反应为基础的,而酶必须在适宜的温度条件下才能有效地发挥作用。体温过高或过低,都将导致体内酶活性降低,使酶促反应降低甚至丧失,新陈代谢发生障碍,从而影响生命活动的正常进行。体温超过42℃或低于23℃时,将会危及生命。

一、人的正常体温及其生理变动

(一)体温的测量部位和正常值

由于体核温度不易测量,所以,测量人体的温度只能选择接近体核温度,并且便于操作的部位。为此,临床上通常采用口腔、腋窝、直肠等处作为测量体温的部位。口腔(舌下)温度的正常值为36.3℃～37.2℃。腋窝温度的正常值为36℃～37℃,测量腋窝温度时,要求腋窝干燥、无汗时夹紧体温计并且留置10分钟。直肠温度的正常值为36.5℃～37.7℃,测量直肠温度时,若将体温计插入直肠6 cm以上,所测得的温度值接近体核温度。此外,鼓膜温度变化大致与下丘脑温度变化一致,故生理学实验中常以鼓膜温度作为脑组织温度的指标。

(二)体温的生理变动

人的体温虽然比较稳定,但这并不意味着其数值是一成不变的。在生理情况下,体温可随昼夜、性别、年龄和肌肉活动等因素影响而有所变化,但这种变化的幅度一般不超过1℃。

1. 昼夜变化　正常人的体温在一昼夜之间呈现周期性波动,清晨2~6时最低;午后2~6时最高。体温的这种波动可能与下丘脑的生物钟功能及内分泌腺节律性活动有关。长期夜班工作的人,上述周期性波动可能发生颠倒,即夜间体温升高,白昼体温下降。

2. 性别　成年女性的基础体温比同龄男性平均高0.3℃,且随月经周期而有规律地波动。月经期及排卵前期体温较低,排卵日体温降至最低,排卵后体温回升到较高水平,这种体温升高一直持续到下一次月经期开始再次下降(图7-3)。这种周期性变动,与女性激素的分泌周期有关。因此,测定成年女性的基础体温有助于了解有无排卵和排卵日期。排卵后的体温升高,很可能是孕激素作用的结果。女性在妊娠早期,因孕激素水平较高,体温亦较高。

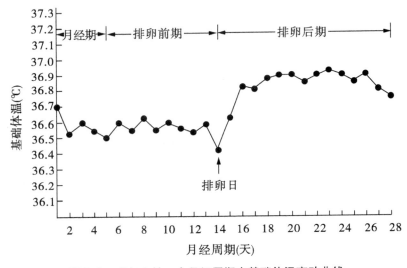

图7-3　成年女性一个月经周期中基础体温变动曲线

3. 年龄　幼儿体温略高于成人,老年人体温又呈下降趋势,这与基础代谢率的年龄差异是一致的。新生儿,特别是早产儿,由于体温调节机构发育还不完善,调节体温能力差,其体温容易受外界环境温度的影响而波动较大。有人观察到,如果不注意保温,洗澡时婴儿的体温可变化2℃~4℃之多。因此,对婴幼儿应加强保温护理。

4. 肌肉活动　肌肉活动时,能量代谢率增加,产热量明显增多,体温升高。在剧烈肌肉活动(劳动或运动)时,体温可升高1℃~2℃,肌肉活动停止后可逐渐恢复。因此测量体温前应让受试者安静一段时间,测量小儿体温时应防止其哭闹。此外,麻醉药物因可抑制体温调节中枢,扩张皮肤血管,增加体热散发,从而降低体温。情绪激动、精神紧张、环境温度和进食等情况都会影响体温。因此,在测量体温时也应考虑这些因素。

二、机体的产热与散热

　　人体在代谢过程中,不断地产热,同时又不断地将热量向外界散发出去。人体体温的维持正是产热和散热两个生理过程保持动态平衡的结果(图7-4)。

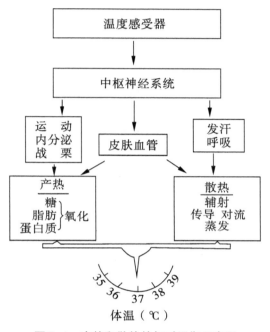

图7-4　产热和散热的相对平衡示意图

(一)机体的产热

　　人体的热量来自体内各组织器官所进行的氧化分解反应。安静状态时,主要的产热部位是脑和内脏器官。肝是体内代谢最旺盛的内脏器官,按单位重量计算,肝组织产热量最大。劳动或运动时,产热的主要器官是全身的骨骼肌。骨骼肌的产热潜力最大,剧烈运动情况下,其产热量占全身总产热量的比例,由平静状态下的18%上升达90%(表7-4,表7-5)。另外人体在寒冷环境中发生的战栗,即骨骼肌屈肌和伸肌同时发生的不随意节律性收缩,其意义在于最大限度地增加产热量,可使代谢率提高4~5倍,因而,在补充人体体热散失,维持体温方面有一定作用。其他如甲状腺激素和肾上腺髓质激素,均有直接促进细胞代谢,增加产热的作用。交感神经兴奋具有与肾上腺髓质激素相同的效应。

表7-4   几种组织、器官的产热百分比

器官、组织	占体重百分比(%)	产热量(%)	
		安静状态	劳动或运动
脑	2.5	16	1
内脏	34.0	56	8
骨骼肌	56.0	18	90
其他	7.5	10	1

表7-5   温和气温时人体散热方式及其所占百分比

散热方式	散热量(kJ)	所占百分比(%)
辐射、传导、对流	8 793.00	70.0
皮肤水分蒸发	1 820.04	14.5
呼吸道水分蒸发	1 004.16	8.0
呼出气	439.32	3.5
吸入气加温	313.80	2.5
粪、尿	188.28	1.5
合计	12 552.00	100.0

（二）机体的散热

机体散热的主要部位是皮肤。当环境温度低于皮肤温度时,有70%左右的体热通过辐射、传导和对流等方式向外界环境散发;一部分体热通过皮肤水分蒸发;仅有3%左右的热量随呼吸、排尿和排便散失。

1. 散热方式

(1)辐射散热   辐射散热(thermal radiation)是指机体以发射红外线的形式将体热传给外界较冷物体的一种散热方式。在安静状态下,机体以此种方式散发的热量占总散热量的60%左右。辐射散热量的多少取决于皮肤与环境间的温度差,以及机体的有效辐射面积等因素。温差越大,或有效辐射面积越大,辐射散热量越多。

(2)传导散热   传导散热(thermal conduction)是指机体的热量直接传给同它接触的较冷物体的一种散热方式。机体深部的热量以传导的方式传到皮肤,再由皮肤直接传给同它接触的物体。传导散热量的多少与所接触物体的面积、温差、导热性及热容量等有关。另外,人体脂肪也是热的不良导体,因此肥胖者由深部向体表的传导散热量要少些,所以胖人在夏天较瘦人怕热。水的导热性好,热容量大,因此冷水浴可有效散热。临床上利用冰袋、冰帽等给高热病人降温,也是利用皮肤与冰袋间的巨大温差来增强传导散热的。

(3)对流散热   对流散热(thermal convection)是通过气体的流动来交换热量的一种散热方式。平常人体周围总是绕有一层同皮肤接触的空气,当人体的热量传给这一层空

气后,受热的空气不断上升流走,再由较冷的空气下降到体表,与皮肤进行热量交换。这样周而复始,体热就将不断地发散到空间。对流是传导散热的一种特殊形式。对流散热的多少,受风速影响极大。风速越大,对流散热量越多。因此夏天用风扇,可感到凉爽;而冬天刮风时,对流散热增加,人就会感到特别寒冷,需要增加衣着来保暖御寒。

(4)蒸发散热　蒸发散热(evaporation)是指水分在体表吸收体热而发生汽化时,将热量散发的一种散热方式。在正常体温条件下,每蒸发 1 g 水可带走 2.431 kJ 热量,因此蒸发散热是一种十分有效的散热方式。当环境温度等于或高于皮肤温度时,机体通过辐射、传导和对流的散热活动就会停止,此时蒸发散热便成为机体唯一的散热方式。临床上对高热病人采用酒精擦浴,就是利用酒精的易蒸发性,增加蒸发散热,而达到降温的目的。

蒸发散热可分为不显汗和发汗两种。不显汗是指体液的水分在体表未聚成明显水滴之前的直接蒸发,因不被察觉,又称不感蒸发(insensible perspiration)。不显汗与汗腺活动无关,也不受生理性体温调节机制的控制,即使在寒冷的冬季也存在。当环境温度低于30℃时,人体一昼夜不显汗量为 1000 mL 左右,其中通过皮肤蒸发约 600~800 mL,通过呼吸道黏膜约 400 mL。当环境温度升高,人体活动增加或发热时,不显汗可以增加;当环境温度降低或病人休克时,不显汗减少。因此,给病人补液时,应当考虑到由不显汗丧失的液体量。

发汗(sweating)是指汗腺分泌的汗液在皮肤表面形成明显汗滴而蒸发散热,也称可感蒸发。发汗受环境温度、劳动或运动强度、空气湿度及风速大小等因素的影响,与机体的体温调节密切相关。人在安静状态下,当环境温度达 30℃ 时便开始发汗;若空气湿度较大,且衣着较多时,气温达 25℃ 时便可发汗;在劳动或运动时,气温即使在 20℃ 以下也可出现发汗。在高温、空气湿度大、风速小时,汗液蒸发困难,会感到闷热,容易造成体热聚积,引起中暑。先天性汗腺缺乏症、大面积烧伤的病人,由于汗腺分泌障碍,不能蒸发散热,所以在热环境中体温可明显升高。

汗液中水分占 99% 以上,而固体成分则不到 1%。固体成分中,大部分为 NaCl,也有少量 KCl、尿素等。刚从汗腺细胞分泌出来的汗液与血浆是等渗的,但在流经汗腺管腔时,在醛固酮的作用下,由于部分 Na^+、Cl^- 被重吸收,最后排出的汗液是低渗的(0.3% NaCl)。因此,当机体大量出汗而造成脱水时,常导致高渗性脱水。若发汗速度过快,由于汗腺管来不及吸收 NaCl,机体的水分和 NaCl 都会大量丢失,所以此时除要注意及时补充水分外,还应补充 NaCl,以免机体发生电解质紊乱。

2. 散热调节

(1)皮肤循环的调节　辐射、传导和对流散热量的多少取决于皮肤和环境之间的温差。机体可以通过交感神经系统调节皮肤血管的口径、改变皮肤的血流量而控制皮肤温度,从而调节机体的散热量。在炎热环境中,交感神经紧张性较低,皮肤小动脉舒张,动—静脉吻合支也开放,皮肤血流量增加,于是较多的体热由机体深部被带到体表,皮肤温度升高,散热作用增强;反之,在严寒环境下,交感神经紧张性增高,皮肤小动脉收缩,动—静脉吻合支也关闭,皮肤血流量减少,皮肤温度降低,散热作用减少。

(2)汗腺活动的调节　人体有大汗腺和小汗腺之分。大汗腺局限于腋窝和外阴等处,与体温调节无关,因此,通常所说的汗腺是指小汗腺而言。小汗腺分布于全身皮肤,受交感胆碱能神经纤维支配,在体温调节中起着重要作用。发汗是一种反射性活动,其中枢分布于大脑皮层至脊髓的中枢神经系统中,主要在下丘脑。由温热性刺激引起的发汗和汗腺分泌称为温热性出汗。引起发汗中枢兴奋的因素有两种,一是流人中枢的血液温度直接刺激发汗中枢;二是温热性刺激作用于皮肤温热感受器反射性引起发汗。但以前者的作用更为主要。由情绪激动或精神紧张,反射性地引起手掌、足跖及前额等部位的汗腺分泌,称为精神性发汗。精神性发汗的中枢可能在大脑皮层的运动前区。精神性发汗在体温调节中意义不大,可能是肾上腺素能纤维的作用。上述两种发汗类型并不是截然分开的,而是经常以混合形式出现的。如在劳动或运动时的出汗就是如此。汗腺分泌除受神经调节外,也受体液因素的影响。乙酰胆碱能促进小汗腺的分泌,阿托品可阻断发汗;肾上腺素可加强乙酰胆碱对汗腺的刺激作用。此外,汗腺活动时可释放一种激肽原酶,它可使组织液中的激肽原转变为缓激肽,后者能使汗腺和皮肤血管进一步舒张,以适应汗腺活动时的血供需要。

三、体温调节

机体体温之所以能保持相对稳定,是因为产热和散热两个过程保持动态平衡。而产热和散热保持动态平衡乃是体温调节的结果。体温调节有两种方式,即自主性体温调节(非意识性体温调节)和行为性体温调节(意识性体温调节)。自主性体温调节是机体在体温调节机构的控制下,通过增减皮肤血流量、发汗、战栗等生理调节反应,使体温维持在相对稳定的水平。下面主要介绍自主性体温调节。

(一)温度感受器

1. 外周温度感受器 存在于皮肤、黏膜和内脏等处,包括热感受器和冷感受器。它们感受内外环境温度的变化,引起体温调节反应。

2. 中枢温度感受器 是存在于中枢神经系统内对温度变化敏感的神经元。脊髓、脑干网状结构以及下丘脑等处都含有这样的温度敏感神经元。其中有些神经元在局部脑组织温度升高时,冲动发放频率增加,称为热敏神经元;有些神经元在局部脑组织温度降低时,冲动发放频率增加,称为冷敏神经元。在视前区-下丘脑前部存在有较多的热敏神经元和少量的冷敏神经元,它们在体温调节中起着重要作用。

(二)体温调节中枢

虽然从脊髓到大脑皮层的整个中枢神经系统中都存有调节体温的中枢结构,但据多种恒温动物脑分段切除实验证明,只要保持下丘脑及其以下部位神经系统结构的完整,动物便具有维持体温相对稳定的能力。这就说明体温调节的基本中枢位于下丘脑。视前区-下丘脑前部的某些温度敏感神经元不仅能感受局部脑温的变化,而且能对其他途径传人的温度变化信息做整合处理。因此,视前区-下丘脑前部是体温调节中枢整合机构的中心部位。该处的冷敏神经元和热敏神经元分别调节着机体的产热和散热过程。

(三)体温调节机制

关于自主性体温调节机制,目前多用调定点学说进行解释。所谓调定点,即视前区-下丘脑前部温度敏感神经元活动引起机体产热和散热相对平衡所决定的体温恒定水平。调定点学说认为,体温的调节类似于恒温器温度的调节。视前区-下丘脑前部的温度敏感神经元在体温调节中起着决定调定点的作用。冷、热敏神经元在局部温度不同和外周传人温度信息不同的情况下,各自活动的强度不同。正常人,体温一般维持在37℃左右,就是冷敏神经元和热敏神经元活动相协调,引起机体产热和散热相对平衡的结果。当体温超过37℃时,热敏神经元活动增强,引起机体散热增多;冷敏神经元活动减弱,引起机体产热减少,从而使升高的体温调回到37℃。相反,当体温低于37℃时,冷敏神经元活动增强,引起机体产热增多;热敏神经元活动减弱,使机体散热减少,使体温又回升到37℃。所以正常人的体温总是维持在37℃左右的水平(图7-5)。

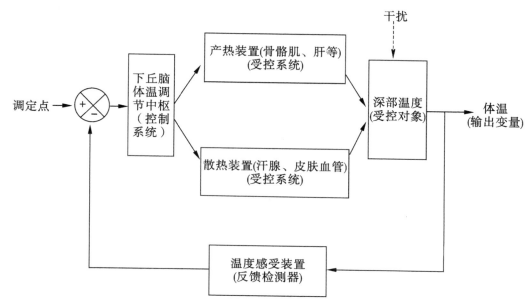

图 7-5　体温调节自动控制示意图

调定点学说表明,正常体温的维持是视前区-下丘脑前部冷、热敏神经元正常功能活动的结果。这就不难理解,任何原因引起了视前区-下丘脑前部冷、热敏神经元功能状态的改变,势必会引起调定点的位移——体温水平的升高或降低。例如,由细菌所引起的机体发热,可能是在其致热原的作用下,使热敏神经元对温度感受的阈值升高,即调定点上移所致。如调定点上移至39℃,但体内无那么多体热,而体温在39℃以下时,即可兴奋冷敏神经元而引起产热增加,患者表现畏寒、战栗、无汗等发热的临床表现。当体热增加到使体温上升至39℃时才出现散热反应。只要致热因素不消除,产热和散热过程就继续在此新的体温水平上保持平衡。这就是说,发热时体温调节功能并无障碍,而是由于调定点上移,体温才升高到发热的水平。

某些解热药(如阿司匹林)之所以能降低体温,可能就是阻断了致热原的作用,使调定点恢复到正常水平。

(四)行为性体温调节

行为性体温调节是指机体通过有意识的、适应性的行为活动来保持体温的相对稳定。例如,人在严寒中如果衣着不多,在发生战栗的同时,还会有意识地采取拱肩缩背、踏步或跑步等御寒行为。人类还能随环境温度的改变增减衣着、创造人工气候环境以御寒或祛暑。就人而论,行为性体温调节是有意识地活动,是对自主性体温调节的补充。

综上所述,机体通过自主性体温调节和行为性体温调节,使其体温在复杂多变的温度环境中维持相对稳定。

（林雪霞）

【思考题】

1. 说出能量代谢率、基础代谢率、体温、调定点的概念。
2. 简述影响能量代谢的因素。
3. 说出测定基础代谢率的条件。
4. 机体散热的主要部位及散热方式有哪些?
5. 简述在寒冷或温热环境中体温能保持相对稳定的机制。

第八章

肾脏的排泄功能

学习要点

1. 掌握内容
（1）肾小球的滤过、肾小球有效滤过压、肾小球滤过率、滤过分数的概念。
（2）影响肾小球滤过的因素。
（3）几种物质重吸收部位与机制：Na^+、Cl^-、水、HCO_3^-、K^+、葡萄糖。
（4）抗利尿激素和肾素-血管紧张素-醛固酮系统的生成及作用。
2. 熟悉内容
（1）滤过膜的结构、功能特点。
（2）肾小管与集合管分泌与排泄功能。
（3）多尿、少尿和无尿的概念。
3. 了解内容
（1）肾髓质渗透梯度的形成及与尿液浓缩稀释的关系。
（2）尿的排放。

  肾脏是人体最主要的排泄器官。排泄是指机体将物质代谢的终产物和进入体内的异物以及过剩的物质，经过血液循环由相应的途径排出体外的过程。人体排泄的途径有如下几条途径。①呼吸器官：通过呼气排出 CO_2、少量水分和挥发性药物等。②消化器官：唾液腺可排出少量的铅和汞，消化管道可排泄由肝脏代谢代谢产生的物质如胆色素，以及经肠黏膜排出一些无机盐类。③皮肤：包括皮肤蒸发的水分和汗腺分泌的汗液，汗液中含有水分、少量尿素和盐类。④肾：通过尿的生成排出代谢终产物和过剩的物质等。肾脏以尿液形式排出的排泄物种类最多、数量最大。

第一节　概述

一、肾脏的基本功能

肾脏主要具有以下两种功能。

(一)排泄功能

肾脏最重要的功能是生成尿液,以尿的形式将体内的代谢终产物,主要是尿素、尿酸、肌酐和各种强酸盐等排出体外。同时,通过神经和体液因素对尿生成过程进行调节,随时改变对水、电解质、酸类和碱类的排出量,来维持机体水、电解质、酸碱平衡,对于保持内环境相对恒定有着极为重要的意义。一旦肾脏的功能发生障碍,不但代谢产物潴留于体内产生尿毒症,而且还可以引起水、电解质和酸碱平衡的紊乱,严重时危及生命。

(二)内分泌功能

肾脏能生成和释放多种生物活性物质,主要有肾素、促红细胞生成素、羟化维生素 D_3 和前列腺素等。肾素和前列腺素主要参与体液量和血压的调节,促红细胞生成素主要刺激骨髓加速生成红细胞,羟化维生素 D_3 主要调节机体钙的代谢。

二、尿量及尿液的理化性质

尿液的成分中95% ~97% 是水,其余3% ~5% 为固体物质。固体物质中有机物主要是尿素,还有肌酐、马尿酸、尿胆素等代谢产物,无机物主要是氯化钠,还有硫酸盐、磷酸盐和钾、铵等的盐类。

正常人每昼夜排出的尿量在 1 000 ~2 000 mL 之间,一般为 1 500 mL 左右,尿量的多少主要取决于机体每天摄入的水量和其他途径排出的水量。如果摄入的水量增多和出汗很少时,尿量则增多;反之则少。在异常情况下,尿量可明显发生改变。如果每昼夜尿量长期保持在 2 500 mL 以上,称为多尿。每昼夜尿量持续在 100 ~500 mL 之间,称为少尿,少于 100 mL 者,则称为无尿。因为通过肾的排泄物都是溶解于尿液之中并随尿排出体外的,如果一昼夜尿量少于 500 mL,排泄物将无法全部排出而在体内积聚,将给机体正常生命活动带来不良影响,甚至产生严重后果。多尿会使机体丧失水分过多而导致脱水等现象。

正常尿液为淡黄色透明液体,当尿量减少而浓缩时,颜色会变深;反之,大量饮水时尿量增加,尿液的颜色变浅。尿的密度(比重)也会随着尿中溶质浓度高低而发生变化,一般介于 1.015 ~1.025 g/cm³ 之间,最大变动范围为 1.001 ~1.035 g/cm³。尿的渗透压一般比血浆的高。正常人尿液一般呈弱酸性,pH 值为 5.0 ~7.0,最大变动范围为 4.5 ~8.0。尿液的 pH 值主要受食物的影响,荤素杂食的人,尿液呈酸性,这主要是由于蛋白质分解产生的硫酸盐、磷酸盐随尿排出所致。素食的人尿液呈碱性,这主要是由于植物中所含的酒石酸、苹果酸、枸橼酸可在体内氧化,造成尿中排出的酸性产物减少所致。

三、肾脏的结构特点

（一）肾单位与集合管

肾单位（nephron）是肾形成尿液的基本结构和功能单位，它与集合管共同完成泌尿功能。人的两侧肾有 170 万～240 万个肾单位，每个肾单位包括肾小体和肾小管两个部分（图 8-1）。

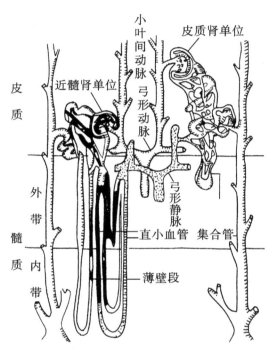

图 8-1　肾单位和肾血管示意图

集合管（collecting duct）不属于在肾单位，但在功能上和远曲小管密切相关。它在尿液生成过程中，特别是在尿浓缩过程中起着重要作用。每条集合管汇聚多条远曲小管，多条集合管又汇入乳头管。

肾单位组成部分如下：

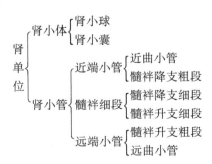

(二)皮质肾单位和近髓肾单位

肾单位按照其所在部位不同,可分为皮质肾单位和近髓肾单位,其结构特点见表8-1。肾脏从外向内可分为皮质和肾髓质,肾皮质可分为外皮质、中皮质和内皮质层。皮质肾单位存在于外皮质、中皮质层,近髓肾单位存在于内皮质层,两种肾单位在结构和功能上具有明显的差别。

表 8-1 皮质肾单位和近髓肾单位的比较

特点	皮质肾单位	近髓肾单位
分布	外中皮质层	内皮质层
数量	多,占85%~90%	少,仅10%~15%
肾小球体积	小	大
出、入球小动脉口径	入球小动脉>出球小动脉	差异甚小
出球小动脉分支	形成的毛细血管网几乎全部缠绕在皮质部分的肾小管周围	形成肾小管周围毛细血管网和"U"形直小血管
髓袢	短,只达外髓层	长、深入内髓层,甚至达到乳头部
近球小体	有,肾素含量多	几乎无
主要作用	尿的生成,产生肾素	尿的浓缩与稀释

(三)球旁器

球旁器(juxtaglomerular apparatus)又称近球小体,由球旁细胞、球外系膜细胞和致密斑组成(图8-2)。球旁细胞是位于入球小动脉中膜内的肌上皮样细胞,细胞呈球形或卵圆形,内含分泌颗粒,分泌颗粒内含肾素。球外系膜细胞是指位于入球小动脉和出球小动脉之间的一群细胞,具有吞噬功能。致密斑位于远曲小管的起始部,它可感受小管液中Na^+含量的变化,并将信息传至球旁细胞,调节肾素的释放。

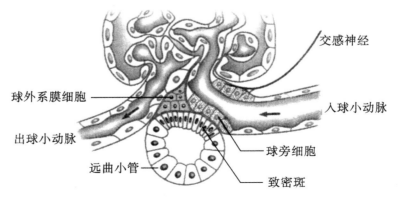

图 8-2 球旁器组成示意图

四、肾脏血液循环特征

（一）血流量大（主要分布在皮质）

肾脏的血液供应非常丰富。正常成人安静时每分钟有 1 200 mL 血液流过两侧肾脏，占心输出量的 20%～25%。其中 94% 的血液分布在肾皮质，5%～6% 分布在外髓，其余不到 1% 供应内髓。通常所说的肾血流量主要指肾皮质血流量。

（二）两套毛细血管网的血压差异大

1. 肾小球毛细血管网的血压高　肾小球毛细血管网由入球小动脉分支形成，介于入球和出球小动脉之间。在皮质肾单位，因入球小动脉粗而短，血流阻力小，流入血量大；出球小动脉细而长，血流阻力大，故肾小球毛细血管网的血压高，这有利于肾小球的滤过作用。

2. 肾小管周围毛细血管网的血压低　肾小管周围毛细血管网由出球小动脉的分支形成。在血流经过入球和出球小动脉之后，因阻力消耗，故肾小管周围毛细血管网的血压降低，这有利于肾小管对小管液中物质的重吸收。

（三）肾血流量的调节

肾血流量的调节包括肾血流量的自身调节和神经体液调节。

1. 肾血流量的自身调节　在实验中观察到，动脉血压在 80～180 mmHg 范围内变化时，肾血流量保持相对恒定，超过此范围将不能保持相对恒定（图 8-3）。实验证明以上现象在去神经或离体肾脏都存在，这表明它是一种自身调节现象。一般认为，自身调节只涉及肾皮质的血流量。

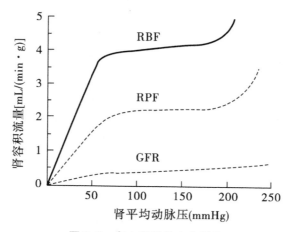

图 8-3　肾血流量的自身调节

RBF. 肾血流量　RPF. 肾血浆流量　GFR. 肾小球滤过率

关于自身调节的机制，通常用肌源学说来解释。此学说认为，当灌注压增高时，入球小动脉的管壁平滑肌因灌注压增加而受到较强的牵张刺激，平滑肌的紧张性随之增加，血管口径相应地缩小，血流阻力相应地增大，使肾血流量稳定；而当灌注压减少时则发生相反的变化。由于灌注压低于 80 mmHg 时，平滑肌已达到舒张极限，而当灌注压高于

180 mmHg 时,平滑肌已达到收缩极限。因此,血压低于 80 mmHg 和高于 180 mmHg 时,肾脏的血流量随血压的变化而变化,只有血压在 80~180 mmHg 的范围变化时,入球小动脉平滑肌才能发挥自身调节作用,保持肾血流量相对恒定。

肾血流量的自身调节,保证了肾脏排泄活动在相当大范围内不受动脉血压变化的影响,这对保持排泄功能的正常进行具有重要意义。

2. 肾血流量的神经和体液调节　神经系统对肾血流量的调节以交感神经为主。肾脏的交感神经主要分布在皮质肾单位的入球小动脉和近髓肾单位出球小动脉的平滑肌上。肾交感神经兴奋时,肾血管收缩,肾血流量减少;反之,肾血管舒张,肾血流量增多。肾上腺素和去甲肾上腺素可使肾血管收缩,肾血流量减少。血管升压素和血管紧张素也能使肾血管收缩。前列腺素可使肾血管扩张。

在正常情况下,肾脏靠自身调节来保持肾血流量的相对恒定。在紧急情况下,例如,剧烈运动、环境温度升高、大出血或中毒性休克等,全身血液将重新分配,通过神经调节和体液调节,使体内血液重新分配,减少肾血流量,从而满足心、脑等重要器官的血液供应。

第二节　尿生成过程

尿的生成过程包括三个步骤:①肾小球的滤过作用;③肾小管和集合管的选择性重吸收作用;②肾小管和集合管的分泌作用。尿生成是一个连续、复杂的过程,尿液连续不断地在肾脏中生成后,经输尿管输送至膀胱内储存。

一、肾小球的滤过作用

肾小球的滤过是尿生成的第一个步骤。肾小球的滤过作用(glomerular filtration)是指当血液流经肾小球毛细血管时,血浆中的水和小分子物质经滤过膜进入肾小囊腔形成原尿的过程。

用微穿刺技术从大鼠肾小囊内抽取出原尿进行微量化学分析,发现这些液体除了不含大分子的蛋白质外,其他成分和浓度,均与血浆基本一致,渗透压和酸碱度也与血浆相近(表8-2)。此外,实验还发现,能自由通过滤过膜的物质,不论其分子大小,都以同样的速度进入肾小囊内液中,这说明肾小囊内液是由血浆滤过所形成,而不是扩散造成的,因为物质的扩散速度与其分子质量的平方根成反比。

表 8-2　血浆、原尿和终尿主要成分比较

成分	血浆 (g/L)	原尿 (g/L)	终尿 (g/L)	终尿/血浆 (倍数)	滤过总量 (g/d)	排出量 (g/d)	重吸收率 (%)
Na^+	3.3	3.3	3.5	1.1	594.0	5.3	99
K^+	0.2	0.2	1.5	7.5	36.0	2.3	94
Cl^-	3.7	3.7	6.0	1.6	666.0	9.0	99

续表 8-2

成分	血浆 （g/L）	原尿 （g/L）	终尿 （g/L）	终尿/血浆 （倍数）	滤过总量 （g/d）	排出量 （g/d）	重吸收率 （%）
碳酸根	1.5	1.5	0.07	0.05	270.0	0.1	99
磷酸根	0.03	0.03	1.2	40.0	5.4	1.8	67
尿素	0.3	0.3	20.0	67.0	54.0	30.0	45
肌酐	0.01	0.01	1.5	150.0	1.8	2.25	0
氨	0.001	0.001	0.4	400.0	0.18	0.6	0
葡萄糖	1.0	1.0	0	0	180.0	0	100*
蛋白质	80.0	0	0	0	微量	0	100*
水					180.0 L	1.5 L	99

* 几乎为 100%

（一）滤过膜及其通透性

滤过膜由三层结构构成，内层是毛细血管内皮细胞层，中层是非细胞性的基膜层，外层是肾小囊的上皮细胞层。滤过膜是肾小球滤过的结构基础。

电镜观察到，内层的毛细血管内皮细胞层的细胞间有许多直径为 50～100 nm 的圆形微孔，可阻挡血细胞通过，而对血浆蛋白的滤出不起阻挡作用。中层的基膜层由水合凝胶构成，呈微细纤维网结构，由于基膜层较厚，并且网孔的直径仅 4～8 nm，血浆中较大分子的物质很难通过该层，因此，一般认为基膜层是肾小球滤过的主要屏障。外层的肾小囊的上皮细胞伸出许多足突包绕在基膜层上，足突之间有裂隙，裂隙上有一层裂隙膜，膜上有直径 4～14 nm 的裂孔，可限制蛋白质通过。以上三层结构构成了滤过膜的机械屏障（图8-4）。

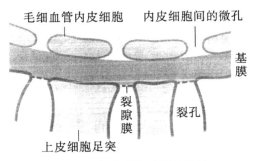

图 8-4　肾小球滤过膜示意图

另外，滤过膜除了具有机械屏障外，还存在电屏障。滤过膜的三层结构均含有带负电荷的物质（主要是糖蛋白），由于电荷同性相斥，因此限制了带负电荷物质的通过。对于分子质量大小相等的物质，带正电荷的容易通过滤过膜，而带负电荷的不易通过。总之，滤过膜既是分子大小的选择性过滤器（机械屏障作用），又是分子电荷的选择性过滤器

（电屏障作用）。其中，以机械屏障作用尤为重要。对于电荷中性的分子来说，其通透性主要取决于物质分子的大小，当分子大到被滤过膜孔隙阻留时，就不能产生通透。对于带电荷的分子来说，其通透性不仅取决于物质分子的大小，而且还取决于所带电荷的性质。

（二）有效滤过压

有效滤过压（effective filtration pressure）是肾小球滤过的动力，其形成涉及三个力量，肾小球毛细血管血压是推动血浆从肾小球滤过的力量，血浆胶体渗透压和肾小囊囊内压则是对抗滤过的力量（图8-5），其关系表示如下：

肾小球有效滤过压＝肾小球毛细血管血压－（血浆胶体渗透压＋肾小囊囊内压）

应用微穿刺技术测定大鼠皮质肾单位的毛细血管血压约为45 mmHg，发现入球端和出球端血压几乎相等，这表明肾小球毛细血管入球端到出球端血压变化很小。囊内压约10 mmHg。血浆胶体渗透压变化较大，入球端为25 mmHg，故入球端肾小球有效滤过压＝45 －（25＋10）＝10 mmHg。由于血液流经肾小球毛细血管时，随着血浆中部分水和小分子物质的滤出，使血浆蛋白的浓度相对增加，使血浆胶体渗透压逐渐升高，有效滤过压则逐渐下降，当胶体渗透压升高至35 mmHg时，有效滤过压下降到零，滤过作用就停止。

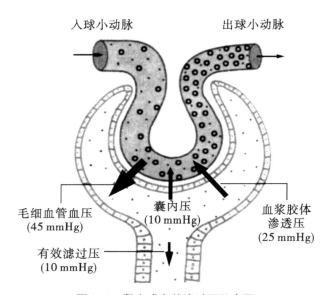

图8-5　肾小球有效滤过压示意图

由此可见，并非肾小球毛细血管全长都有滤过，只有在靠近入球端的前段有滤过作用，靠近出球端后段的肾小球毛细血管贮备待用。当肾血流量增加时，滤过范围向后段扩展，使肾小球滤过面积增加。

（三）肾小球滤过率及滤过分数

单位时间（每分钟）内两肾生成的原尿量称为肾小球滤过率。肾小球滤过率与体表面积有关，据测定，体表面积为1.73 m^2中等身材的人，安静时肾小球滤过率约为125 mL/min。若据此计算，两侧肾脏每昼夜从肾小球滤出的原尿总量可高达180 L，约为体重的3倍。

肾小球滤过率与肾血浆流量的比值称为滤过分数。据测定两肾血浆流量为660 mL/

min,所以滤过分数为 $125/660 \times 100\% = 19\%$ 。这一数值表明,流经肾脏的血浆总量中约有 1/5 由肾小球滤过生成原尿,其余 4/5 则通过出球小动脉流入肾小管周围毛细血管网。由此可见,肾小球滤过率和滤过分数是衡量肾功能的重要指标。某些疾病如肾小球肾炎的患者,肾小球滤过率会显著减小。

(四)影响肾小球滤过的因素

1. 滤过膜的通透性和面积 在正常情况下,肾小球滤过膜有一定的通透性,且通透性比较稳定。肾脏在病理情况下,滤过膜的通透性会发生较大的变化。如肾小球肾炎时,由于肾小球滤过膜上带负电荷的糖蛋白消失,电屏障减弱,使滤过膜通透性加大,而原来不易滤过的带负电荷的血浆白蛋白大量滤出,以致形成蛋白尿。正常肾小球滤过膜总面积在 $1.5\ m^2$ 以上。在病理情况下,如急性肾小球肾炎时,由于肾小球毛细血管的管腔狭窄或完全阻塞,造成有效滤过面积缩小,肾小球滤过率降低。

2. 有效滤过压 有效滤过压是肾小球滤过的动力,构成有效滤过压三个因素中任何一个发生变化,都可影响有效滤过压,从而使肾小球滤过率发生变化。

(1)肾小球毛细血管血压 当动脉血压在 $80 \sim 180$ mmHg 范围内波动时,肾血流量通过自身调节,保持肾毛细血管血压相对稳定,所以肾小球滤过率无明显变化。但在大失血,动脉血压下降到 80 mmHg 以下时,超出了自身调节的范围,肾小球滤过率将随动脉血压下降而降低,导致少尿。若动脉血压低于 40 mmHg 以下,有效滤过压降低至零,肾小球滤过率也降至零,可造成无尿。

(2)血浆胶体渗透压 在正常生理情况下,由于血浆蛋白浓度比较稳定,血浆胶体渗透压变化不大。静脉快速滴注大量生理盐水,可造成血浆胶体渗透压下降,从而使有效滤过压增大,肾小球滤过率增加,导致尿量增多。

(3)肾小囊囊内压 肾小囊囊内压一般比较稳定,只有当流向膀胱的尿路阻塞时,如肾盂或输尿管结石、肿瘤压迫等,使患侧囊内压升高,有效滤过压降低,肾小球滤过率减小。

3. 肾小球血浆流量 由于肾血流的自身调节,肾血流量在生理情况下一直保持相对恒定。但在严重缺氧、大失血等病理情况下,由于交感神经兴奋增强,使肾血流量减少,肾小球血流量随之减少,可使肾小球滤过率显著减少。

二、肾小管和集合管的重吸收作用

肾小管和集合管的重吸收作用是尿生成的第二个步骤。重吸收(reabsorption)是指肾小管和集合管上皮细胞将小管液中的水和某些溶质重新转运回血液的过程。

正常成人两肾每昼夜生成原尿量可达 180 L,而终尿量仅为 1.5 L,这表明,终尿量只有原尿量的 1% 左右,约有 99% 的原尿被重吸收。比较原尿与终尿,二者在质和量上都有很大差别,滤出的物质有的全部重吸收,有的部分重吸收,有的完全不被重吸收,所以肾小管的重吸收具有选择性。

(一)重吸收的部位和方式

1. 重吸收的部位 肾小管各段和集合管都具有重吸收的功能,但近端小管重吸收的物质种类最多、数量最大,是重吸收的主要部位。这是因为近端上皮细胞的管腔膜上有大量的微绒毛,扩大了其吸收的面积,而且,管腔膜通透性大,钠泵的数量多。正常情况下,小管液中的葡萄糖、氨基酸等营养物质,几乎全部在近端小管重吸收;80% ~ 90% 的 HCO_3^-、65% ~ 70% 的水和 Na^+、K^+、Cl^- 等,也在此处被重吸收。以上物质剩余部分,绝大多数在髓袢细段、远端小管和集合管被重吸收,少量随尿排出。

2. 重吸收的方式   肾小管的重吸收方式可分为主动重吸收和被动重吸收两种。

(1)主动重吸收   是指肾小管上皮细胞逆着浓度差或电位差,将小管液中的物质转运到管周组织间液,最后进入血液的过程。主动重吸收需要消耗能量,其方式有多种,如离子泵和吞饮等。

(2)被动重吸收   是指小管液中物质顺着浓度差或电位差扩散到管周组织间液的过程。被动重吸收不直接消耗能量,其主要方式有静电吸引、渗透和扩散等。

(二)几种重要物质的重吸收

1. Na^+ 的重吸收   正常成人每天从肾小球滤过的 Na^+ 可达 500 g 以上,而每天随尿排出的 Na^+ 仅 3.5 g,还不到滤过量的 1%,这表明原尿中的 Na^+ 有 99% 以上被肾小管和集合管重吸收回了血液,这对维持细胞外液的总量和渗透压的相对恒定具有很重要的意义。肾小管各段对 Na^+ 重吸收的机制也是不完全相同的,除在髓袢升支细段为被动重吸收外,其他部位均为主动重吸收。

(1)近端小管   近端小管对 Na^+ 的重吸收量占滤液总量的 65% ~ 70%。图 8-6 所示,在近端小管,相邻的上皮细胞之间有细胞间隙。细胞间隙在靠近小管腔的一侧,相邻细胞的细胞膜互相紧贴形成紧密连接,它将细胞间隙与小管腔隔开。小管上皮细胞的管周膜与管外毛细血管邻接,其间有基膜相隔,上皮细胞邻近细胞间隙的侧膜和管周膜上有钠泵。小管液中 Na^+ 含量比细胞内高,而且小管细胞的管腔膜对 Na^+ 通透性较大,Na^+ 就以易化扩散的方式进入细胞内,进入细胞内的 Na^+ 随即被钠泵泵入细胞间隙。这样一方面降低了细胞内 Na^+ 浓度,促使小管液中的 Na^+ 不断进入细胞内;另一方面,使细胞间隙的 Na^+ 浓度不断升高,渗透压升高,水即通过渗透作用进入细胞间隙,造成间隙中的静水压升高。静水压促使 Na^+ 和水通过细胞间隙底部的基膜,进入相邻的毛细血管。同时也有少量的 Na^+ 和水通过紧密连接返回至小管腔内,这一现象称为回漏。因此,Na^+ 的重吸收量应等于主动重吸收量减去回漏量。

(2)髓袢   髓袢降支细段对 Na^+ 不通透,髓袢升支细段对 Na^+ 有良好的通透性,Na^+ 的重吸收是通过被动扩散完成的。髓袢升支粗段对 Na^+ 的重吸收为主动重吸收,只有当 Na^+、K^+、Cl^- 在管腔内同时存在时,髓袢升支粗段才能重吸收 Na^+。研究表明,小管液中 Na^+ 顺浓度差进入细胞时,须与 K^+ 和 Cl^- 结合于同向转运体上转运。同向转运体按 Na^+:$2Cl^-$:K^+ 的比例,将三者一起转运到细胞内,进入细胞内的 Na^+ 被泵入组织液,Cl^- 经通道进入组织液,K^+ 则又返回小管液中(图 8-7),进入细胞内的 Na^+ 经上皮细胞管周膜上的 Na^+ 泵进入组织液。

(3)远曲小管和集合管   远曲小管和集合管对 Na^+ 重吸收的量较少,其吸收方式也是通过钠泵主动重吸收的。由于此处细胞之间的紧密连接较为紧密,因此,不发生回漏现象。在远曲小管和集合管,Na^+ 的重吸收是依据体内需要与否进行的,并受醛固酮的调节。

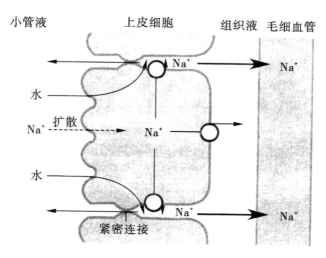

图 8-6 Na$^+$在近端小管重吸收示意图
空心圆表示钠泵

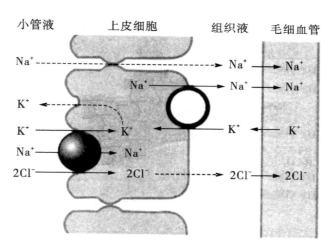

图 8-7 髓袢升支粗段对 Na$^+$、2Cl$^-$和 K$^+$的转运
实心圆表示转运体,空心圆表示钠泵。

2. Cl$^-$的重吸收　Cl$^-$是血浆中钠盐的主要负离子。Cl$^-$的重吸收往往是伴随着 Na$^+$的主动重吸收而被动重吸收的。在近端小管,由于 Na$^+$的主动重吸收,造成了小管内外之间的电位差,同时由于水的重吸收,导致小管液中 Cl$^-$浓度升高,使小管液中 Cl$^-$浓度高于管周组织间液,于是 Cl$^-$顺着电位差和浓度差被动扩散到管周组织间液。在远曲小管和集合管,Cl$^-$的重吸收也是伴随着 Na$^+$的主动重吸收而被动重吸收的。

3. HCO$_3^-$的重吸收　从肾小球滤过的 HCO$_3^-$在肾小管可全部被重吸收,其中约 85% 在近端小管重吸收,其余的由髓袢和远曲小管重吸收。HCO$_3^-$是以 CO$_2$的形式重吸收的,具体过程在 H$^+$的分泌部分叙述。

4. K$^+$的重吸收 每天从肾小球滤出的 K$^+$约 36 g,由尿排出 2.3 g,重吸收量占滤过量的 94% 。其中 65% ~ 70% 在近端小管重吸收;髓袢升支粗段可重吸收少量 K$^+$,远曲小管和集合管也具有吸收能力。终尿中的 K$^+$是由远曲小管和集合管分泌的,且受醛固酮的调节。

5. 水的重吸收 正常人每天经肾小球滤出原尿约 180 L,其中 99% 的水被重吸收入血,仅有 1% 左右排出。水的重吸收只要稍有改变,都会对尿量产生很大的影响。滤液中的水,65% ~ 70% 在近端小管重吸收,10% 在远曲小管,10% ~ 20% 在集合管被重吸收。水的重吸收是在渗透压的作用下而被动转运的。在近端小管随着 Na$^+$、HCO$_3^-$、葡萄糖、氨基酸和 Cl$^-$等被重吸收入管周组织液,使其渗透压升高,在渗透压的作用下,水从小管液中不断渗透入细胞间隙,进而进入毛细血管。而在远曲小管和集合管,水重吸收的量是随体内是否缺水的具体情况而发生变化。当机体缺水时,水的重吸收量多;反之,则重吸收量少,以达到调节体内水的平衡,这一过程受抗利尿激素的调节,详见后述。

6. 葡萄糖的重吸收 正常人血糖浓度为 4.48 ~ 6.72 mmol/L(0.8 ~ 1.2 g/L),原尿中葡萄糖浓度与血中葡萄糖浓度相同,但在终尿中几乎不含葡萄糖,这说明葡萄糖被全部重吸收。葡萄糖重吸收的部位仅限于近端小管(主要是近曲小管),其余部位的肾小管都没有重吸收葡萄糖的能力。

实验表明,葡萄糖的重吸收是一个与 Na$^+$耦联的主动转运过程。在近端小管,小管液中葡萄糖、Na$^+$与管腔膜上的载体结合,协同转运到细胞内。Na$^+$进入细胞后,经小管细胞侧膜和管周膜上的钠泵转运至管周组织间液,而葡萄糖则顺着浓度差扩散到管周组织间液(图 8-8)。

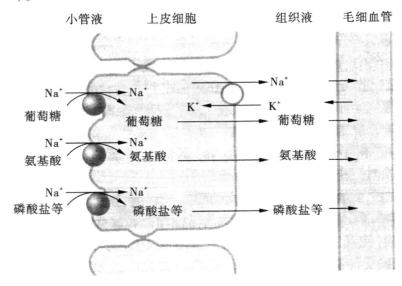

图 8-8 近端小管对葡萄糖、氨基酸和磷酸盐等的重吸收示意图
实心圆表示转运体,空心圆表示钠泵

肾小管对葡萄糖的重吸收是有一定限度的,当血液中的葡萄糖浓度超过 8.96 ~ 10.08 mmol/L(1.6 ~ 1.8 g/L)时,有一部分近端小管对葡萄糖的重吸收已达到极限,少量葡萄糖不能被重吸收而随尿排出。通常把尿中开始出现葡萄糖时的最低血糖浓度,称为肾糖阈(renal glucose threshold)。如果血糖浓度进一步升高,更多的近端小管重吸收葡萄糖的能力达到极限,尿中排出葡萄糖的量也随之增多。两肾全部近端小管在单位时间内重吸收葡萄糖的最大量称为葡萄糖的吸收极限量。一般男性为 20.95 mmol/min(0.375 g/min),女性为 16.78 mmol/min(0.3 g/min)。肾脏之所以有葡萄糖吸收极限量,可能与近端小管上皮细胞上载体蛋白数量有限有关。当血糖浓度超过葡萄糖吸收极限量时,血糖浓度再增多,尿糖浓度将平行增加。

(三)影响肾小管和集合管重吸收的因素

1. 小管液中溶质的浓度　小管液中溶质的浓度决定着小管液渗透压的高低,而小管液的渗透压具有阻碍肾小管和集合管重吸收水的作用。因此,当小管液中溶质浓度增大,渗透压升高时,肾小管对水的重吸收则减少,而使尿量增加。糖尿病患者的多尿现象,就是因为小管液中葡萄糖含量增多,超过了近端小管的重吸收能力,致使小管液渗透压升高,妨碍了水的重吸收所造成。根据这一原理,临床上常采用一些不能被肾小管重吸收的药物,如甘露醇、山梨醇等,达到利尿清除水肿的目的。这种由于小管溶质浓度升高而引起尿量增多的现象,称为渗透性利尿(osmotic diuresis)。

2. 肾小球滤过率　近端小管的重吸收率(每分钟重吸收滤液的毫升数)与肾小球滤过率之间有着密切联系,即无论肾小球滤过率增多或减少,近端小管的重吸收率始终占肾小球滤过率的 65%~70%,这种现象称为球管平衡。其生理意义在于使尿量不致因肾小球滤过率的增减而出现较大幅度的变动。在某些情况下,正常的球管平衡可能被打乱,如渗透性利尿时,由于肾小球滤过率并未发生变化,而近端小管重吸收率减少,致使重吸收百分率下降,终尿量会明显增多。

三、肾小管和集合管的分泌作用

肾小管和集合管的分泌作用是尿生成的第三个步骤。肾小管和和集合管上皮细胞将自身新陈代谢所产生的物质分泌至小管液中去的过程为其分泌作用(secretion)。肾小管上皮细胞将血液中某些物质排到小管液中去的过程则为其排泄作用(excretion)。一般对两者不作严格区分。肾小管和集合管主要能分泌 H^+、NH_3、K^+,此功能对保持体内酸碱和 Na^+、K^+ 平衡具有重要意义。

1. H^+ 的分泌　近端小管、远曲小管和集合管各段都有分泌 H^+ 的功能,但主要是在近端小管。其生成与分泌过程如图 8-9 所示,小管上皮细胞代谢产生的 CO_2,以及小管液扩散到细胞内的 CO_2,在碳酸酐酶的作用下,与 H_2O 结合成 H_2CO_3,然后 H_2CO_3 解离为 H^+ 和 HCO_3^-,H^+ 被分泌到小管液中,同时可向小管上皮细胞内转运 1 个 Na^+,这就形成所谓的 H^+-Na^+ 交换。

这种交换是经管腔膜上转运体反方向转运完成的。进入细胞内的 Na^+ 与细胞内的 HCO_3^- 一起经管周膜转运入血液。分泌到小管液中的 H^+ 同其中的 HCO_3^- 结合为 H_2CO_3,而且 H_2CO_3 又分解成 CO_2 和 H_2O,CO_2 通过管腔膜进入细胞内,H_2O 随尿排出体外。所以,肾小管上皮细胞每向小管腔分泌 1 个 H^+,同时就有 1 个 Na^+ 和 HCO_3^- 回收入血,这对维持机体酸碱平衡具有重要意义。

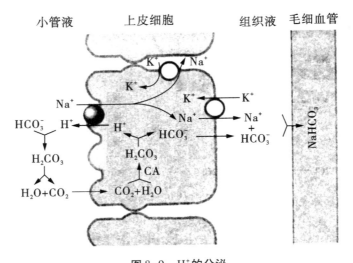

图 8-9 H⁺的分泌

CA:碳酸酐酶。实心圆表示转运体,空心圆表示钠泵。

在远端小管和集合管,H⁺的分泌还与K⁺的分泌相关联。

2. NH₃的分泌　NH₃是远端小管和集合管上皮细胞的代谢产物,主要是由谷氨酰胺脱氨而来。NH₃是脂溶性的,可通过单纯扩散的形式顺着浓度差进入小管液。分泌出的NH₃与小管液中的H⁺结合生成NH₄⁺,这样就减少了小管液中的H⁺,有助于H⁺的继续分泌。NH₄⁺与小管液中的强酸盐的负离子结合,生成酸性的铵盐(如NH₄Cl),随尿排出(图8-10)。强酸盐中的Na⁺通过H⁺-Na⁺交换进入肾小管上皮细胞,并与HCO₃⁻一起转运回血液。因此,远端小管和集合管分泌NH₃,不仅通过铵盐的形式排出了酸,而且还促进了NaHCO₃的重吸收,对于维持血浆NaHCO₃的浓度,保持体内酸碱平衡具有重要意义。

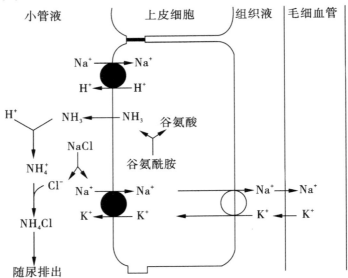

图 8-10 H⁺、NH₃和K⁺分泌关系示意图

实心圆表示转运体,空心圆表示钠泵。

3.K⁺的分泌　原尿中的 K⁺绝大部分在近端小管已被重吸收,尿中排出的 K⁺主要由远曲小管和集合管所分泌。K⁺的分泌与 Na⁺的主动重吸收有着密切的联系。在远曲小管和集合管,由于 Na⁺的主动重吸收,造成管腔内变成负电位,这一电位差促使 K⁺从管周组织间液扩散进入小管腔。另外,由于钠泵的活动促使组织液的 K⁺进入细胞,使细胞内与小管液之间的 K⁺浓度差加大,也促进了 K⁺进入小管液中。这种 Na⁺的主动重吸收与 K⁺的分泌相互之间的关系,称为 K⁺ – Na⁺交换。

在远曲小管和集合管,K⁺ – Na⁺交换与 H⁺ – Na⁺交换都依赖于 Na⁺,故二者呈竞争性抑制,即当 K⁺ – Na⁺交换增强时,H⁺ – Na⁺交换减弱;反之,H⁺ – Na⁺交换增强时,K⁺ – Na⁺交换则减弱。因此,在酸中毒时,H⁺生成增多,H⁺ – Na⁺交换增强,从而限制了 K⁺ – Na⁺交换,K⁺的分泌减少,导致血 K⁺升高,所以酸中毒时常伴有高血 K⁺。当人体碱中毒时,Na⁺ – H⁺交换减弱,Na⁺ – K⁺交换增强,K⁺的分泌增多,可能发生血 K⁺降低。

4.其他物质的排泄　肾小管可将机体代谢产生的某些物质,如肌酐、对氨基马尿酸等,排入小管腔。也可将进入体内的某些物质,如青霉素、酚红等通过排泄作用而排出体外。

原尿经肾小管和集合管的重吸收和分泌处理,最后形成终尿。肾小管和集合管对各类物质的重吸收和分泌情况总结归纳如图 8–11。

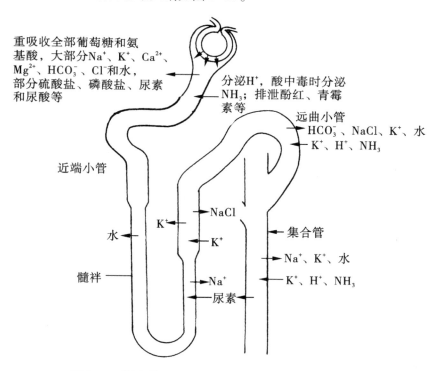

图 8-11　肾小管和集合管的重吸收及其分泌作用示意图

第三节　尿液的浓缩与稀释

尿的浓缩与稀释是根据以尿与血浆渗透压的相互比较而言。当体内缺水时,尿液的渗透压高于血浆的渗透压,即尿液被浓缩。而体内水分过剩时,则尿液的渗透压低于血浆渗透压,即尿液被稀释。若肾功能严重受损,不论体内水分缺乏或过剩,往往排出渗透压与血浆渗透压相等的等渗尿。不难看出,肾脏这种对尿液的浓缩和稀释的能力,对调节体内水平衡起着极为重要的作用。

肾髓质是完成尿液浓缩与稀释过程主要部位,不同动物对尿液浓缩能力的差别与肾髓质厚薄程度有关。例如,沙鼠的肾髓质特别厚,它的肾脏能产生 20 倍于血浆渗透压的高渗尿。人的肾髓质为中等厚度,能产生 4~5 倍于血浆渗透压的高渗尿。

用冰点下降法测定鼠肾脏分层切片的渗透压,从肾皮质起至肾髓质内带进行切片,结果发现,其组织液的渗透压存在着一个逐渐升高的渗透压梯度(图 8-12)。在肾皮质,组织液的渗透压与血浆渗透压几乎相等。由肾皮质向肾髓质不断深入,组织液的渗透压愈来愈高,在肾髓质乳头部,其组织液的渗透压竟高达血浆渗透压的 4 倍,髓袢和直小血管均呈"U"形,小管液和血液流动时均在髓质部折返逆向流动,而集合管也与其相互平行,即三者均位于髓质渗透压逐渐升高的区域。用微穿刺技术测定肾小管内小管液的渗透压,观察到,髓袢的小管液也呈现与肾髓质相同的渗透压梯度。可见,肾髓质高渗梯度与尿液的浓缩与稀释有着密切的关系。

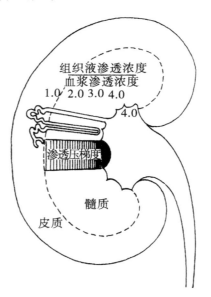

图 8-12　肾髓质组织液渗透压梯度示意图

线条越密,表明渗透压越高。

(一)肾髓质高渗梯度的形成

1.外髓部高渗梯度的形成　髓袢升支粗段位于外髓部,该段肾小管上皮细胞对水通透性极低,但却能主动重吸收 NaCl。因此,髓袢升支粗段的小管液的 NaCl 浓度和渗透压越来越低,而管周组织液的渗透压则升高。因此,外髓部组织液高渗梯度主要是由髓袢升支粗段对 NaCl 主动重吸收造成的。

2. 内髓部高渗梯度的形成 如图 8-13 所示,小管液流经远曲小管和集合管时,由于远曲小管、皮质与外髓部集合管对尿素不易通透,而水在抗利尿激素的作用下不断被重吸收,使管内尿素的浓度逐渐升高。当含高浓度尿素的小管液进入内髓部的集合管时,由于内髓部集合管对尿素有良好的通透性,尿素迅速从集合管扩散进入内髓部的组织间液中,从而提高了内髓组织间液的渗透压。由于髓袢升支细段对尿素具有中等程度的通透,从内髓集合管透出的尿素顺浓度差进入髓袢升支细段,然后随小管液进入髓袢升支粗段、远曲小管和集合管,到达内髓部集合管时,再扩散到内髓组织间液,重复上述过程,尿素的这种循环过程,称为尿素的再循环(urea recirculation)。通过尿素的再循环,使大量的尿素聚集在内髓组织间液,使渗透压升高。

髓袢降支细段对 NaCl 和尿素不通透,但对水则易通透,在内髓组织液渗透压的作用下,管内的水不断渗出管外,于是管内 NaCl 的浓度愈来愈高,至髓袢降支顶点时达到最高。当小管液由降支转入升支细段时,由于升支细段对水不易通透,而对 NaCl 有较大的通透性,于是 NaCl 顺浓度差不断扩散入内髓组织间液,使内髓组织间液的渗透压进一步增高。由此可见,内髓部组织液高渗梯度是由尿素再循环和髓袢升支细段的 NaCl 向组织间液扩散共同形成的。

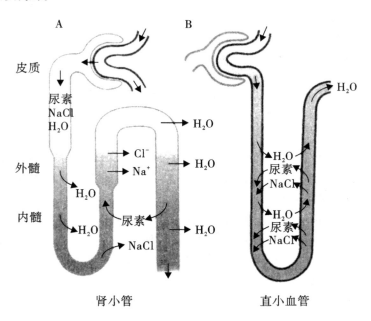

图 8-13 尿液浓缩机制

A. 髓质渗透压梯度的形成 B. 直小血管在渗透压梯度保持中的作用

(二)尿液的浓缩和稀释过程

尿液的浓缩和稀释主要在集合管进行。前文已述,由于髓袢升支粗段主动重吸收

NaCl,造成此段小管液的渗透压逐渐降低,当低渗的小管液流经集合管时,由于髓质组织液渗透压的作用,水被"抽吸"出,进入组织液后重吸收入血。集合管管壁对水的通透性受抗利尿激素的调节,当机体缺水时,抗利尿激素分泌增多,使集合管对水的通透性增大,水被逐渐吸出,使小管内渗透压升高,形成浓缩尿。相反,当人体水分过多时,抗利尿激素分泌减少,集合管对水的通透性下降,集合管对水的重吸收减少,于是小管液渗透压降低,形成稀释尿。

(三)肾髓质高渗梯度的维持

肾髓质高渗梯度的维持依赖于伸入髓质的直小血管。直小血管呈 U 形,并与髓袢平行,具有逆流交换作用。直小血管降支内的血液最初为等渗的,在下降过程中,由于周围髓质组织间液中的 NaCl 和尿素的浓度逐渐升高,于是 NaCl 和尿素顺浓度差扩散到降支血管,而血管内水分则不断渗透到组织间液中,造成降支血管渗透压逐渐升高。当血液折返逆流到升支时,由于血管内 NaCl 和尿素的浓度都比同一水平的髓质组织间液的高,因此,NaCl 和尿素又顺着浓度差扩散到组织间液,而水则不断从组织间液进入血管内(图8-13)。这样,NaCl 和尿素不断地在直小血管的升、降支之间循环运行,从而使血液离开直小血管时带走少量的溶质和大量的水,保持了肾髓质的高渗梯度。

第四节　尿生成的调节

尿生成的调节是通过影响尿生成的过程,即影响肾小球滤过作用、肾小管和集合管的重吸收及分泌作用来实现的。尿量的多少主要取决于远曲小管和集合管 Na^+ 和水的重吸收活动,这些功能活动主要受抗利尿激素、醛固酮和心房钠尿肽等体液因素的调节。

一、体液调节

(一)抗利尿激素

1. 抗利尿激素合成和释放的部位　抗利尿激素(ADH),又称血管升压素,由下丘脑视上核(为主)和室旁核神经细胞合成和分泌,经下丘脑垂体束神经纤维的轴浆运输至神经垂体贮存,平时经常少量释放入血液。

2. 抗利尿激素作用及机制　抗利尿激素的主要作用是提高集合管(对远曲小管作用较弱)上皮细胞对水的通透性,促进水的重吸收,使尿液浓缩,尿量减少。抗利尿激素属于含氮类激素,它能与远曲小管和集合管上皮细胞管周膜上的受体结合,激活腺苷酸环化酶,使细胞内 cAMP 增加,cAMP 激活细胞中的蛋白激酶,使管腔膜蛋白构型发生改变,导致水通道开放,从而提高了管腔膜对水的通透性,重吸收水增多,使尿液浓缩,尿量减少。

3. 抗利尿激素分泌和释放的调节　血浆晶体渗透压和循环血量的改变均可影响抗利尿激素的分泌和释放。

(1)血浆晶体渗透压　生理条件下,调节抗利尿激素释放的最重要因素是血浆晶体渗透压。实验证明,在下丘脑的视上核及其附近区域有渗透压感受器,只要血浆晶体渗透压有 $1\% \sim 2\%$ 的轻微变动,渗透压感受器就可感受到这种变化,使抗利尿激素的合成和释放发生相应的改变。当机体大量失水(如大量出汗、呕吐或腹泻等情况)时,血浆晶体渗透压升高,对渗透压感受器的刺激增强,抗利尿激素的合成和释放增多,造成水的重吸收增加,尿量减少,保留了体内水分;反之,当大量饮清水后,血液被稀释,血浆晶体渗透压下降,于是抗利尿激素释放减少,使水的重吸收减少,尿量增多,从而排出体内多余的水分。

　　大量饮清水后尿量增多的现象,称为水利尿。正常人一次饮清水 1 000 mL 后,半小时左右尿量开始增加,第 1 小时末时达最高值,随后尿量减少,水利尿可持续 2 h 左右。如果饮用同样多的等渗盐水,排尿量则不会出现增多现象(图 8-14)。

　　(2)循环血量　左心房和胸腔大静脉存在容量感受器,当循环血量增多时,可刺激容量感受器,冲动沿迷走神经传入中枢,反射性抑制抗利尿激素的合成和释放,使血浆中抗利尿激素含量降低,结果导致尿量增多,排出多余的水分,以利于正常血容量的恢复。反之,当循环血量减少时(如大失血),容量感受器受到的刺激减弱,迷走神经传入冲动减少,则抗利尿激素释放增多,因而尿量减少,使循环血量增加。

　　(3)其他因素　动脉血压升高时,刺激颈动脉窦压力感受器,可反射性地抑制抗利尿激素的释放。疼痛、情绪紧张可促进抗利尿激素的释放,使尿量减少。当视上核、室旁核或下丘脑-垂体束病变时,抗利尿激素的合成和释放发生障碍,可导致尿量明显增多,每日可达 10 L 以上,临床上称为尿崩症。

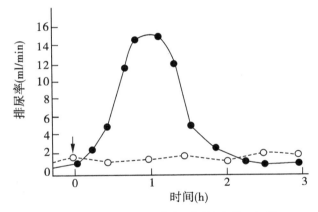

图 8-14　一次饮 1 L 清水(实线)和饮 1 L 等
渗盐水(0.9% NaCl 溶液,虚线)后的利尿率
箭头表示饮水时间。

(二)醛固酮

1.醛固酮的分泌部位　醛固酮由肾上腺皮质球状带分泌。

2.醛固酮的作用　醛固酮的作用是促进远曲小管和集合管对 Na^+ 的重吸收,同时又促进 K^+ 的排出,简称"保钠排钾"。随着 Na^+ 的重吸收增强,Cl^- 和水也伴随之发生重吸收增加,结果导致细胞外液量增加。因此,醛固酮通过保钠、潴水、排钾作用,维持血浆渗透压和循环血量的稳定。

3.醛固酮分泌的调节　醛固酮的分泌主要受肾素-血管紧张素-醛固酮系统以及血 K^+、血 Na^+ 浓度的调节。

　　(1)肾素-血管紧张素-醛固酮系统　肾素是一种蛋白水解酶,它主要是由肾球旁细胞分泌,能水解肝脏产生的血管紧张素原,使之转变为血管紧张素Ⅰ(10肽)。血管紧张素Ⅰ能刺激肾上腺髓质释放肾上腺素,但对血管的收缩作用较弱。血管紧张素Ⅰ在转换酶(肺组织最为丰富)的作用下,降解生成血管紧张素Ⅱ(8肽)。血管紧张素Ⅱ有较强的缩血管作用,另外还能刺激肾上腺皮质分泌醛固酮,以及刺激抗利尿激素释放等多种生理作用。血管紧张素Ⅱ在血液中氨基肽酶的作用下,可进一步水解为血管紧张素Ⅲ(7肽)。血管紧张素Ⅲ的主要作用是刺激肾上腺皮质球状带合成和分泌醛固酮。另外,血管紧张素Ⅲ也有缩血管作用,但仅为血管紧张Ⅱ的1/5左右。肾素、血管紧张素、醛固酮构成一个相联系的功能系统,通常称为肾素-血管紧张素-醛固酮系统。关于该系统的激活过程和生理作用见图8-15。

　　肾素-血管紧张素-醛固酮系统的活动水平主要取决于血浆中肾素的浓度。目前认为,肾内入球小动脉处的牵张感受器和致密斑Na^+感受器与肾素的分泌有关,另外,肾素的分泌还受肾交感神经的调节。当循环血量减少,血压降低,导致肾血流量减少时,激活了入球小动脉处的牵张感受器,使肾素分泌增加;同时,由于肾血流量减少,肾小球滤过率降低,滤过的Na^+量也相应减少,于是激活了致密斑感受器,也引起肾素分泌增加;循环血量减少使交感神经兴奋,交感神经通过其末梢释放递质直接作用于球旁细胞,促使肾素分泌。

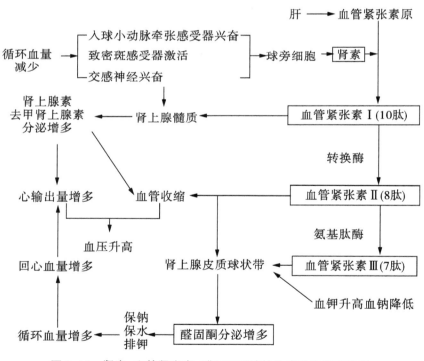

图8-15　肾素-血管紧张素-醛固酮系统的生成及作用示意图

　　(2)血K^+和血Na^+浓度　肾上腺皮质球状带分泌醛固酮对血K^+浓度升高十分敏感,而对血Na^+浓度的降低,相对来说较不敏感。当血K^+浓度升高或血Na^+浓度下降,均可直接刺激肾上腺皮质球状带使醛固酮分泌增加,醛固酮通过促进肾脏保Na^+排K^+,从而维

持血 K^+ 和血 Na^+ 浓度的稳定。反之,血 K^+ 浓度降低或血 Na^+ 浓度升高时,醛固酮分泌减少。

(三)心房钠尿肽

心房钠尿肽(atrial natriuretic peptide)也称心钠素或心房肽,是广泛存在于心房肌中的活性肽。心房钠尿肽的功能主要是抑制 Na^+ 的重吸收,因而有较强的排 Na^+、排水作用,因此,可使血容量减少,血压降低。这些生理作用可能与它抑制醛固酮和抗利尿激素的分泌有关。另外,它还能对抗去甲肾上腺素,特别是血管紧张素Ⅱ的缩血管作用,抑制球旁细胞分泌肾素。

二、神经调节

当机体缺血或严重缺水时,支配肾脏的交感神经才发挥作用。正常机体在安静情况下,交感神经对尿生成影响较小。交感神经兴奋时对尿生成的调节作用有以下几个方面:①使入球小动脉和出球的小动脉收缩,因为主要使入球小动脉收缩,所以,交感神经兴奋可使血流阻力增大,肾小球毛细血管血流量减少,血压降低,有效滤过压降低,使滤过率减少;②促进近端小管和髓袢上皮细胞对 Na^+、HCO_3^-、Cl^- 和水的重吸收;③促进球旁细胞分泌肾素,最终使醛固酮生成增多,增加 Na^+ 的吸收。

副交感神经的作用尚不清楚。

第五节　尿液排放

尿的生成是个连续不断的过程。生成的终尿由于压力差以及肾盂的收缩而被送入输尿管。输尿管中的尿液则通过输尿管的周期性蠕动而被送入到膀胱。膀胱具有贮存尿液的功能。当膀胱的尿量贮积到一定程度时,才会引起排尿反射。

一、膀胱与尿道的神经支配

支配膀胱逼尿肌和尿道内、外括约肌的神经为盆神经、腹下神经和阴部神经,三种神经均含有传入与传出纤维(图8-16)。

盆神经属副交感神经,由骶髓2~4节发出。当该神经兴奋时,可引起膀胱逼尿肌收缩和尿道内括约肌舒张,从而促进排尿。腹下神经属交感神经,由脊髓胸11~腰2节发出,它兴奋时能使逼尿肌松弛,尿道内括约肌收缩,抑制排尿。阴部神经属躯体神经,由骶髓2~4节发出,其传出冲动受意识控制,它兴奋时可引起尿道外括约肌收缩,从而阻止排尿。

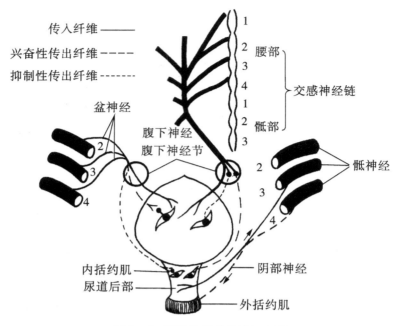

图 8-16　膀胱和尿道的神经支配

二、排尿反射

在正常情况下,成人膀胱内尿量在 0.4 L 以下时,其内压变化并不明显,膀胱内压经常保持在 0.98 kPa(10 cm H_2O)。当尿量达 0.4~0.5 L 时,膀胱内压急剧上升,膀胱内压才超过 0.98 kPa(10 cm H_2O)而明显升高,于是刺激膀胱壁的牵张感受器,神经冲动经盆神经传至脊髓骶段的初级排尿中枢,同时,冲动上传到大脑皮层的高级中枢,产生尿意。如果环境不许可,大脑皮层的下行冲动可抑制骶髓排尿反射初级中枢的活动。直到环境许可时,才能解除这种抑制,这时骶髓排尿中枢的兴奋沿盆神经传出,引起膀胱逼尿肌收缩,尿道内括约肌舒张,尿液进入后尿道。进入后尿道的尿液使尿道扩张,刺激了后尿道感受器,冲动沿盆神经再次传至骶髓排尿中枢,反射性地抑制阴部神经的传出活动,使尿道外括约肌松弛,于是尿液被强大的膀胱内压驱出体外。这种尿液刺激尿道,进一步增强排尿中枢活动的过程,是一种正反馈的调节,它使排尿活动一再加强,直至尿液排完。此外,在排尿过程中,腹肌和膈肌亦发生收缩,协助克服排尿的阻力,从而加速完成排尿过程(图 8-17)。

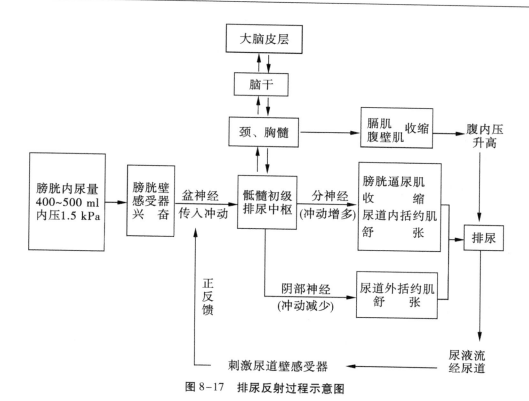

图 8-17　排尿反射过程示意图

　　婴幼儿的大脑皮层发育未臻完善,老年人由于皮质功能减退,排尿反射的高位中枢对骶髓初级排尿中枢的控制能力较弱,因而排尿次数较多,且易发生夜间遗尿现象。当成人脊髓受损,骶髓的初级排尿中枢与大脑皮层失去联系,排尿便失去了意识控制,可出现尿失禁。如果骶髓的初级排尿中枢受损,发生功能障碍,膀胱中尿液充盈过多而不能排出,则会出现尿潴留。

（樊红亮）

【思考题】

1. 简述尿液生成的基本过程。
2. 简述影响肾小球滤过的因素及肾脏疾病时出现蛋白尿的可能原因。
3. 抗利尿激素的释放受哪些因素的调节?
4. 简述渗透性利尿和水利尿的区别。

第九章

感觉器官

学习要点

1. 掌握内容

(1)感受器的一般生理特征。

(2)眼的调节。

(3)眼的折光异常。

(4)声音的传导途径。

2. 熟悉内容

(1)视紫红质的光化学反应过程。

(2)耳蜗的结构,基底膜震动的特点。

3. 了解内容

(1)感受器的概念与分类。

(2)视敏度、近点、暗适应和视野的概念。

感觉是客观物质世界在人脑中的主观反映。感觉是认知过程的开始,是一切知识的来源。那么,感觉是怎样产生的呢? 首先是感受器或感觉器官将接受环境的刺激,转变为生物电信号,沿一定的神经通路传到大脑的特定部位,产生相应的感觉。可见,感觉是由感受器或感觉器官、传入通路和感觉中枢三部分共同活动来完成的。而感受器或感觉器官是感觉产生中的重要环节。

第一节　概述

一、感受器与感觉器官的概念

感受器是指专门感受机体内外环境变化的特殊结构。如视网膜上的视锥细胞和视杆细胞、耳蜗中的毛细胞等。感受器与感觉器官有所不同,在进化过程中,有些感受器除具有高度分化的感受细胞外,还产生了有利于感受刺激的附属结构。因此,感觉器官由感受器与附属结构组成。主要的感觉器官有视觉器官、听觉器官、前庭器官等。

机体正是通过感受器或感觉器官随时检测着内外环境的变化,并将环境变化的信息传入中枢神经系统,使机体与环境之间保持着和谐统一。

二、感受器的分类及其生理特性

感受器种类繁多,形态各异,有的结构简单,有的较复杂,可以从不同的角度对其进行分类。根据所在部位不同,感受器分为外感受器和内感受器。外感受器位于身体的表面,感受外界环境的刺激,如光、声、嗅、味、触、痛、温度等感受器。内感受器存在于身体内部的器官和组织,感受内环境变化的刺激,如颈动脉窦和主动脉弓的压力感受器、颈动脉体和主动脉体的化学感受器、肺的牵张感受器、骨骼肌的本体感受器、下丘脑的渗透压感受器等。根据所接受刺激的性质不同,感受器又可分为机械感受器、化学感受器、温度感受器等。

感受器的一般生理特性如下。

(一)感受器的适宜刺激

一种感受器通常只对某种特定形式的能量变化最敏感,这种形式的刺激就称为该感受器的适宜刺激。例如,一定波长的光波是视网膜上光感受器的适宜刺激;一定频率的机械振动是耳蜗毛细胞的适宜刺激。感受器对适宜刺激的高度敏感性是生物长期进化的结果,有利于机体对环境做出精确的反应。

(二)感受器的换能作用

感受器的换能作用是指它具有转换能量形式的作用。将各种不同的刺激能量转换成生物电能,最终以神经冲动的形式传入中枢。因此,可以将感受器看作生物换能器。感受器受刺激后,先产生一个小幅度的局部电位变化,称感受器电位。感受器电位具有局部电位的特点,当达到一定水平时,便可触发该感受器的传入纤维产生动作电位。

(三)感受器的编码作用

感受器在感受刺激的过程中,除发生换能作用外,还将刺激所包含的环境变化的各种信息转移到动作电位的序列之中,这种现象称为感受器的编码作用。例如,耳蜗受到声波刺激时,不但能将声能转换成神经冲动,而且,还能把声音的音量、音调、音色等信息编排在神经冲动的序列之中,由此传入中枢,感觉中枢便可获得各种不同的声音感觉。

(四)感受器的适应现象

当同一强度的刺激持续作用于某一感受器时,经过一段时间后,感受器对该刺激变得不敏感,这种现象称为感受器的适应现象。如果该刺激能引起主观感觉,感觉也将随之减弱。每种感受器的适应过程的发展速度有很大的差别,有的发展较快,称为快适应感受器,如嗅觉、触觉感受器;有的感受器适应过程发展缓慢,称为慢适应感受器,如肌梭、压力感受器、痛觉感受器等。

第二节　视觉器官

眼是视觉器官,它主要由折光系统和感光系统组成(图9-1)。眼是怎样看到物体的呢? 首先,外界物体发出的光,经眼的折光系统,在视网膜上成像。之后,视网膜的感光细胞感受物像刺激,将光能转变为生物电变化,再由视神经传入视觉中枢,从而产生视觉。可见,眼具有折光成像和感光换能的作用。

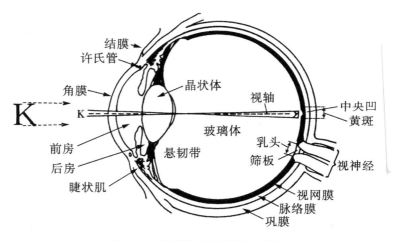

图9-1　眼球的水平切面(右眼)

一、眼的折光系统及其调节

(一)眼的折光与成像

角膜、房水、晶状体和玻璃体构成眼的折光系统。光线入眼后要经过几次折射,其中晶状体的折光率最大,而且其凸度的大小可以调节,所以晶状体在眼成像中起着重要作用。

眼的成像原理与凸透镜成像原理相似,但要复杂的多,因为眼的折光系统是由折射率和折光面不同的折光体组成。所以,要准确的分析和描述眼的折光情况是相当困难的。为了研究和应用的方便,有人设计出简化眼的人工模型,简化眼是假定眼球的前后径为20 mm,内容物是均匀的折光体,其光学参数与眼的折光系统总的参数相等。光线由空气进入眼内只在球形界面处折射一次,折光指数为1.333,节点n在角膜后方5 mm处,即在视网膜前 15 mm,前焦点 F 在角膜表面 C 之前 15 mm,后主焦点 b 在节点后方 15 mm 处,即简化眼的后极。这个模型和正常安静时的人眼一样,正好能使 6 m 以外物体发射来的光线聚焦在视网膜上形成一个清晰的物像(图 9-2)

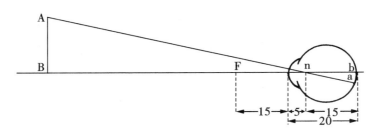

图 9-2 简化眼成像示意图
AB.物体 ab.物像 n.节点 F.前主焦点 C.角膜表面

(二)眼的调节

正常情况下,眼睛要感受物体的远近和亮度等情况不尽相同,为了能看清物体,眼睛就要根据所视物体的距离和明暗情况进行调节。眼的调节包括晶状体的调节、瞳孔的调节和两眼球会聚。

人眼能看清 6 m 以外的物体,这是由于远处物体发出的光线近似于平行,眼无需进行调节,光线经折射后恰好聚焦于视网膜上。

随着物体的移近,物体发出的光线会愈来愈辐散,由于眼的调节作用,使近处辐散的光线仍可在视网膜上形成清晰的物像。

1.晶状体的调节 晶状体为双面凸形,富有弹性,其四周借睫状小带与睫状体相连。睫状体内有平滑肌,称为睫状肌,受动眼神经中副交感神经支配。当眼看远物时,睫状肌处于松弛状态,这时睫状小带拉紧,晶状体被牵拉成扁平状。当看近物时,由于物体发出的光线呈辐射状,如果眼仍处于安静状态,则物体将落在视网膜的后方,出现视物不清,此时必须经过晶状体的调节才能看清近物。其调节过程是:当看近物时,视网膜上模糊物像的信息传至皮层视区,反射性地引起动眼神经中的副交感神经兴奋,使睫状肌收缩,从而使睫状小带松弛,晶状体因其自身的弹性回位而变凸(尤其是向前凸起更为明显),折光力增强,使辐散的光线前移聚焦,物像也前移于视网膜上(图 9-3)。

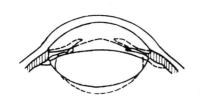

图 9-3 视近物时晶状体和瞳孔的调节
虚线表示眼调节时晶状体和虹膜的位置。

晶状体的调节能力是有一定限度的,主要取决于晶状体的弹性,弹性越好,晶状体凸起的能力就越强,所能看清的物体的距离就越近。晶状体的调节能力用近点来表示。近点是指眼能看清物体的最近距离。近点越近,调节能力越强,说明晶状体的弹性越好。晶状体的弹性随年龄的增长而减弱,近点也因而变远。8 岁、20 岁和 60 岁的人的近点分别是 8.6 cm、10.4 cm 和 83.3 cm。由于年龄的原因造成晶状体的弹性明显降低的人,看远物清楚,看近物则困难,此称为老视。老视眼看近物时可用适当的凸透镜进行矫正。

2.瞳孔的调节　　瞳孔的大小可以调节进入眼内的光量。瞳孔的调节包括两种反射：一种是看近物时,在晶状体凸度增加的同时,瞳孔缩小,这种现象称瞳孔近反射。其意义是调节进入眼内的光量及减少球面像差和色像差,使物像清晰。另一种称瞳孔对光反射,即用不同强度的光线照射眼时,瞳孔的大小可随光线的强弱而改变。看强光时瞳孔缩小,看弱光时瞳孔扩大。其意义在于调节入眼的光量,有助于看强光时保护视网膜,看弱光时分辨物体。瞳孔对光反射的中枢在中脑。临床上检查瞳孔对光反射,可用以判断中枢神经系统病变的部位、全身麻醉的深浅度及病情危重程度的重要指标。

3.眼球会聚　　看近物时,双眼球同时向鼻侧聚合,称为眼球会聚。其意义是能使视网膜成像对称,避免复视,以产生清晰的视觉。

（三）眼的折光异常

眼的折光能力异常或眼球形态异常,在安静状态下平行光线不能聚焦在视网膜上,称为折光异常。包括近视、远视和散光。

1.近视　　近视的发生是由于眼球前后径过长或折光系统的折光能力过强。近视眼看远物时,远物发出的平行光线被聚焦在视网膜的前方,而在视网膜上形成模糊的图像。看近物时,由于近物发出的是辐散光线,故眼不需调节或只做较小程度的调节,就能使光线聚焦在视网膜上。因此,近视眼的近点小于正常眼。近视眼的形成,部分是先天遗传所致,部分是后天用眼不当造成的。近视眼可用凹透镜矫正,使光线适度辐散后再进入眼内聚焦在视网膜上,形成清晰的物像（图9-4）。

2.远视　　远视眼多数是由于眼球前后径过短引起的,多与遗传有关。远视眼在安静状态下看远物时,所形成的物像落在视网膜之后;若是轻度远视,经适当调节可以看清物体。看近物时,物像更后移,晶状体的调节即使达到最大限度也难于看清物体。可见,远视眼无论看近物还是看远物,都需要动用眼的调节功能,容易产生疲劳。远视眼可用合适的凸透镜矫正（图9-4）。

3.散光　　正常眼内折光系统的各折光面都是正球面,而多数散光是由于角膜表面不呈正球面所致,即角膜表面不同方位的曲率半径不相等,平行光线进入眼内不能在视网膜上形成焦点,造成视物不清或物像变形。纠正散光应用合适的圆柱形透镜,使角膜某一方位的曲率异常改善。

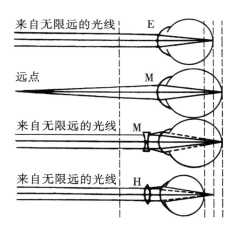

图9-4　眼的折光异常及其矫正

虚线为调整后,实线为调整前。

二、眼的感光功能

视网膜是眼的感光系统。它的功能是接受光的刺激,把光能转变成电信号,以神经冲动的形式经视神经传到视中枢。

（一）视锥细胞与视杆细胞

视网膜上存在两种感光细胞,即视锥细胞和视杆细胞。它们都含有各自的感光色素。

两种感光细胞都与双极细胞发生突触联系,双极细胞再与神经节细胞联系,神经节细胞的轴突构成视神经(图9-5)。视神经穿过视网膜处形成视神经乳头,此处无感光细胞,没有感光功能,称为生理性盲点。正常时由于是双眼视物,一侧盲点可被另一侧视觉补偿,所以,人们并不觉得有盲点的存在。

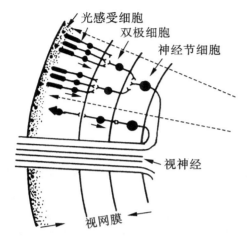

图9-5　视网膜的主要细胞层次及其联系模式图

视锥细胞:视锥细胞和与其有关的传递细胞如双极细胞和神经节细胞构成视锥系统。视锥细胞主要分布于视网膜中央凹处,对光的敏感性较差,只有在较强的光线刺激下才发生反应。其主要功能是白昼视物,能分辨颜色,视物精确度高,对物体的轮廓及细节都能看清。这种视觉称为明视觉。白昼活动的动物,如鸡、鸽等,视网膜上几乎都是视锥细胞。

视杆细胞:视杆细胞和与其相联系的传递细胞构成视杆系统。视杆细胞主要分布于视网膜的周边部分,对光的敏感度较高,在弱光环境中即能看到物体。但对物体的分辨率低,视物的精确度较差,不能分辨颜色,这种视觉功能称为暗视觉。以夜间活动为主的动物,如猫头鹰、鼠等,视网膜上的感光细胞是以视杆细胞为主。视锥细胞和视杆细胞的比较见表9-1。

表9-1　视锥细胞和视杆细胞的比较

	感光色素	主要分布	功能
视锥细胞	三种感光色素	中央凹	明视觉、色觉
视杆细胞	视紫红质	周边部分	暗视觉

(二)视网膜的光化学反应

视网膜的感光细胞中存在感光色素,感光色素受到光刺激时通过光化学反应,把光能转换成生物电。

在对视网膜感光细胞的研究中,对视杆细胞的光化学反应研究的较多。视杆细胞内的感光物质是视紫红质,是由视黄醛和视蛋白构成的结合蛋白质,对波长为500 nm的光线吸收能力最强。视紫红质的光化学反应是可逆的,在光照下,视紫红质迅速分解,在暗处又重新合成。在暗处,视紫红质中的视黄醛呈11-顺型。在光照时,视黄醛11-顺型变成全反型(图9-6)。

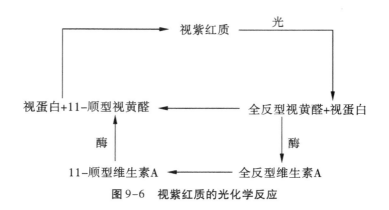

图9-6   视紫红质的光化学反应

在暗处视物时,视紫红质既有合成又有分解,两过程的快慢取决于光线的强弱。光线越弱,合成过程就大于分解过程,视杆细胞内合成的视紫红质越多,使视网膜对弱光越敏感;相反,光线越强,视紫红质的分解过程越强,合成过程越弱。视杆细胞内的视紫红质含量就少,使视杆细胞对光线的刺激不敏感,甚至失去感光能力。视紫红质的分解和再合成的过程中,部分视黄醛被消耗,需要体内贮存的维生素 A 来补充。因为,维生素 A 经代谢可转变成视黄醛。若维生素 A 缺乏,势必影响暗视觉,引起夜盲症。

(三)感受器电位及其离子机制

感光细胞的外段是进行光—电转换的部位,也是感受器电位产生的部位。视网膜在未经照射时,外段膜 cGMP 浓度较高,受 cGMP 的作用,对 Na^+ 有较大程度的通透性,Na^+ 内流使 K^+ 外流所形成的膜内外的电位差减小。当光照感光细胞时,激活磷酸二酯酶,外段膜的 cGMP 被水解,浓度很快下降,引起 Na^+ 通道关闭,Na^+ 内流减少。此时膜两侧电位主要由 K^+ 外流所决定,故膜内电位向负的方向转变,发生超极化。这种超极化的电位具有一般感受器电位的特点,它不能发展成为动作电位,仅通过电紧张形式扩布至终足,控制着终足递质的释放量。终足释放的递质可引起水平细胞、双极细胞和无足细胞相继产生膜电位的变化,最终使节细胞膜电位去极化达阈电位水平,产生动作电位,沿视神经将光信号传向视觉中枢。

三、感觉的几种生理现象

(一)暗适应与明适应

人由亮处突然进入暗处,起初看不清物体,经过一定时间后,视觉的敏感度逐渐升高,在暗处的视觉逐渐恢复,这种在暗光中恢复视觉敏感度的现象称为暗适应。整个暗适应过程约需要 30 min。暗适应是由于在亮处视杆细胞的视紫红质大量分解,剩余量很少,不足以产生兴奋,待到暗处视紫红质再合成增强,暗视觉才逐渐恢复。可见,暗适应的过程是视紫红质逐渐合成的过程。

人从暗处来到强光下,最初光亮耀眼,不能视物,但是稍待片刻后才能恢复视觉,看清物体。这种突然进入明亮环境后视觉逐渐恢复正常的过程称为明适应。明适应较快,约 1 min 即可完成。明适应是由于在暗处蓄积起来的视紫红质在强光下迅速分解,产生耀眼的光感,随着视紫红质大量分解而急剧减少后,视锥细胞才能恢复昼光觉。

(二)色觉与色觉障碍

辨别颜色是视锥细胞的功能。人眼视网膜可分辨波长 370~740 nm 之间的约 150 种颜色。人类产生颜色视觉的确切原因尚未完全搞清楚。一般用三原色学说来解释人眼对不同色光的感受。该学说认为:人的视网膜含有三种不同的视锥细胞,分别含有对红、绿、蓝色光敏感的感光色素,它们吸收光谱的范围各不相同,不同的色觉是这三种视锥细胞按不同比例受到刺激而兴奋,然后由不同组合的视神经冲动传入中枢,就产生了不同颜色的感觉。

色觉障碍包括色盲和色弱。色盲多由遗传因素所致,患者的视网膜缺乏相应的视锥细胞,不能辨别颜色。如缺乏感受红光和绿光的视锥细胞,就不能辨别红色或绿色,称为红绿色盲。由于后天因素,引起辨别颜色的能力较差,称色弱。

(三)视力

视力又称视敏度,是指眼分辨物体上两点之间最小距离的能力。视力的好坏通常以视角的大小作为衡量标准。视角是指物体上两点发出的光线射入眼球后,在节点相交时形成的夹角(图 9-7)。视角的大小与视网膜像的大小成正比。当视角为 1 分(1/60°)时,在视网膜上所形成的两点物像之间的距离为 5 μm,稍大于一个视锥细胞的平均直径,此时两点间刚好隔着一个未被兴奋的视锥细胞,于是,信号传入中枢后可形成两点分开的感觉。因此,1 分的视力为正常视力。按国际标准视力表表示为 1.0,按对数视力表为5.0。由于中央凹处的视锥细胞较密集,直径较小,所以,视力可大于此数值。

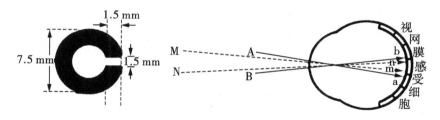

图 9-7　视力与视角示意图

(四)视野

单眼注视前方一点不动时,该眼所能看到的范围,称为视野。因受面部结构的影响,鼻侧和上侧的视野较小,而颞侧和下侧的视野较大。各种颜色的视野也不同,其大小依次为白、黄蓝、红、绿(图 9-8)。临床上检查视野,有助于对视网膜、视觉传导通路中某些疾病的诊断。

(五)双眼视觉

两眼同时观看物体时所产生的视觉称为双眼视觉。与单眼视觉相比,双眼视觉的视野扩大,可弥补单眼视觉生理盲点的缺陷,增加对物体距离和形态、大小判断的准确性,同时形成立体感。而立体视觉的产生,主要是因为同一物体在两眼视网膜上形成的像并不完全相同,左眼看到物体的左侧面较多些,右眼看到物体的右侧面较多些。这种信息传到中枢,经过整合,就产生一个有立体感的物像。

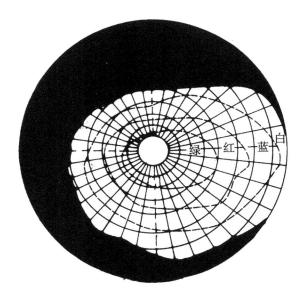

图 9-8　右眼的颜色视野

第三节　听觉器官

耳分外耳、中耳和内耳。外耳、中耳和内耳中的耳蜗部分组成听觉器官。内耳中的前庭器官,是与维持身体姿势和平衡有关的感受装置。因此,耳具有听觉功能和位觉、运动觉功能。

一、外耳和中耳的传音功能

听觉的产生是声波经外耳、中耳传至内耳,经内耳耳蜗声音感受器的换能作用,将声波的机械能转换为神经冲动,经听神经传入听觉中枢而产生。

(一)外耳的功能

外耳由耳郭和外耳道组成。耳郭的形状有利于收集声波,帮助辨别声源。外耳道是声波传导的通路。

(二)中耳的功能

中耳包括鼓膜、鼓室、听小骨和咽鼓管等结构。鼓膜为椭圆形半透明薄膜,位于外耳与鼓室的分界处。它是一个压力承受装置,类似于电话机受话器的振膜,其振动与声波振动同步,余振甚少,有利于把声波振动如实地传递给听小骨。

鼓室内的听小骨包括锤骨、砧骨和镫骨,它们依次连接成听骨链。锤骨柄附着于鼓膜,镫骨底与前庭窗相连。听骨链为一杠杆系统(图 9-9),支点的位置刚好在整个听骨链的重心上。因此,在能量传递过程中惰性最小,效率最高。声波振动由鼓膜、听骨链传到镫骨底时,振幅减小而压强增大,这样既可提高传音效率,又可避免内耳的损伤。使压强增大的原因主要有两个:一个是鼓膜面积和前庭窗面积的差别造成的。鼓膜的实际振动面积为 55 mm^2,而前庭窗的面积为 3.2 mm^2,二者面积之比为 17.2:1,若听骨链传递声波时总压力不变,则作用于前庭窗膜上的压强将增大 17.2 倍;另一个是 3 块听小骨互相连接成 1 个两臂之间呈固定角度的杠杆。其中锤骨柄为长臂,砧骨长突为短臂,长臂与短臂之比为 1.3:1,即作用于前庭窗膜上的压强将增大 1.3 倍。通过以上两方面的共同作用后,前庭窗上的振动压强是鼓膜上的 22 倍左右。

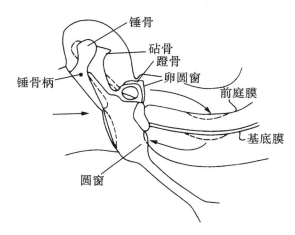

图 9-9　听骨链和耳蜗的关系示意图

　　咽鼓管是连接鼓室和鼻咽部的管道。通常情况下,鼻咽部的开口处于闭合状态,在吞咽、打哈欠时,可暂时开放。咽鼓管的主要功能是调节鼓室内空气的压力,使之与外界大气压保持平衡,以维持鼓膜的正常位置、形状和振动性能。

(三)声波传入内耳的途径

声波必须传入内耳才能被感受器感受,产生听觉。声波传入内耳的途径如下。

1. 气传导　声波经外耳、鼓膜、听骨链和前庭窗传入耳蜗,这种传导称为气传导。这是声波传导的主要途径。此外,鼓膜振动也可引起鼓室内空气振动,再经蜗窗传入耳蜗,这一气导途径在正常情况下并不重要,但在听骨链功能受损时,也可发挥一定的传音作用。

2. 骨传导　声波直接引起颅骨振动,从而引起耳蜗内淋巴的振动,这种传导方式称为骨传导。在正常情况下,骨传导的效率比气导低得多,但是当鼓膜或中耳病变引起传音性耳聋时,气导明显受损,而骨传导却不受影响,甚至相对增强;当耳蜗病变引起感音性耳聋时,气传导和骨传导的作用均减弱。

二、内耳的感音功能

内耳包括耳蜗和前庭器官两部分,其中声波感受器位于耳蜗内。

(一)耳蜗的换能作用

耳蜗是一条骨质管道,围绕一个骨轴盘旋而成。管道内被淋巴液充满,管腔内由前庭膜和基底膜分隔成三个腔(图9-10)。声波感受器(螺旋器或柯蒂器)位于耳蜗蜗管的基底膜上,由内、外毛细胞和支持细胞等组成。毛细胞的底部有丰富的听神经末梢,每个毛细胞的顶端都有数百条排列整齐的听毛,有些较长的听毛,其顶端埋植于盖膜的胶冻状物质中,盖膜的一侧悬浮于内淋巴液中。

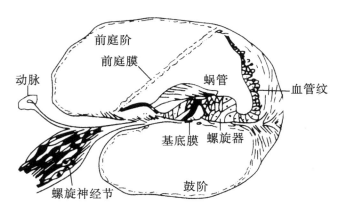

图9-10　耳蜗模式图

耳蜗感音功能的完成,就是把传入耳蜗的机械振动转变为生物电能,以神经冲动的形式经蜗神经传到听中枢。在这一转变过程中,耳蜗基底膜的振动起着关键作用。

声音传到内耳,首先引起外、内淋巴振动,继而引起基底膜振动,基底膜振动又引起螺旋器振动,于是毛细胞顶端与盖膜之间发生相切运动。由于毛细胞的纤毛埋入盖膜,所以毛细胞和盖膜之间的相切运动引起听毛的弯曲,从而刺激毛细胞产生电位变化,最后引起与毛细胞相联系的耳蜗神经产生动作电位,动作电位传入到大脑颞叶而引起听觉。

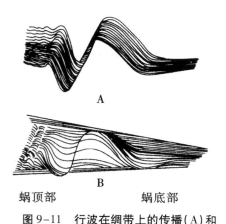

图9-11　行波在绸带上的传播(A)和在基底膜上的传播(B)

(二)耳蜗对声音的初步分析

人的听觉器官在感受声音的同时,对声音的频率进行初步的分析。如今多用行波学说来解释。耳蜗对音调的分析,主要取决于基底膜产生最大振幅的部位。基底膜在蜗底部最窄,越靠近蜗顶越宽。该学说认为:声波引起的基底膜振动都从蜗底部开始,向顶部方向传播。就像有人在规律地上下抖动一条绸带,形成的波浪向远端传播(图9-11)。声波频率越高,基底膜产生最大振幅的部位越靠近蜗底部;反之,声波频率越低,最大振幅的部位越靠近蜗顶部(图9-12)。可见,耳蜗能分辨不同频率的声波,即:耳蜗的底部感受高频声波,而顶部感受低频声波。

(三)耳蜗的生物电现象

从耳蜗引导出的电位变化大致分为三种:①耳蜗没有受到声音刺激时的静息电位;②耳蜗接受声音刺激时引起的微音器电位;③由微音器电位所激发的耳蜗动作电位。

1. 耳蜗的静息电位　在耳蜗未受声波刺激时,若将一电极放在鼓阶的外淋巴并接地使之保持在零电位,另一电极放在蜗管的内淋巴中,可测得蜗管内淋巴的电位为+80 mV,称为内淋巴电位。如把电极插入毛细胞内,可测得毛细胞的静息电位为-70 ~ 80 mV。毛细胞顶端膜外的浸浴液为内淋巴,该处毛细胞膜内(-80 mV)和膜外(+ 80 mV)的电位差可达160 mV,两者和在一起,形成耳蜗静息电位。耳蜗静息电位是产生耳蜗微音器电位的基础。

2. 耳蜗微音器　当耳蜗接受声音刺激时,在耳蜗及其附近结构可记录到一种特殊的电位变化,称微音器电位。微音器电位的波形及频率和作用于耳蜗声波的波形与频率完全符合。在动物实验中,如将记录电极置于耳蜗的圆窗处,并将该电极连接至放大器和扬声器,则在对动物的耳郭轻声说话时,所说的话可从扬声器中听到。可见,耳蜗在此处起了一个微音器的作用。耳蜗微音器电位的特点是潜伏期极短,没有不应期,对缺氧和深麻醉相对不敏感,以及在听神经纤维变性时仍能出现。

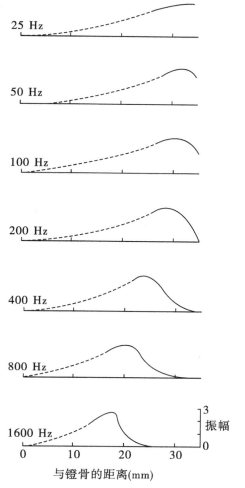

图 9-12　不同频率的声音引起行波最大振幅的位置

微音器电位的形成,是由于基底膜的振动使插入盖膜的毛细胞顶端的听毛发生内外摆动引起。听毛的内外摆动使毛细胞顶端膜的静息电位发生相应的波动,此波的电变化即微音器电位。

3. 听神经动作电位　听神经的动作电位是耳蜗对声音刺激的一系列反应中最后出现的电变化,是耳蜗对声音刺激进行换能和编码作用的总结果。听神经动作电位是由毛细胞的微音器电位触发产生的,它是一个复合动作电位,波形与其他神经纤维的动作电位相同。动作电位的频率与声音刺激的强度有关,声音刺激愈强,动作电位的频率愈高。起源于基底膜不同部位的听神经纤维,对不同的声音频率发生反应,传递不同的声音信息。

三、听阈和听力

发音体的振动产生声音,但必须是在一定频率和强度范围内,才能使人产生正常的听觉。人类能听到的频率范围为 16～20 000 Hz，低于 16 Hz 或高于 20 000 Hz 的振动，人耳都听不到；在上述范围内，对于每种频率的声波，都有一个产生听觉所必须的最低振动强度，称为听阈。如果振动频率不变，振动强度在听阈以上增加时，听觉也会增强。若超过一定限度时，人所感受到的就不再是正常的听觉。还会产生鼓膜的疼痛感，这个限度称为最大可听阈。不同频率的声波都有其特定的听阈和最大可听阈。

人们常用听力来表达听觉的灵敏度。在听觉生理中，通常以分贝作为声音强度的相对单位。一般讲话的声音，强度在 30～70 分贝（dB）之间，大声喊叫时可达 100 分贝。杂乱无章的非周期性振动为噪音，其强度在 60 分贝以上时，对人的工作、学习和休息都有不良影响。长期受噪音刺激，可使听力下降，形成噪音性耳聋。

第四节　前庭器官

前庭器官包括椭圆囊、球囊和三个半规管，是头部位置觉与运动觉的感觉器官。

前庭器官的感受细胞都是毛细胞，毛细胞顶部的纤毛有一根最长的，称动毛；其余的纤毛长短不一，靠近动毛的较长，远离动毛的较短，称为静毛。当静毛倒向动毛时，毛细胞底部的神经纤维发放的冲动频率增高；而动毛倒向静毛时，发放的冲动频率降低（图 9-13）。

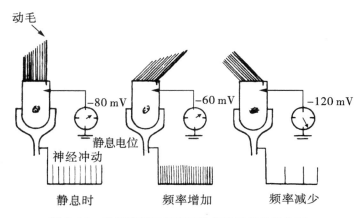

图 9-13　毛细胞纤毛状态与神经冲动发放的关系

一、椭圆囊和球囊的功能

椭圆囊、球囊是膜质的小囊，两囊内各有一囊斑，其中毛细胞的纤毛埋植于耳石膜内（图 9-14）。耳石膜是一块胶质板，内有许多微细的耳石，主要由蛋白质和碳酸钙组成，其比重大于内淋巴，因而有较大的惯性。椭圆囊和球囊的不同，在于囊斑所在的平面与人体的相对位置不一样。人体在直立时，椭圆囊中囊斑呈水平位，耳石膜悬在纤毛外侧，与囊斑相平行。椭圆囊和球囊的功能是感受头部的空间位置和直线变速运动。当头部的空间位置发生变化或做直线变速运动时，由于重力或惯性的作用，耳石膜与毛细胞的相对位置发生改变。以上两种情况均使纤毛发生弯曲,倒向某一方向,从而使传入神经纤维发放的冲动发生变化。这些信息传入中枢后,可产生头部空间位置的感觉或直线变速运动的感觉,同时引起姿势反射,以维持身体平衡。

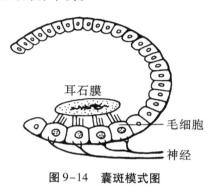

图9-14　囊斑模式图

二、半规管的功能

　　两侧内耳各有三条互相垂直的半规管,分别代表空间的三个平面。每条半规管的一端有一个膨大部位,称为壶腹,内有一种特殊的结构,称壶腹嵴,它的位置和半规管的轴呈垂直。壶腹嵴内的毛细胞植于终帽内,终帽为一种胶状物质。毛细胞上动毛和静毛的相对位置是固定的,如在水平半规管内,当充满管腔内的内淋巴由管腔向壶腹嵴方向移动时,使壶腹嵴上毛细胞顶部的静毛向动毛一侧弯曲,引起该壶腹嵴向中枢发放的神经冲动增加。当壶腹嵴内的淋巴流向管腔时,则情况相反,该壶腹嵴向中枢发放的神经冲动减少。

　　壶腹嵴的适宜刺激是旋转运动,即角变速运动。所以,半规管的功能是感受旋转变速运动。躯体旋转开始时,由于内淋巴的惯性作用,它的起动晚于管壁的运动,于是一侧水平半规管的内淋巴将压向壶腹,使毛细胞兴奋,而对侧内淋巴背离壶腹,使毛细胞产生抑制(图9-15)。两侧不同频率的冲动传入中枢,引起眼球震颤和姿势反射,以维持身体平

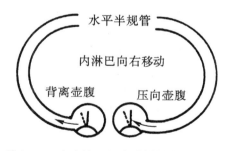

图9-15　壶腹嵴毛细胞受刺激情况示意图

衡。同时冲动上传大脑皮层,引起旋转感觉。三对半规管可感受任何平面上不同方向的旋转变速运动。

三、前庭反应

当前庭器官受到过强或过长时间的刺激时,除引起一定的位置觉和运动觉以外,还会引起骨骼肌和内脏功能的改变,称为前庭反应。

(一)前庭器官的姿势反射

由前庭器官参与实现的姿势反射有:①头部处于不同位置时所引起的状态反射;②反正反射;③身体进行各种运动时的运动姿势反射。

当进行直线变速运动时,可刺激椭圆囊和球囊,反射性地改变颈部和四肢肌紧张的强度,维持身体平衡。例如,猫自高处跳下时,头部后仰,四肢伸直;一旦着地,则头部前倾,四肢屈曲。又如,将猫放在平板上,突然上抬时,猫头前倾,四肢屈曲;上抬突然停止后,猫头后仰,四肢伸直。这些都是直线变速运动引起前庭的姿势反射。

当作旋转运动时,可刺激半规管,反射性地改变颈部和四肢肌紧张,以维持姿势的平衡。例如,当人体向左侧旋转时,可反射性地引起左侧上下肢伸肌和右侧屈肌的肌紧张加强,使躯干向右侧偏移,以防歪倒;而旋转停止时,可使肌紧张发生反向变化,使躯干向左侧偏移。

(二)前庭器官的内脏反应

对前庭器官过强或长时间刺激,常可引起自主神经系统的功能反应,表现出一系列相应的内脏反应,如恶心、呕吐、眩晕、皮肤苍白、心率加快、血压下降等现象,称前庭内脏反应。有些人,这些反应较严重,可能的原因是前庭器官的功能特别敏感的缘故,可以通过锻炼得到改善。

(三)眼震颤

躯体作旋转运动时,眼球可出现一种特殊的往返运动,这种现象称为眼震颤。眼震颤主要是由于半规管受到刺激,反射性地引起眼外肌的规律性活动。眼震颤的方向以不同半规管受到刺激,表现也不同。在生理情况下,两侧水平半规管受到刺激时,引起水平方向的眼震颤,上、后半规管受到刺激时,引起垂直方向的眼震颤。以水平眼震颤为例,当人体头部前倾30°,围绕人体的纵轴向左侧旋转时,由于内淋巴的滞后,左侧水平半规管受刺激增强,右侧水平半规管受刺激减弱,出现两侧眼球缓慢向右侧移动,这称为眼震颤的慢动相;当眼球移动到两眼裂右侧端而不能再移时,又突然返回到眼裂正中,这称为眼震颤的快动相;如此反复进行即是眼震颤。

快动相的方向与半规管受刺激增强侧相同。当旋转变为匀速转动,由于内淋巴的滞后现象已不存在,两侧半规管壶腹嵴所受压力和旋转前一样,眼球不再震颤。当旋转减速或停止时,内淋巴因惯性而不能立刻停止运动,两侧壶腹嵴又出现压力变化,此时右侧半规管受刺激增强,左侧受刺激减弱,又引起一阵与开始方向相反的慢动相和快动相(图9-16)。临床和特殊从业人员常进行眼震颤试验以判断前庭功能是否正常。在同样条件下震颤时间过长或过短,说明前庭功能可能过敏或减弱。前庭功能过敏者,易于发生晕车或晕船。

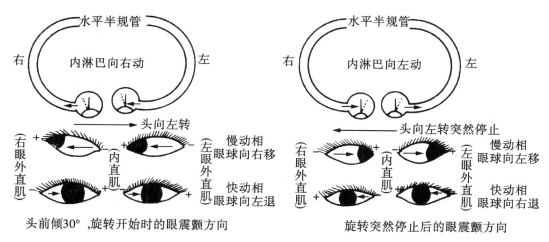

图 9-16　旋转变速运动两侧水平半规管壶腹嵴毛细胞受到刺激情况和眼震颤方向示意图

第五节　其他感觉器官

一、嗅觉

人的嗅觉器官是鼻。嗅觉的感受器是嗅细胞,存在于鼻腔上端的黏膜中。嗅细胞呈杆状,细胞的游离端有 5~6 根嗅纤毛,基底端的突起形成嗅丝,穿过筛孔到达嗅球,可将信息传向嗅觉中枢。

嗅觉的适宜刺激是可挥发性的有气味的化学物质。嗅细胞的纤毛受到这种化学物质的刺激后,可产生生物电变化。嗅觉的敏感程度常以嗅阈来评定,也就是能引起嗅觉的某种物质在空气中的最小浓度。不同动物的嗅觉灵敏度差异很大,同一动物对不同气味的灵敏程度也不同。人的嗅觉感受器是很容易产生适应现象的。

二、味觉

人的味觉器官是舌,味觉的感受器是味蕾。主要分布在舌背面和舌周边部位的黏膜内。它是一种化学感受器,适宜刺激是一些溶于水的物质。

味觉分为酸、甜、苦、咸 4 种,其他复杂的味觉认为是这 4 种味觉不同比例的组合。刺激物在 20~30℃ 之间的温度状况下味觉的敏感度最高。舌表面不同部位对不同味刺激的敏感程度也不一样,舌尖部对甜味较敏感,舌两侧对酸味较敏感,舌两侧前部对咸味较敏感,舌根部对苦味较敏感。

三、皮肤感觉

皮肤感觉主要有四种,即触压觉、冷觉、温觉和痛觉。轻微的机械刺激作用于皮肤浅层的触觉感受器可引起触觉,而压觉是由于较强的机械刺激导致皮肤深部组织变形所引起的感觉。因触压觉与压觉在性质上类似,统称为触压觉。手指、口唇等处的触压觉最敏感,躯干背部等处较迟钝。

冷觉和温觉合称温度觉,它们是感受温度范围不同的两种感受器。皮肤的温度感觉受皮肤的基础温度、温度的变化速度和被刺激的皮肤范围等因素的影响。

皮肤的痛觉是人体经常可以感受到的一种重要感觉,可由各种伤害性刺激引起。

（齐建华）

【思考题】

1. 视近物时,眼的调节是如何进行的?
2. 视锥细胞、视杆细胞的分布及功能特点如何?
3. 声波传入内耳的途径有哪些?

第十章

神经系统

学习要点

1. 掌握内容
(1)突触的分类、基本结构、传递过程及机制。
(2)特异投射系统与非特异性投射系统,内脏痛的特点与牵涉痛。
(3)牵张反射的概念和产生机制,脑干对肌紧张的调节。
(4)小脑的功能。
(5)交感和副交感神经的结构和功能特征。
(6)自主神经的递质和受体。

2. 熟悉内容
(1)运动单位、脊休克的概念。
(2)突触后抑制与突触前抑制的特点。
(3)中枢兴奋的传播特征。
(4)大脑皮层的感觉分析功能。

3. 了解内容
(1)非条件反射与条件反射。
(2)中枢神经元的联系方式。
(3)下丘脑对内脏活动的调节。
(4)脑电图的基本波形,大脑皮层的一侧优势。

神经系统在人体生理功能调节中起主导作用。它不仅可以直接或间接地调节人体各器官、组织和细胞的活动,使之互相联系成为统一的整体,而且可以通过对各种生理活动的调节、使机体适应外界环境的变化,维持生命活动的正常进行。神经系统的功能极为复杂,神经生理学的内容十分丰富,与医学各科关系密切,本章先介绍神经元活动的一般规律,然后系统地讨论神经系统的感觉功能以及神经系统对躯体运动和内脏功能的调节,最后对脑的高级功能作一简要的介绍。

第一节　神经元活动的一般规律

　　神经元(neuron)即神经细胞,是神经系统的结构和功能单位。神经组织中除神经元外,还含有大量的神经胶质细胞,包括星状胶质细胞、少突胶质细胞和小胶质细胞。这些胶质细胞填充于神经元之间,主要起支持、营养和保护作用。

一、神经元和神经纤维

(一)神经元的基本结构和功能

　　1. 神经元的基本结构　神经元的形态和大小不一,直径在 4～150 μm 之间,由胞体和突起两部分组成。突起又分树突和轴突。一个神经元可有一个或多个树突,典型的树突分支多而短。神经元一般只有一个轴突,轴突细长,轴突的起始部分称为始段(initial segment),神经元的动作电位一般在此处产生,而后沿轴突传布。轴突的末端分成许多分支,分支末梢部分膨大呈球形,称为突触小体(synaptic knob)。

　　2. 神经元的功能　神经元的基本功能是感受刺激,对刺激信号加以分析、整合或贮存,并将整合的信息传出。一个神经元可分为四个重要功能部位:①胞体或树突上的受体部位;②产生动作电位的起始部位,如轴突始段;③传导神经冲动的部位,即轴突;④释放递质的部位,主要是神经末梢。

(二)神经纤维(nerve fiber)

　　神经纤维是由长树突和轴突构成,根据有无髓鞘分为有髓纤维和无髓纤维。

　　1. 神经纤维的功能　神经纤维的主要功能是传导兴奋。对其所支配的组织,神经纤维将兴奋传到神经末梢,通过释放递质来改变受支配组织的功能活动,这种作用称为神经的功能性作用。另一方面,神经末梢还经常释放某些物质,持续地调整受支配组织内在的代谢活动,从而持久性影响该组织的结构和生理功能,这种作用称为神经的营养性作用(trophic action)。神经的营养性作用与神经传导冲动无关,且在正常情况下不易表现出来,但在神经被损伤时就容易观察到。如,临床上出现的周围神经损伤,肌肉发生明显萎缩,就是由于失去了神经营养性作用的结果。神经元释放的营养性因子能影响所支配的组织,反过来,组织也可以产生营养性和刺激生长的因子作用于神经元。神经生长因子(NGF)就是较早被发现和研究较多的一种,它可以促进神经元突起的生长,维持神经系统的正常活动。

　　2. 神经纤维传导的特征　①生理完整性:神经纤维在结构上和生理功能上都是完整的。如果神经纤维受损或被麻醉,其结构或功能的完整性被破坏,兴奋传导就会发生障碍。②绝缘性:一根神经干中含有许多神经纤维,但神经纤维在传导兴奋时一般不会相互干扰,此即神经纤维的绝缘性,其生理意义在于保证神经调节的精确性。③双向性:刺激神经纤维中任何一点,所产生冲动可沿神经纤维向两端同时传导,此即兴奋传导的双向性。④相对不疲劳性:指神经纤维能在较长时间内保持不衰减性传导兴奋的能力。例如在实验条件下,用50～100次/s 的电刺激连续刺激神经9～12 小时,神经纤维始终保持其传导兴奋的能力。

3.神经纤维传导的速度　用电生理方法记录神经纤维的动作电位,可以精确测定各种神经纤维的传导速度。一般来说,同类神经纤维中,直径越大,其传导速度越快,直径大时神经纤维的内阻就小,局部电流的强度和空间跨度就大,有髓纤维由于直径大,比无髓纤维的传导速度快。神经纤维的传导速度与温度有关,温度降低则传导速度减慢,当温度降到0℃以下时,传导就要发生阻滞,局部可暂时失去感觉,这就是临床上运用局部低温麻醉的依据。经测定,人的上肢正中神经的运动神经纤维传导速度分别为58 m/s,感觉神经纤维为65 m/s。

4.神经纤维的分类　生理学中常用的分类方法有两种:一种是根据电生理学特性(根据传导速度),将周围神经的纤维分为A、B、C 三类;另一种是根据神经纤维的来源和直径(主要用于传入神经),可将传入神经纤维分为Ⅰ、Ⅱ、Ⅲ、Ⅳ共四类。两种分类方法及对应关系见表10-1。

表 10-1　神经纤维的分类

纤维分类	A 类（有髓纤维）				B 类（有髓鞘）	C 类（无髓鞘）	
	A_α	A_β	A_γ	A_δ		交感	后根
纤维直径(μm)	13～22	8 ～13	4 ～ 8	1 ～ 4	1 ～ 3	0.3～1.3	0.4～1.2
传导速度(m/s)	70～120	30～70	15～30	12～30	3～15	0.7～2.3	0.6～2.0
相当于传入纤维的类型	Ⅰa、Ⅰb	Ⅱ		Ⅲ			Ⅳ

5.轴浆运输　神经元轴突内的胞质称为轴浆。实验证明,轴突内的轴浆经常在胞体与轴突末梢之间流动而称轴浆流动(axoplasmic flow)。借轴浆流动运输物质的现象称为轴浆运输(axoplasmic transport),它对维持神经元的正常结构和功能有着重要意义。

轴浆运输具有双向性,自胞体向轴突末梢的轴浆运输称顺轴浆运输(anterograde transport);自轴突向胞体的轴浆运输称逆轴浆运输(retrograde transport)。顺轴浆运输又分为快轴浆运输和慢轴浆运输,快轴浆运输指具有膜的细胞器,如线粒体、递质囊泡、分泌颗粒等的运输,速度约为410 mm/d;慢轴浆运输指由胞体合成的蛋白质所构成的微管和微丝等结构向末梢方向的延伸,速度为1～12 mm/d。逆轴浆运输的速度约为205 mm/d,某些物质,如生长因子、某些病毒和毒素,通过入胞作用被摄入神经末梢,然后以这种方式运输到胞体。

二、神经元间的信息传递

在神经调节活动中,神经元与神经元之间的信息联系十分频繁,联系的方式也很复杂,其中最重要的联系方式就是突触联系。突触(synapse)通常指的是神经元与神经元之间发生功能接触的结构。根据突触接触的部位不同,经典的突触一般分为轴-体突触、轴-树突触和轴-轴突触三类(图10-1)。

(一)经典的突触传递(synaptic transmission)

1.**突触的基本结构**　经典的突触由突触前膜、突触间隙和突触后膜三部分构成(图 10-2)。突触前膜是突触前神经元突触小体的膜,突触后膜是突触后神经元胞体或突起的膜,两者之间有间距约 20 ～ 40 nm 的间隙,称突触间隙。突触前膜与突触后膜较一般的神经元膜稍厚,约 7.5 nm。在突触小体的轴浆内含有较多的线粒体和大量囊泡(突触小泡)。囊泡直径为 20 ～ 80 nm,内含有高浓度的递质。在不同的神经元,突触小体内囊泡的大小和形态不完全相同,其内所含的递质也不同。

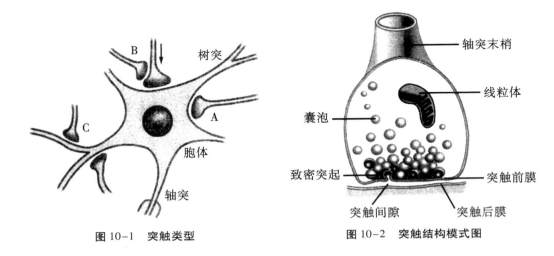

图 10-1　突触类型   图 10-2　突触结构模式图

2.**突触传递的过程**　当神经冲动传到轴突末梢时,突触前膜去极化,引起电压门控式 Ca^{2+} 通道开放,细胞外液中的 Ca^{2+} 进入突触小体。由于 Ca^{2+} 的作用,使一定数量的突触小泡向突触前膜移动,与突触前膜接触,通过出胞作用,将所含的递质释放到突触间隙中。递质迅速作用于突触后膜上的特异性受体或化学门控通道,通过受体蛋白质分子内部的变构作用,引起突触后膜上某些离子通道开放,导致突触后膜发生去极化或超极化的电位变化,产生兴奋性或抑制性突触后电位,从而引起突触后神经元的兴奋或抑制。

3.**突触后电位**　根据突触后膜发生去极化和超极化,可将突触后电位分为兴奋性突触后电位和抑制性突触后电位两种类型。

(1)**兴奋性突触后电位**　如图 10-3,当神经冲动传到轴突末梢时,突触前膜释放兴奋性递质,递质与突触后膜受体结合后,提高了突触后膜对 Na^+、K^+,特别是 Na^+ 的通透性,Na^+ 扩散入细胞内,从而使突触后膜发生去极化,这种电位变化即兴奋性突触后电位(excitatory postsynaptic potential,EPSP)。EPSP 是局部兴奋,当突触前神经元活动增强或参与活动的数目增多时,EPSP 可以总和起来,使电位幅度加大,达到阈电位水平时,可最先在与后膜相连的邻近部位诱发动作电位,产生扩布性兴奋,即引起突触后神经元发放神经冲动。如果 EPSP 没有达到阈电位水平,虽然不能引起动作电位,但这种局部电位也能使突触后神经元兴奋性升高,容易产生动作电位,这种现象为易化(facilitation)。

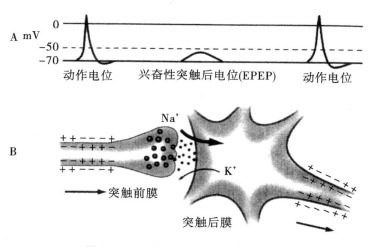

图 10-3　兴奋性突触后电位产生示意图

（2）抑制性突触后电位　　如图 10-4，其特征是突触后膜产生超极化。它的产生也是由于突触前神经元末梢兴奋，但释放的是抑制性递质，递质与受体结合后，可提高突触后膜对 K^+ 或 Cl^- 的通透性，由于 K^+ 由膜内至膜外，而 Cl^- 由膜外进入膜内，使膜电位的绝对值增大，出现突触后膜的超极化，这就是抑制性突触后电位（inhibitory postsynaptic potential，IPSP）。IPSP 降低突触后膜的兴奋性，使突触后神经元不能产生兴奋，而出现抑制效应。IPSP 也是一种局部电位变化，故也可以总和，总和后对突触后神经元的抑制作用更强。

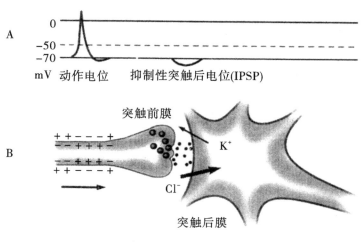

图 10-4　抑制性突触后电位产生示意图

实际上，一个突触前神经元的轴突末梢发出多个分支与许多突触后神经元构成突触联系，而一个突触后神经元则与许多神经元的轴突末梢构成突触联系，其中，既有兴奋性突触联系，也有抑制性突触联系。例如，一个脊髓前角运动神经元的胞体和树突上所覆盖的来自其他神经元的突触小体可达 2 000 个,而一个大脑皮层神经元的胞体和树突上所覆盖的来自其他神经元的突触小体可达 30 000 个。因此,一个神经元是兴奋还是抑制或兴奋与抑制的程度取决于这些突触传递产生的综合效应。

综上所述,突触传递是一个电-化学-电的过程,即由突触前神经元的生物电变化,通过突触末梢化学递质的释放,进而引起突触后神经元发生生物电变化的过程,它与神经-肌接头的传递有许多相似之处。

神经元与神经元之间或神经元与效应器细胞间的信息联系,除上述经典的突触性化学传递外,还存在下列方式。

(二)电突触传递

电突触传递的结构基础是缝隙连接(gap junction),在两个神经元紧密接触的部位,两层膜间隔 2～4 nm,连接部位的细胞膜并不增厚,其轴浆内无突触小泡存在。连接部位存在沟通两细胞胞质的通道,带电离子可通过这些通道而传递电信号。因此,这种连接部位的信息传递是一种电传递,这种信号传递一般是双向的,与经典突触的化学递质传递完全不同。电突触的功能可能是促进不同神经元产生同步性放电。电传递的速度快,几乎不存在潜伏期。电突触可存在于树突与树突、胞体与胞体、轴突与树突之间。

(三)非突触性化学传递

非突触性化学传递(non-synaptic chemical transmission)是在研究交感神经对平滑肌和心肌的支配方式时发现的。交感肾上腺素能神经元的轴突末梢有许多分支,在分支上形成串珠状的膨大结构,称曲张体(varicosity)。曲张体内含有大量的小泡,内含高浓度的去甲肾上腺素,但曲张体并不与效应细胞形成经典的突触联系,而是沿着分支位于突触后成分的近旁(图 10-5)。当神经冲动到达曲张体时,递质从曲张体释放出来,以扩散方式到达突触后成分的受体,使突触后成分发生反应。由于这种化学传递不通过经典的突触进行,因此称为非突触性化学传递。

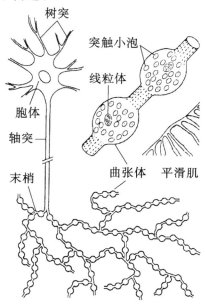

图 10-5　非突触性化学传递结构模式图

非突触性化学传递与突触性化学传递相比具有以下特点：①不存在突触前膜与后膜的特化结构；②不存在一对一的支配关系；③曲张体与突触后成分之间的距离一般大于20 nm，有的可超过400 nm；④递质扩散的距离远，因此传递时间较长；⑤释放的递质能否产生信息传递效应，取决于突触后成分有无相应的受体。

三、神经递质和受体

化学性突触传递是以神经递质作为传递信息的媒介物，然后作用于相应的受体才能完成信息传递。神经递质和受体是化学性突触传递最重要的物质基础。

（一）神经递质

1. 神经递质的基本概念　　神经递质（neurotransmitter）指在神经元之间或神经元与效应器细胞之间起传递信息作用的化学物质。在神经系统内存在许多化学物质，但不一定都是神经递质，只有符合或基本上符合以下条件才能被确认为神经递质：①在突触前神经元内具有合成递质的前体物质和合成酶系，能够合成这一递质；②递质贮存于突触小泡以防止被胞质内其他酶系所破坏，当兴奋冲动抵达神经末梢时，小泡内递质能释放入突触间隙；③递质通过突触间隙作用于突触后膜的特殊受体，发挥其生理作用。用电生理微电泳方法将递质施加到神经元或效应细胞旁，以模拟递质释放过程能引起相同的生理效应；④存在使这一递质失活的酶或其他环节（摄取回收）；⑤用递质拟似剂或受体阻断剂能加强或阻断递质的突触传递作用。

按存在部位的不同，神经递质可分为外周神经递质和中枢神经递质两大类。外周神经递质见第四节，这里主要介绍几类中枢神经递质。

2. 中枢神经递质

（1）乙酰胆碱　　乙酰胆碱在中枢神经系统内分布极为广泛，如脊髓、脑干网状结构、丘脑、纹状体、边缘系统等处都有乙酰胆碱递质的存在。其功能与感觉、运动、学习记忆等活动有关。

（2）单胺类　　单胺类递质包括多巴胺、去甲肾上腺素、肾上腺素和5-羟色胺。脑内的多巴胺主要由中脑的黑质合成，沿黑质-纹状体投射系统分布，组成黑质-纹状体多巴胺递质系统，其功能被破坏是出现帕金森病的主要原因。以去甲肾上腺素作为递质的神经元分布比较集中，主要位于低位脑干的网状结构内。5-羟色胺递质系统的分布也比较集中，主要位于低位脑干的中缝核内。肾上腺素神经元胞体主要位于延髓。

（3）氨基酸类　　主要有谷氨酸、门冬氨酸、γ-氨基丁酸、甘氨酸。其中，谷氨酸可能是感觉传入神经纤维（粗纤维类）和大脑皮层的兴奋性递质。γ-氨基丁酸可能是大脑皮层部分神经元和小脑皮层浦肯野细胞的抑制性递质。甘氨酸也是一种抑制性递质，如与脊髓运动神经元构成抑制性突触联系的闰绍细胞，其末梢释放的递质就是甘氨酸。

（4）肽类　　肽类递质不仅分布于周围神经系统，而且广泛分布于中枢神经系统。脑内的肽类递质及受体非常复杂，主要有速激肽、阿片肽、下丘脑调节肽、神经垂体肽、脑-肠肽和神经肽Y等，目前对它们的了解有待进一步研究。

（5）嘌呤类　　主要有腺苷和ATP。腺苷是中枢神经系统中的一种抑制性调质，咖啡和茶的中枢兴奋效应是由咖啡因和茶碱抑制腺苷的作用而产生的。

(6)其他可能的递质　脑内的一氧化氮(NO)和一氧化碳(CO)具有许多神经递质的特征。已发现某些神经元含有一氧化氮合成酶,该酶能使精氨酸生成 NO。NO 能直接结合并激活鸟苷酸环化酶,从而引起生物效应。CO 的作用与 NO 相似,也能激活鸟苷酸环化酶。

3.递质的代谢　包括递质的合成、储存、释放、降解、再摄取和再合成等步骤。乙酰胆碱和胺类递质都是在有关合成酶的催化下,且多在胞质中合成,然后被摄取入突触小泡内储存。肽类递质的合成是由基因调控的,在核糖体上通过翻译和翻译后的酶切加工等过程而形成。递质的释放由突触前膜通过出胞作用完成。递质作用于受体并产生效应后,很快被消除。消除的方式主要有酶促降解和被突触前膜再摄取等。乙酰胆碱的消除依靠突触间隙中的胆碱酯酶,后者能迅速水解乙酰胆碱为胆碱和乙酸,胆碱则被摄取回末梢内,重新用于合成新递质;去甲肾上腺素主要通过末梢的重摄取及少量通过酶解失活而被消除;氨基酸递质在发挥作用后,能被神经元和神经胶质再摄取而失活;肽类递质的消除主要靠酶促降解。

(二)受体

1.受体的概念　受体(receptor)是指细胞膜或细胞内与某些化学物质(如递质、调质、激素等)发生特异性结合并诱发生物效应的特殊生物分子。能与受体发生特异性结合并产生生物效应的化学物质称为受体的激动剂(agonist);能与受体发生特异性结合,但不产生生物效应的化学物质则称为受体的拮抗剂(antagonist),二者统称为配体(ligand)。

2.受体的分类　现主要按天然配体进行分类和命名,如能和乙酰胆碱结合的受体称胆碱能受体,能和去甲肾上腺素结合的受体称肾上腺素能受体。各类受体还可分出亚型,如胆碱能受体可分为毒蕈碱受体(M 受体)和烟碱受体(N 受体)。已发现的 M 受体有五种亚型,N 受体又可分为 N_1 和 N_2;肾上腺素能受体可分为 α 受体和 β 受体,α 受体可再分为 α_1、α_2,β 受体可再分 β_1、β_2 和 β_3。受体亚型的出现,表明一种递质能选择性作用于多种效应器细胞而产生多种生物学效应。

3.突触前受体　分布于突触前膜的受体称突触前受体(presynaptic receptor)。突触前受体激活后,多数起负反馈调节突触前递质释放的作用。如去甲肾上腺素作用于突触前 α_2 受体,可抑制突触前膜对去甲肾上腺素的进一步释放(图 10-6)。

4.受体的调节　膜受体蛋白的数量和与递质结合的亲和力在不同的生理或病理情况下均可发改变。当递质分泌不足时,受体的数量将逐步增加,亲和力也将逐步升高,此称为受体的上调(up regulation);反之,当递质释放过多时,受体的数量将逐步减小,亲和力也将逐步降低,称为受体的下调(down regulation)。

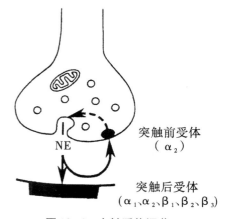

突触前受体
（α_2）

突触后受体
（α_1、α_2、β_1、β_2、β_3）

图 10-6　突触受体调节

四、反射中枢

神经调节的基本方式是反射。反射是指通过中枢神经系统,机体对刺激产生的规律性反应。反射活动是神经系统活动的主要方式。

(一)中枢神经元的联系方式

神经元依其在反射弧中所处地位的不同可分为传入神经元、中间神经元和传出神经元三类,其中传出神经元约十万个;传入神经元较传出神经元多 1 ~ 3 倍,而中间神经元的数目最多,仅大脑皮层的中间神经元就约有 140 亿个,由此可见中间神经元在神经系统活动中的重要地位。如此巨量的神经元,它们之间的联系非常复杂,联系方式也很多,但主要的联系方式有辐散式、聚合式、链锁式、环式等几种(图 10-7)。

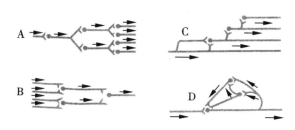

图 10-7 中枢神经元的联系方式

1. 辐散式 为一个神经元的轴突通过分支与许多神经元建立突触联系的方式,它能使一个神经元的兴奋引起许多神经元同时兴奋或抑制。辐散式联系在感觉传导途径上多见(图 10-7A)。

2. 聚合式 为许多神经元的轴突末梢与同一个神经元建立突触联系的方式,它能使许多神经元的作用集中到同一个神经元,从而发生总和或整合作用(图 10-7B)。聚合式在运动传出途径上多见。

3. 链锁式 神经冲动通过链锁式联系,在空间上可扩大作用范围(图 10-7C)。

4. 环式 是一个神经元通过轴突侧支与中间神经元相连,中间神经元反过来再与该神经元发生突触联系,构成闭合环路(图 10-7D)。若环路内中间神经元是兴奋性神经元,则通过环状联系使兴奋效应得到增强,即产生正反馈效应,此种现象称为后放(after discharge);若环路内中间神经元是抑制性神经元,则通过环状联系使兴奋效应及时终止,即产生负反馈效应。

(二)中枢兴奋传播的特征

兴奋在反射弧中枢部分传播时,往往需要通过一次以上的突触接替。由于突触结构和化学递质等因素参与的影响,其兴奋传递不同于神经纤维上的冲动传导,主要表现在以下几个方面。

1. 单向传递 指兴奋通过突触传递时只能由突触前神经元向突触后神经元单方向传播,而不能逆向进行。这是因为只有突触前膜能释放神经递质。

2. 中枢延搁 兴奋通过中枢部分比较缓慢,称为中枢延搁。这是由于兴奋经过突触传递时需经历前膜释放递质、递质在间隙内扩散并作用于后膜受体，以及后膜离子通道开放等多个环节，因而所需时间较长。兴奋通过一个化学突触需 0.3 ～ 0.5 ms，这比兴奋在同样长的神经纤维上传导要慢得多。所以，在反射活动中，兴奋通过的化学性突触数量越多，所需时间就越长。

3. 总和　突触传递是通过产生兴奋性突触后电位和抑制性突触后电位将信息传给突触后神经元的，而这类电位变化都具有局部电位的性质，可以总和，包括时间性总和空间性总和。突触后神经元如何活动则决定于这些突触后电位总和的结果。

4. 兴奋节律的改变　如果测定某一反射弧的传入（突触前神经元）与传出神经（突触后神经元）的冲动频率，两者往往不同。这是因为突触后神经元同时接受多个突触前神经元的信号传递，还与突触后神经元自身的功能状态有关。传出神经的兴奋节律来自传出神经元，而传出神经元的兴奋节律除取决于传入冲动的节律外，还取决于中间神经元和传出神经元的功能状态。

5. 后发放（后放电）　如前所述，中间神经元的环状联系是产生后放的原因之一。此外，在效应器发生反射时，其本身的感受装置（如肌梭）又受到刺激，兴奋冲动又由传入神经传到中枢，这些继发性传入冲动的反馈作用能纠正和维持原先的反射活动，这也是产生后放的原因之一。

6. 对内环境变化敏感和易疲劳　突触部位是反射弧中最易疲劳的环节，也最易受内环境理化因素的影响，如缺氧、二氧化碳增多以及麻醉剂等因素均可影响突触传递。

（三）中枢抑制

中枢神经系统内不仅有兴奋活动又有抑制活动，这正是反射活动能协调有序进行的重要原因。中枢抑制产生的机制很复杂，根据抑制现象的发生部位，一般将中枢抑制分为突触后抑制和突触前抑制。

1. 突触后抑制（postsynaptic inhibition）　哺乳类动物的突触后抑制都是由抑制性中间神经元释放抑制性递质，使突触后神经元产生抑制性突触后电位，从而产生抑制效应。突触后抑制可分为两种类型（图 10-8）。

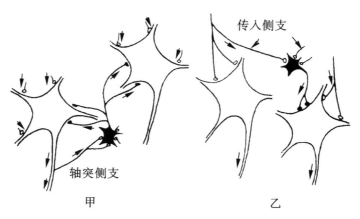

图 10-8　传入侧支抑制示意图

（1）传入侧支性抑制　传入纤维兴奋一个中枢神经元的同时，经侧支兴奋另一个抑制性中间神经元,进而使另一个中枢神经元抑制,这种现象称传入侧支性抑制(afferent collateral inhibition)。例如,伸肌肌梭的传入纤维进入脊髓后,直接兴奋伸肌运动神经元,同时发出侧支兴奋一个抑制性神经元,转而抑制屈肌运动的神经元,导致伸肌收缩而屈肌舒张。这种抑制能使反射活动相互协调起来(图10-8乙)。

(2)回返性抑制　某一中枢的神经元发出的传出冲动沿轴突外传,同时又经轴突侧支兴奋另一抑制性中间神经元,该抑制性神经元轴突反过来作用于原先发动兴奋的神经元,通过释放抑制性递质,使原先发动兴奋的神经元及其同一中枢的其他神经元受到抑制,这种现象称为回返性抑制(recurrent inhibition)。例如,脊髓前角运动神经元支配骨骼肌时,在轴突尚未离开脊髓灰质之前,发出侧支支配闰绍细胞。闰绍细胞是抑制性中间神经元,其轴突返回,与原先发放冲动的运动神经元构成抑制性突触(图10-8甲)。因此,当脊髓前角运动神经元兴奋时,其传出冲动一方面使骨骼肌收缩,同时又通过闰绍细胞反过来抑制该运动神经元的活动。这是一种典型的负反馈抑制,它的意义在于防止神经元过度和过久的兴奋,促使同一中枢内许多神经元之间相互制约和协调一致。

2. 突触前抑制　指通过改变突触前膜的活动而使突触后神经元的兴奋性降低,从而引起的抑制现象,称为突触前抑制(presynaptic inhibition)。其结构基础是轴突-轴突-胞体突触。如图10-9所示,轴突 A 与轴突 B 构成轴-轴突触,轴突 B 的末梢又与运动神经元 C 的胞体形成轴-胞体突触。当刺激轴突 A 时,可使神经元 C 产生 10 mV 的兴奋性突触后电位。但刺激轴突 B 时,并不影响神经元 C 的膜电位。如果先刺激轴突 B,在一定时间间隔后再刺激轴突

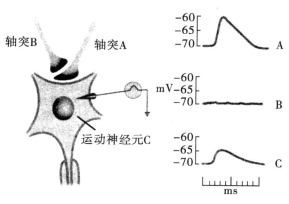

图 10-9　突触前抑制

A,则可使神经元 C 发生的兴奋性突触后电位减小,仅有 5 mV。这说明轴突 B 的活动能降低轴突 A 的兴奋作用,即产生突触前抑制。已有研究表明,轴突 B 兴奋时,末梢释放 γ-氨基丁酸,激活轴突 A 的相应受体,引起末梢 A 的 Ca^{2+} 量减少,从而使末梢 A 释放的兴奋性递质减少,最终导致运动神经元产生的兴奋性突触后电位幅度降低。末梢 A 的动作电位幅度变小的机制目前尚未完全明了。

突触前抑制在中枢神经系统内广泛存在,尤其多见于感觉传入途径中,对感觉传入活动的调节具有重要作用。

第二节　神经系统的感觉分析功能

感觉是神经系统的一项重要生理功能,它的产生依赖于感受器或感觉器官、感觉传入通路以及感觉中枢几个部分共同协调的活动。中枢神经系统从低级部位的脊髓到最高级部位的大脑皮层,对传入的感觉信息都有一定的整合作用,它们在产生感觉的过程中发挥不同的作用。

一、脊髓感觉传导功能

由脊髓上传到大脑皮层的感觉传导路径可分为两大类，一类为浅感觉传导路径，另一类为深感觉传导路径。浅感觉传导路径传导痛觉、温度觉和轻触觉；其传入纤维由后根的外侧部（细纤维部分）进入脊髓，然后在后角更换神经元，再发出纤维在中央管前进行交叉到对侧，分别经脊髓丘脑侧束（痛、温觉）和脊髓丘脑前束（轻触觉）上行抵达丘脑。深感觉（本体感觉）传导路径传导肌肉本体感觉和深压觉，其传入纤维由后根的内侧部（粗纤维部分）进入脊髓后，其上行分支在同侧后索上行，抵达延髓下部薄束核和楔束核后更换神经元，再发出纤维交叉到对侧，经内侧丘系至丘脑（图10-10）。上述脊髓传导束若被破坏，相应的躯干、四肢部分就会丧失感觉。

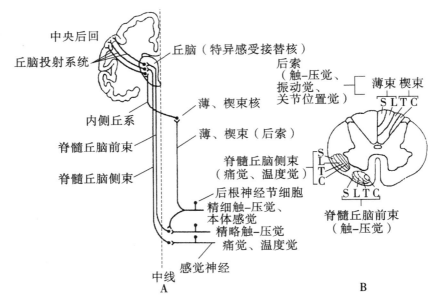

图 10-10　躯体感觉传导通路及脊髓横断面示意图
A.躯体感觉传导通路　B.感觉通路的脊髓横断面　S.骶　L.胸　T.胸　C.颈

二、丘脑及其感觉投射系统

（一）丘脑的核团与感觉功能

丘脑是由大量神经元组成的核团群。各种感觉通路（除嗅觉外）都在此处换神经元，然后再向大脑皮层投射。因此，它是感觉的总转换站，同时也能对感觉信号进行粗略的分析与综合。

根据我国生理学家张香桐的意见，将丘脑的核团大致分为三类。

1.感觉接替核　接受感觉的投射纤维，经换元后进一步投射到大脑皮层特定的感觉区，主要有腹后核（包括腹后外侧核与腹后内侧核）、内侧膝状体、外侧膝状体等。其中腹后外侧核为脊髓丘脑束与内侧丘系的换元站，传递躯体感觉信号；腹后内侧核为三叉丘系的换元站,与头面部感觉的传导有关。感觉信号向腹后核投射有一定的空间分布,下肢感觉在腹后核的最外侧,头面部感觉在腹后核内侧,而上肢感觉在中间部位,这种空间分布与大脑皮层感觉区的空间定位相对应。内侧膝状体是听觉传导路的换元站,外侧膝状体是视觉传导路的换元站。

2.联络核　主要有丘脑前核、腹外侧核、丘脑枕等。它们不直接接受感觉的投射纤维,而是接受丘脑感觉接替核和其他皮层下中枢来的纤维,换元后投射到大脑皮层特定区域。它们的功能与各种感觉在丘脑到大脑皮层的联系与协调有关。

3.髓板内核群　指靠近中线的内髓板以内的各种结构,主要有中央中核、束旁核等。这些核群不与大脑皮层直接联系,而是通过多突触的换元接替后,有纤维弥散地投射到整个大脑皮层,与大脑皮层有广泛的联系,对维持大脑皮质的兴奋状态有重要作用。

(二)感觉投射系统

由丘脑投射到大脑皮层的感觉投射系统。根据其投射特征的不同,分为两大系统。

1.特异投射系统　丘脑特异感觉接替核及其投射至大脑皮层的神经通路称特异投射系统(specific projection system)。它们投向大脑皮层的特定区域,具有点对点的投射关系。其主要功能是引起特定的感觉,并激发大脑皮层发出神经冲动。丘脑的联络核在结构上也与大脑皮层有特定的投射关系,所以也属于特异投射系统,主要起联络和协调的作用。

2.非特异投射系统　髓板内核群及其投射到大脑皮层的神经通路称非特异投射系统(nonspecific projection system)。上述经典感觉传导通路的第二级神经元纤维经过脑干时,发出其侧支与脑干网状结构内神经元发生突触联系,经多次换元,抵达丘脑的髓板内核群,再由此发出纤维,弥散地投射到大脑皮层的广泛区域。感觉信号通过这一途径不具有点对点的投射关系,失去了原先具有的特异传导功能。其主要功能是维持和改变大脑皮质的兴奋状态。

实验研究发现,电刺激中脑网状结构,可唤醒动物,出现觉醒状态的脑电波,若在中脑头端切断脑干网状结构,则引起类似睡眠的现象和相应的脑电波,这说明脑干网状结构内存在具有上行唤醒作用的功能系统,这一系统称为脑干网状结构上行激活系统(ascending reticular activating system)。现认为,该系统的作用是通过丘脑非特异投射系统来完成的。该系统是一个多突触接替的上行系统,易受药物的影响而使传递发生阻滞。例如,巴比妥类催眠药的作用可能是由于阻断了脑干网状结构上行激活系统的传递而产生的。

正常情况下,特异投射系统和非特异投射系统的作用相互协调和配合,才使大脑皮层既能处于觉醒状态,又能产生各种特定的感觉。

三、大脑皮层的感觉分析功能

大脑皮层是产生感觉的最高级中枢。来自机体不同部位和不同性质的感觉信息投射到大脑皮层的不同区域,通过大脑皮层分析和综合,从而产生不同的感觉。因此,大脑皮层存在着不同的感觉功能代表区。

(一)体表感觉区

全身体表感觉区主要在中央后回,称为第一感觉区。其投射规律有:①投射纤维左右交叉,即躯体一侧传入冲动向对侧皮层投射,但头面部感觉投向双侧皮层;②投射区域的大小与不同体表部位的感觉灵敏度有关,感觉灵敏度愈高,代表区愈大,例如大拇指和食指的代表区面积比胸部十二根脊神经传入支配的代表区总面积大几倍;③投射区域的空间排列是倒置的,即下肢代表区在皮层的顶部,上肢代表区在中间部,头面部代表区在底部,但头面部代表区的安排是直立的(图10-11)。

人脑在中央前回与岛叶之间还有第二感觉区。投射也有一定的分布安排,安排属于正立而不倒置,而且是双侧性的。有人认为,此区可能接受痛觉传入信号的投射,与痛觉的产生有关。

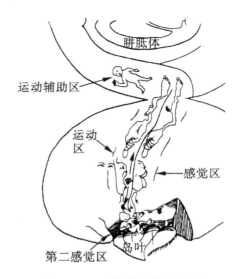

图10-11 大脑皮层体表感觉区

(二)本体感觉区

本体感觉是指肌肉、关节等的运动位置觉。本体感觉的投射区在中央前回。它们接受来自肌肉、肌腱和关节等处的感觉信息,以感知身体在空间的位置、姿势以及身体各部分在运动中的状态。目前认为,中央前回既是运动区,也是本体感觉的投射区。

(三)内脏感觉区

内脏感觉的投射区混于体表感觉区、运动辅助区和边缘系统等皮层部位,但投射区小,且不集中。内脏感觉通常有性质模糊、定位不准确的特点。

(四)视觉区

枕叶皮层内侧面距状裂的上下两缘是视觉的代表区。左眼颞侧和右眼鼻侧视网膜的传入纤维投射到左侧枕叶皮层,右眼颞侧和左眼鼻侧视网膜的传入纤维投射到右侧枕叶皮层。另外,视网膜的上半部传入纤维投射到距状裂下缘,下半部传入纤维投射到距状裂上缘,视网膜中央的黄斑区投射到距状裂的后部。

(五)听觉区

听觉代表区位于颞横回和颞上回。听觉的投射是双侧性的,即一侧皮层代表区接受双侧耳蜗听觉感受器传来的冲动。不同音频感觉的投射区有一定的分野,耳蜗底部(高频声感)投射到前部,耳蜗顶部(低频声感)投射到后部。

(六)嗅觉区和味觉区

嗅觉的皮层投射区位于边缘叶的前底部(包括梨状区皮层的前部、杏仁核的一部分)。味觉皮层投射区在中央后回头面部感觉投射区的下侧。

四、痛觉

痛觉是人体受到伤害性刺激时产生的一种不愉快的感觉,通常伴有情绪变化和防卫反应。作为机体受损害时的一种报警系统,痛觉具有保护性意义。疼痛是许多疾病的一种症状,因此了解痛觉的产生及其规律具有重要的临床意义。

(一)痛觉感受器

痛觉感受器是游离的神经末梢。引起痛觉不需要特殊的适宜刺激,任何形式的刺激只要达到一定强度都能引起痛觉,如温热性刺激也可引起痛觉。一般来说,引起痛觉的刺激强度都达到使组织受损伤的程度,并且,组织损伤程度越高,痛觉也越剧烈。

有人认为,痛觉感受器是一种化学感受器,当受到伤害性刺激时,引起组织内释放某些致痛物质,如 K^+、H^+、组胺、5-羟色胺、缓激肽、前列腺素等,使游离神经末梢产生痛觉传入冲动,从而引起痛觉。

(二)皮肤痛

伤害性刺激作用于皮肤时,可先后出现两种性质不同的痛觉,即快痛和慢痛。

快痛的特点是:①刺激时很快发生(大约 0.1 s 内开始),刺激停止后很快消失,即潜伏期短,持续时间亦短;②为尖锐的针刺样痛("刺痛");③能对刺激的强度、部位、范围和时间等做出明确的判断;④常伴有反射性的屈肌收缩。

慢痛的特点是:①潜伏期长(0.5 ~ 1 s),停止刺激后,其持续时间亦长,可达几秒钟;②为强烈而难以忍受的烧灼痛;③定位模糊呈放射状;④常伴有情绪反应以及心血管和呼吸活动改变。伤害性刺激作用于皮肤先引起快痛,随后出现慢痛,但不易区分,而皮肤有炎症时,常以慢痛为主。

痛觉传入通路十分复杂,快痛的传入纤维为 Aδ 纤维,慢痛的传入纤维为 C 类纤维,它们由后根进入脊髓后,在后角更换神经元并发出纤维交叉到对侧,再经脊髓丘脑侧束上行抵达丘脑的感觉接替核,转而向皮层体表感觉区投射。

(三)内脏痛与牵涉痛

1. 内脏痛　内脏器官受到伤害性刺激时产生的疼痛称为内脏痛(visceral pain)。内脏痛与皮肤痛相比有下列特征:①发起缓慢、持续时间较长;②定位不准确、对刺激的分辨力差;③能引起皮肤产生疼痛的刺激(切割、烧灼等),作用于内脏一般不产生疼痛;而机械性牵位、缺血、痉挛和炎症等刺激作用于内脏,则能产生疼痛。内脏痛是临床常见症状之一,可因各种原因引起疼痛,常见的有组织缺血和肌肉痉挛、心绞痛主要是因心肌缺血而引起疼痛的典型例子。此外,各部组织的损伤和炎性反应,如胃和十二指肠溃疡等都有疼痛产生。了解疼痛的部位、性质和时间等规律对某些疾病的诊断有重要的参考价值。

腹腔内脏的痛觉传入纤维主要是交感神经干内的传入纤维,但食管及气管的痛觉传入神经混合在迷走神经内进入中枢。盆腔脏器中的膀胱三角区、前列腺、子宫颈、直肠等的痛觉冲动,则沿盆神经传入中枢。

2.牵涉痛 某些内脏疾病往往引起体表部位发生疼痛或痛觉过敏的现象,称为牵涉痛(referred pain)。如,心肌梗死或心绞痛时,可出现心前区、左肩和左上臂尺侧疼痛;胆囊病变时,可出现右肩胛部疼痛;阑尾炎时,初期可出现脐周和左上腹部疼痛;胃溃疡或胰腺炎时,可出现左上腹和肩胛间的疼痛;患肾结石时,可出现腹股沟区的疼痛。了解牵涉痛的部位对诊断某些内脏疾病具有重要的参考价值(表10-2)。

表 10-2 常见内脏疾病牵涉痛的部位和压痛区

患病器官	心	胃、胰	肝、胆囊	肾结石	阑尾炎
体表疼痛部位	心前区、左臂尺侧	左上腹、肩胛间	右肩胛	腹股沟区	上腹部或脐区

关于牵涉痛的产生机制,目前有两种学说,即会聚学说和易化学说。会聚学说认为,发生牵涉痛的体表部位传入纤维与患病内脏的传入纤维由同一后根进入脊髓,这些传入的纤维可能在相同的后角替换神经元(会聚),由于生活中的疼痛多来自体表部位,大脑皮层习惯于识别体表的刺激信息,因而将来自内脏的痛觉信息识别为来自体表,以致产生牵涉痛。易化学说认为,这些纤维到达脊髓后角同一区域,更换神经元的部位靠近,患病内脏传入的冲动可提高邻近的体表感觉神经元的兴奋性,即产生易化作用,这样就使平常并不引起体表疼痛的刺激变成了致痛刺激(图10-12)。

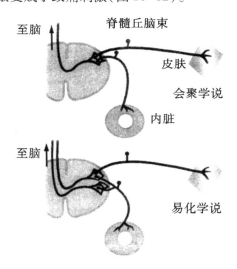

图 10-12 牵涉痛产生机制示意图

第三节 神经系统对躯体运动的调节

躯体运动是以骨骼肌活动为基础的生命现象,也是人类生活和从事劳动的重要手段。人体的躯体运动可以是某些感受器刺激而形成定型的反射活动,它不受意志控制;但大量的躯体运动是在大脑皮层控制下按一定目标进行的骨骼肌活动,运动的方向、力量、速度等都能达到互相协调。这是一项十分复杂的功能,是由大脑皮层、皮层下核团和脑干下行系统以及脊髓共同配合完成的。

一、脊髓对躯体运动的调节

(一) 脊髓的运动神经元和运动单位

脊髓是躯体运动调节中最基本的中枢。在脊髓前角中,存在大量支配骨骼肌的运动神经元,分为 α 和 γ 两类,它们的末梢释放的递质都是乙酰胆碱。

α 运动神经元胞体较大,神经纤维较粗,支配骨骼肌的梭外肌纤维。其末梢分成许多小支,每一小支支配一根骨骼肌纤维,兴奋时引起所支配的骨骼肌收缩。由一个 α 运动神经元及其所支配的全部肌纤维所组成的功能单位,称为运动单位 (motor unit)。运动单位的大小不一,如一个支配四肢肌肉的运动神经元,可支配 2 000 条肌纤维,当它兴奋时,受支配的肌纤维都收缩,有利于产生较大的肌张力;而一个支配眼外肌的运动神经元只支配 6 ~ 12 条肌纤维,这利于完成精细的肌肉运动。α 运动神经元既接受来自皮肤、肌肉和关节等外周传入的信息,也接受来自脑干、大脑皮层等高位中枢下传的信息。因此,α 运动神经元是躯体运动反射的最后公路。

γ 运动神经元较 α 运动神经元小,支配骨骼肌的梭内肌纤维。一般情况下,当 α 运动神经元活动增加时,γ 运动神经元的活动也相应增加,从而调节肌梭对牵拉刺激的敏感性(详见后文)。

(二) 屈反射和对侧伸肌反射

当肢体皮肤受到伤害性刺激时,可反射性引起受刺激一侧肢体的屈肌收缩而伸肌舒张,肢体屈曲,这种反射称屈反射 (flexor reflex)。屈反射能使肢体离开伤害性刺激,具有保护性意义。

屈反射活动范围的大小与刺激强度有关。例如足趾受到较弱的刺激时,只引起踝关节屈曲;刺激强度增大,可致膝关节甚至髋关节也发生屈曲;如刺激强度再增大,则在同侧肢体发生屈反射的基础上出现对侧肢体伸直的反射活动,此称为交叉伸肌反射 (crossed extensor reflex)。对侧肢体的伸直可以支持体重,防止摔倒,具有维持躯体姿势的作用,故对侧伸肌反射是一种姿势反射。

(三) 牵张反射

有神经支配的骨骼肌,受到外力牵拉而伸长时,可引起受牵拉的肌肉反射性收缩,此称为牵张反射 (stretch reflex)。

1. 牵张反射的类型　牵张反射有两种类型:一种为腱反射,也称为位相性牵张反射;另一种为肌紧张,也称为紧张性牵张反射。

腱反射 (tendon reflex) 是指快速牵拉肌腱时发生的牵张反射,它表现为被牵拉的肌肉快速而明显地缩短。如膝跳反射,当膝关节半屈曲时,叩击股四头肌肌腱,可使股四头肌发生一次快速短暂的收缩。再如跟腱反射,叩击跟腱,可引起腓肠肌发生一次收缩。这些反射都是叩击肌腱引起,所以称腱反射。腱反射的反射时间很短,0.7 ms 左右,只够一次突触接替的时间延搁,故腱反射为单突触反射。它的中枢只涉及 1 ~ 2 脊髓节段,所以反应的范围仅限于受牵拉的肌肉。

正常情况下腱反射受高位中枢的下行控制。临床上常采用检查腱反射的方法，来了解神经系统某些功能状态，如腱反射减弱或消失，提示反射弧的某个部分，如传入或传出通路、或脊髓中枢部分有损伤；而腱反射亢进，说明控制脊髓的高位中枢的作用减弱，可能是高位中枢有病变的指征。

肌紧张（ muscle tonus ）是指缓慢持续地牵拉肌腱时发生的牵张反射。它表现为受牵拉的肌肉轻度而持续地收缩，即维持肌肉的紧张性收缩状态，阻止肌肉被拉长。肌紧张是由肌肉中的肌纤维轮流交替收缩产生的，不易疲劳，产生的收缩力量不大，因此不表现明显的动作。肌紧张属于多突触反射，在人类，直立时的抗重力肌是伸肌，由于重力的持续影响，使伸肌表现为肌紧张。因此，肌紧张对维持躯体姿势具有重要作用，是维持姿势最基本的反射活动，是姿势反射的基础。肌紧张反射弧的任何部分受到破坏，即可出现肌紧张的减弱或消失，表现为肌肉松弛，身体的正常姿势无法维持。

2. 牵张反射的反射弧　牵张反射的反射弧较简单。感受器是肌肉中的肌梭，中枢在脊髓内，传入和传出纤维都包含在支配该肌肉的神经中，效应器是该肌肉的肌纤维。因此，牵张反射反射弧的显著特点，是感受器和效应器都在同一肌肉中。

肌梭是一种感受肌肉长度变化的梭形感受装置，是一种长度感受器。其呈梭形，长几毫米，外层为一结缔组织膜，膜内含有 6 ～ 12 根肌纤维，称为梭内肌纤维，一般的肌纤维为梭外肌纤维。肌梭附着于梭外肌纤维上，与梭外肌纤维平行排列，呈并联关系。梭内肌纤维的收缩成分在两端，中间部分是感受装置，两者呈串联关系（图 10-13 ）。肌梭的传入纤维有两种：一种是 I 类纤维，另一种是 II 类纤维，两类纤维的传入信号都抵达脊髓前角的 α 运动神经元。

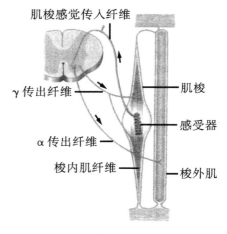

图 10-13　牵张反射反射示意图

当梭外肌纤维被牵拉变长时，肌梭也被拉长，其中间部分的感受装置受到的刺激加强，产生的传入冲动增加，反射性地引起同一肌肉收缩，便产生牵张反射。当梭外肌纤维收缩变短时，肌梭也变短而放松，它的中间部分感受装置受到的刺激减弱，传入冲动减弱甚至停止，梭外肌纤维又恢复原来的长度。γ 运动神经元支配梭内肌，当它兴奋时，可使梭内肌从两端收缩，中间部位的感受装置被牵拉而提高肌梭的敏感性。因此，γ 运动神经元对调节牵张反射有重要的意义。

腱器官是肌肉内的另一种感受装置，它分布在肌腱胶原纤维之间，与梭外肌纤维呈串联关系。它感受肌肉张力的变化，是一种张力感受器。当梭外肌收缩时，腱器官发放的传入冲动频率增加，使牵张反射受到抑制，以避免被牵拉的肌肉受到损伤。

（四）脊休克

为了研究脊髓本身具有的功能，在动物实验中将脊髓与延髓的联系切断（在第五节脊髓水平以下切断，保持动物的呼吸功能），这种动物称为脊动物。

当脊髓突然与高位中枢离断,断面以下的脊髓暂时丧失反射活动的能力,进入无反应状态,这种现象称为脊休克(spinal shock)。脊休克的主要表现为:在横断面以下的脊髓,躯体运动反射活动消失、骨骼肌紧张性下降,外周血管扩张、血压下降,发汗反射不出现,直肠和膀胱粪尿积聚等。脊休克是暂时现象,以后各种脊髓反射活动可以逐渐恢复。最先恢复的是一些比较简单和原始的反射,如屈反射和腱反射等,而后是较复杂的反射,如交叉伸肌反射等。不同动物的反射恢复时间长短不一,低等动物如蛙在脊髓离断后数分钟内即恢复,犬需几天,而人类恢复最慢,需数周至数月,且恢复的反射功能并不完善。例如,反射恢复后,基本的排尿反射可以进行,但无法随意控制;有些反射反应比正常时加强并广泛扩散,例如屈肌反射、发汗反射等。这也说明正常情况下脊髓的功能是在高位中枢的调控下进行的。

脊休克的产生并不是由脊髓切断损伤的刺激所引起,因为反射恢复后,进行第二次脊髓切断损伤并不能使脊休克重现。所以,脊休克的产生原因是由于离断的脊髓突然失去高位中枢控制而兴奋性极度下降所致。

二、脑干对肌紧张的调节

脑干对肌紧张有重要调节作用。用电刺激动物脑干网状结构的不同区域,发现其中有加强肌紧张的区域,称为易化区,也有抑制肌紧张的区域,称为抑制区。

(一)脑干网状结构易化区

脑干网状结构易化区范围较广,包括延髓网状结构的背外侧部分、脑桥的被盖、中脑的中央灰质及被盖。此外,下丘脑和丘脑中线核群对肌紧张也有易化作用,因此也包括在易化区概念之内(图10-14)。

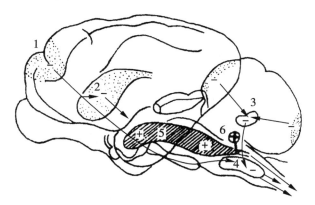

图10-14　猫脑内与肌紧张调节有关的脑区及其下行路径示意图

下行抑制作用(−)的路径:4为网状结构抑制区,发放下行冲动抑制脊髓牵张反射。这一区受大脑皮层(1)、尾状核(2)和小脑(3)传来的兴奋。易化作用(+)的路径:5为网状结构易化区,发放下行冲动加强脊髓牵张反射;6为延髓的前庭核,有加强脊髓牵张反射的作用。

脑干网状结构易化区的主要作用是加强伸肌的肌紧张和肌运动。它的活动比较强,并与延髓的前庭核、小脑前叶两侧部共同作用,以加强肌紧张。其作用途径是,通过网状脊髓束向下与脊髓前角的 γ 运动神经元联系,使 γ 运动神经元传出冲动增加,梭内肌收缩,肌梭敏感性升高,从而增强肌紧张。另外,易化区对 α 运动神经元也有一定的易化作用。

（二）脑干网状结构抑制区

脑干网状结构抑制区较小,位于延髓网状结构的腹内侧部分。它通过网状脊髓束抑制 γ 运动神经元,使肌梭敏感性降低,从而降低肌紧张。大脑皮层运动区、纹状体、小脑前叶蚓部等处,也有抑制肌紧张的作用,这种作用可能是通过加强脑干网状结构抑制区的活动来实现的。

（三）去大脑僵直

正常情况下,易化区的活动比较强,抑制区的活动比较弱,两者在一定的水平上保持相对平衡,以维持正常的肌紧张。在动物实验中发现,如果在中脑上、下丘之间切断脑干,此时动物会出现四肢伸直,头尾昂起,脊柱挺硬等伸肌过度紧张的现象,称为去大脑僵直（decerebrate rigidity）（图 10-15）。它的发生

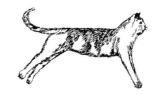

图 10-15　去大脑僵直示意图

是由于切断了大脑皮层、纹状体等部位与网状结构的功能联系,使脑干网状结构易化区和抑制区的正常平衡被打破,抑制区活动明显减弱,而易化区活动相对占优势,以致伸肌紧张明显加强,造成了僵直现象。人类也可以出现头后仰、上下肢僵硬伸直等类似动物去大脑僵直的现象,这是脑干严重损伤的信号。

三、小脑对躯体运动的调节

小脑对于维持姿势、调节肌紧张、协调随意运动均有重要的作用。根据小脑的传入、传出纤维的联系,可以将小脑划分成三个主要的功能部分,即前庭小脑、脊髓小脑和皮层小脑（图 10-16）。

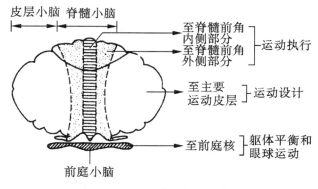

图 10-16　小脑分叶平展示意图

（一）前庭小脑

前庭小脑主要由绒球小结叶构成,它与前庭器官和前庭核有密切联系。前庭小脑与身体平衡有关。其维持身体平衡的反射途径为:前庭器官→前庭核→绒球小结叶→前庭核→脊髓运动神经元→肌肉。实验观察到,切除绒球小结叶的猴,平衡功能严重失调,身体倾斜,站立困难,但其他随意运动仍能协调;临床上也观察到,第4脑室肿瘤的患者,由于压迫损伤绒球小结叶,病人可出现类似上述平衡失调的症状。可见前庭小脑对维持身体平衡具有重要作用。

（二）脊髓小脑

脊髓小脑由小脑前叶和后叶的中间带区构成,主要接受来自脊髓的本体感觉信息,也接受视觉、听觉等传入信息,后叶中间带区还接受来自脑桥的纤维投射。小脑前叶的传出信息可抵达脑干网状结构,后叶中间带区的传出信息可抵达红核、丘脑和大脑皮层运动区。脊髓小脑参与肌紧张的调节,包括易化和抑制双重作用。前叶蚓部有抑制肌紧张的作用,这可能是通过延髓网状结构抑制区转而改变脊髓前角运动神经元活动的。在猴的实验中观察到刺激小脑前叶两侧部有易化肌紧张的作用,这可能是通过网状结构易化区实现的,后叶中间带也有易化肌紧张的作用。这部分小脑损伤的患者,随意动作的力量、方向及准确度将发生变化,动作不是过度就是不及。如患者不能完成精巧动作,在动作进行过程中肌肉发生抖动而把握不住方向,特别在精细动作的终末出现震颤,称为意向性震颤;行走摇晃,步态蹒跚,沿直线行走更不平稳;不能进行拮抗肌轮替快复动作(例如上臂不断交替进行内旋与外旋),动作越迅速,则协调障碍也越明显;但在静止时则无异常的肌肉运动。以上这些动作协调障碍称为小脑性共济失调(cerebellar ataxia)。

（三）皮层小脑

皮层小脑指后叶的外侧部,它接受大脑皮层广大区域(感觉区、运动区、联络区)传来的信息,并与大脑形成反馈环路,参与运动的设计及运动程序的编制。人进行的各种精巧运动,都是通过大脑皮层与小脑不断进行联合活动、反复协调而逐步熟练起来的。骨骼肌在完成一个新动作时,最初常常是粗糙而不协调的,这是因为小脑尚未发挥其协调功能,经过反复练习后,通过大脑皮层与小脑之间不断进行联系活动,小脑对不断传入的信息,及时纠正运动中出现的偏差,使骨骼肌的活动协调,动作平稳、准确和熟练,且完成迅速,几乎不需经过思考。

四、基底神经节对躯体运动的调节

基底神经节是指位于大脑基底部的一些核团,主要包括尾状核、壳核、苍白球。其中苍白球是较古老的部分,称为旧纹状体;尾核和壳核则进化较新,称为新纹状体。此外,丘脑底核、中脑的黑质和红核,在结构与功能上与纹状体紧密相连,也常在基底核中一并讨论。基底核各部分之间有广泛的神经纤维联系,其中苍白球是纤维联系的中心。

对于人类基底神经节功能的认识,是根据它们损伤时出现的临床症状和治疗结果进行推测得来的。基底神经节损害的临床表现可分为两大类:一类表现为运动过少而肌张力增强,例如帕金森病(Parkinson disease);另一类表现为运动过多而肌紧张降低,例如舞蹈病(chorea)。

（一）帕金森病

帕金森病的主要症状有全身肌紧张增高、肌肉强直、随意运动减少、动作缓慢、面部表情呆板,常伴有静止性震颤(多见手部)等。关于震颤麻痹的发生机制,目前认为,与患者中脑黑质发生病变有关。中脑黑质是多巴胺能神经元存在的主要部位,其纤维上行可抵达纹状体(图10-17),抑制纹状体乙酰胆碱递质系统的活动。由于黑质病变,多巴胺含量明显下降,不能正常抑制纹状体内乙酰胆碱递质系统的活动,导致纹状体内乙酰胆碱递质系统功能亢进,因而出现上述一系列症状。在动物实验中用利血平使儿茶酚胺(包括多巴胺)耗竭,可使动物出现类似震颤麻痹的症状,而在临床上使用左旋多巴(L-dopa),以增加多巴胺的合成,或应用M型胆碱能受体阻断剂阿托品和东莨菪碱等阻断胆碱能神经元的作用,均对震颤麻痹有治疗作用。

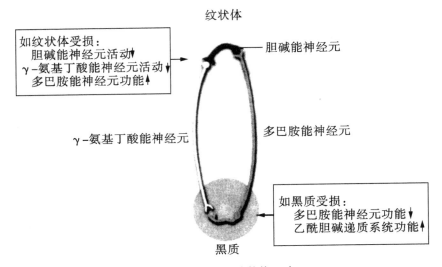

图 10-17　黑质纹状体环路

（二）舞蹈病

舞蹈病患者主要表现为不自主的上肢和头部的舞蹈样动作,并伴有肌张力降低。舞蹈病的主要病变部位在纹状体,其中的胆碱能神经元和 γ-氨基丁酸能神经元的功能减退,而黑质-多巴胺能神经元功能相对亢进,从而出现舞蹈病症状。这类患者,若采用左旋多巴进行治疗反而使症状加剧,而用利血平耗竭多巴胺递质,可使症状缓解。

五、大脑皮层对躯体运动的调节

大脑皮层是调节躯体运动的高级中枢。大脑皮层发出的运动信息经下行通路最后抵达位于脊髓前角和脑干的运动神经元来控制躯体运动。

（一）大脑皮层运动区

人类大脑皮层运动区主要在中央前回。它对躯体运动控制具有下列特征:

1. 交叉性控制　皮层运动区对躯体运动的支配是交叉的,即一侧皮层运动区支配对侧躯体的骨骼肌,但在头面部,只有面神经支配的眼裂以下表情肌和舌下神经支配的舌肌主要受对侧皮层控制。其余的运动,如咀嚼运动、喉运动及上面部的肌肉受双侧皮层控制。所以,当一侧内囊损伤后,头面部肌肉并不完全麻痹,只有对侧眼裂以下表情肌及舌肌发生麻痹。

2.具有精细的功能定位(呈倒置排列)　运动区所支配的肌肉定位精细,即运动区的不同部位管理躯体不同部位的肌肉收缩。其总的排列与体表感觉区相似,为倒置的人体投影分布,但头面部代表区的内部排列是正立的。

3.运动代表区的大小与运动的精细程度有关　运动愈精细、愈复杂的部位,皮层运动区所占的范围愈大。如手与五指所占的区域几乎与整个下肢所占的区域大小相等。

除中央前回外,额叶和枕叶皮层的某些部位还发现与躯体运动有关,在大脑半球内侧面还有运动辅助区。动物实验中刺激这些区域,可以引起一定的肢体运动,反应一般为双侧性。

(二)运动信号下行通路

由大脑皮层发出的运动信号下行通路主要有皮质脊髓束和皮质脑干束。皮质脊髓束中约80%的纤维在延髓锥体跨越中线到达对侧,沿脊髓外侧索下行到达脊髓前角,此传导束称皮质脊髓侧束。皮质脊髓侧束的纤维与脊髓前角外侧部的运动神经元构成突触联系,控制四肢远端肌肉,与精细的、技巧性的运动有关。皮质脊髓束其余约20%的纤维不跨越中线,在同侧脊髓前索下行,此传导束称皮质脊髓前束,前束一般只下降到胸部,大部分纤维逐节段经白质前连合交叉,终止于对侧的前角运动神经元,有少数纤维终止于同侧脊髓前角运动神经元。皮质脊髓前束的纤维通过中间神经与脊髓前角内侧部的运动神经发生联系,主要控制躯干以及四肢近端的肌肉,与姿势的维持和粗大运动有关。

还有一些直接起源于运动皮层的纤维以及上述通路的侧支,经脑干某些核团接替后形成网状脊髓束、顶盖脊髓束,前庭脊髓束以及红核脊髓束下达脊髓。前三者与皮质脊髓前束相似,红核脊髓束的功能与皮质脊髓侧束相似。

人类皮质脊髓侧束受损将出现巴彬斯基征阳性(Babinski sign)阳性,即以钝物划足趾外侧时,出现拇趾背屈、其他四趾外展呈扇形散开的体征。临床上可根据此体征来判断皮质脊髓侧束有无受损。巴彬斯基征实际上是一种较原始的屈反射,由于脊髓受高位中枢的控制,平时这一反射被抑制而表现不出来,皮质脊髓侧束受损后,该抑制解除,故可出现这种反射。婴儿由于该传导束未发育完全以及成人在深睡或麻醉状态下,也可出现巴彬斯基征阳性。

大脑皮层运动信号下行通路以往一直被分为锥体系和锥体外系两大部分。锥体系包括皮质脊髓束和皮质核束,锥体外系则指锥体系以外所有控制脊髓运动神经元活动的下行通路。但现在已认识到,锥体系和锥体外系在皮层上起源相互重叠,在下行途径中彼此也存在着复杂的纤维联系,而且锥体外系的下行纤维也并非全部通过延髓锥体,所以,从皮层到脑干之间的种种病理过程引起的运动障碍,往往难以区分究竟是锥体系和锥体外系的功能受损。此外,按传统认识,锥体系的神经元一般分为上运动神经元和下运动神经元。上运动神经元位于大脑皮层,下运动神经元指的是位于脊髓前角和脑干的运动神经元。上运动神经元损伤被认为是皮质运动区或锥体束损伤,可产生"中枢性瘫痪",表现为硬瘫,出现范围广泛的随意运动丧失,肌紧张加强,腱反射亢进,巴彬斯基征阳性等"锥体束综合征"。现已了解到,上述锥体束综合征实际上往往合并有锥体外系的损伤,出现硬瘫可能由于姿势调节通路受损所致。至于下运动神经元损伤,即脊髓前角运动神经元损伤,引起肌肉麻痹的范围较为局限,骨骼肌张力降低,腱反射减弱或消失,为软瘫,肌肉因营养障碍而明显萎缩。

第四节　神经系统对内脏活动的调节

人体的内脏器官活动,主要受自主神经系统(autonomic nervous system)的调节。实际上,自主神经系统还接受中枢神经系统的控制,并不能独立完成调节内脏活动的功能。所谓"自主",是与明显受意识控制的躯体运动相对而言。

一、自主神经系统的结构和功能特征

自主神经系统按结构和功能不同,分为交感神经系统(sympathetic nerve system)和副交感神经系统(parasympathetic nerve system)两大部分。交感神经起源于脊髓胸腰段(胸1～ 腰3)灰质侧角;副交感神经系统起源于脑干内副交感神经核(缩瞳核、上唾液核、下唾液核、迷走背核和疑核)和脊髓骶段第2～4节灰质侧角。自主神经系统的神经广泛分布于全身各内脏器官,所支配的效应器为心肌、平滑肌和腺体(图 10-18)。

(一)自主神经的结构

1. 节前纤维和节后纤维　自主神经由中枢到达效应器之前,需进入外周神经节内换元,因此自主神经有节前纤维和节后纤维之分(但肾上腺髓质直接接受交感神经节前纤维的支配)。节前神经元的胞体位于中枢内,它发出的纤维称为节前纤维(preganglionic fiber),节后神经元的胞体位于神经节内,它发出的纤维称为节后纤维(postganglionic fiber)。交感神经节前纤维短,节后纤维长;副交感神经节前纤维长,节后纤维短。

2. 分布　交感神经的分布广泛,几乎支配全身所有内脏器官,而副交感神经的分布较局限,有些器官无副交感神经支配,如,皮肤和肌肉的血管、一般的汗腺、竖毛肌、肾上腺髓质和肾就只有交感神经支配。

3. 节前与节后的突触联系　刺激交感神经的节前纤维,反应比较弥散;刺激副交感神经的节前纤维,反应比较局限。因为一个交感节前纤维往往和多个节内神经元发生突触联系,而副交感神经则不然。例如,猫颈上神经节内的交感节前与节后纤维之比为1:11～1:17,而睫状神经节内的副交感节前与节后纤维之比为 1:2。

(二)自主神经的功能特征

1. 紧张性作用　自主神经对内脏器官持续发放低频神经冲动,使效应器经常维持一定的活动状态,这种作用称紧张性作用。例如,切断支配心脏的迷走神经,则心率加快,说明心迷走神经有紧张性冲动传出;切断心交感神经,则心率减慢,说明心交感神经也有紧张性冲动传出。

2. 同一效应器的双重经支配　人体多数器官都受交感和副交感神经的双重支配,两者的作用往往相互拮抗。例如,心交感神经能加强心脏活动,而迷走神经则起相反作用;迷走神经可促进小肠的运动和分泌,而交感神经则起抑制作用。但有时两者对某一器官的作用也有一致的方面,如支配唾液腺的交感神经和副交感神经兴奋时,均可引起唾液的

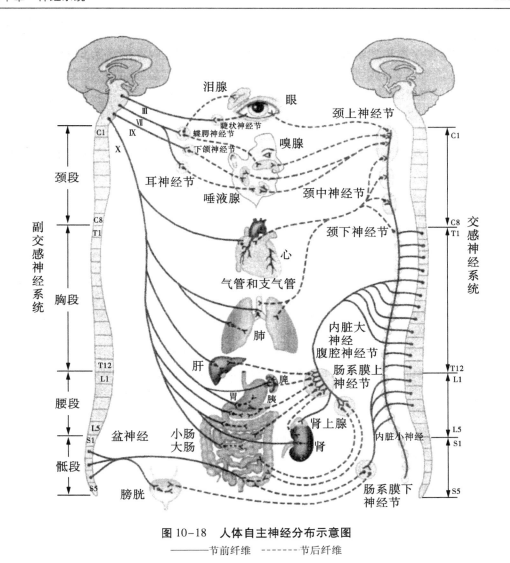

图 10-18 人体自主神经分布示意图

———— 节前纤维 ------ 节后纤维

分泌,但交感神经引起分泌黏稠的唾液,副交感神经引起分泌稀薄的唾液。

3.受效应器官功能状态的影响 自主神经的作用与效应器当时的功能状态有关。例如,刺激交感神经对动物无孕子宫的运动起抑制作用,而对有孕子宫却可加强其运动(因为无孕与有孕子宫的受体不一样);又如,胃幽门处于收缩状态时,刺激迷走神经能使其舒张,而胃幽门处于舒张状态时,刺激迷走神经能使其收缩。

4.对整体生理功能调节的意义 交感神经系统作为一个完整的系统进行活动时,主要作用在于促使机体适应环境的急骤变化。例如,在肌肉剧烈运动、窒息、失血或寒冷等情况下,机体出现心率加快、皮肤与腹腔内脏血管收缩、支气管扩张、肝糖原分解加速以及血糖浓度上升、肾上腺素分泌增加等现象。因此,交感神经系统在环境急骤变化的条件下,可以动员机体许多器官的潜在力量,以适应环境的急变。

副交感神经系统的活动相对比较局限。整个系统的活动主要在于保护机体、休整恢复、促进消化、积蓄能量以及加强排泄和生殖功能等方面。例如机体在安静时,心脏活动的抑制,瞳孔缩小避免强光的进入,消化系统功能增强以促进营养物质吸收和能量补给等。

二、自主神经的功能

交感神经和副交感神经系统在体内分布广泛,对许多器官都有一定的作用,前面的章节中也作过一些介绍。现将自主神经的主要功能按人体系统、器官的分类列表如下(表10-3):

表10-3　自主神经的主要功能

器官	交感神经	副交感神经
循环器官	心跳加快、心肌收缩力加强、腹腔内脏、皮肤、唾液腺与外生殖器的血管收缩,骨骼肌血管收缩(肾上腺素能)或舒张(胆碱能)	心跳减慢,心房收缩减弱、少数器官(如外生殖器的)血管舒张
呼吸器官	支气管平滑肌舒张	支气管平滑肌收缩,呼吸道黏膜腺体分泌
消化器官	抑制胃肠运动,促进括约肌收缩,使唾液腺分泌黏稠的唾液	促进胃肠运动、胆囊收缩,促进括约肌舒张,分泌稀薄唾液,促进胃液、胰液、胆汁分泌增加
泌尿器官	膀胱逼尿肌舒张、尿道内括约肌收缩,有孕子宫收缩,无孕子宫舒张	逼尿肌收缩和尿道内括约肌舒张
眼	瞳孔开大肌收缩,瞳孔开大	瞳孔括约肌收缩,瞳孔缩小,睫状肌收缩、泪腺分泌
皮肤	竖毛肌收缩,汗腺分泌	
内分泌和代谢	肾上腺髓质分泌激素,肝糖原分解	胰岛素分泌

三、自主神经的递质和受体

自主神经对内脏器官的作用是通过末梢释放递质而实现的,其末梢释放的递质属于外周神经递质,主要为乙酰胆碱和去甲肾上腺素。递质要发挥生理效应,必须和相应的受体结合。一种递质对于一种组织细胞,例如去甲肾上腺素对于血管平滑肌细胞,有的出现收缩效应,有的出现舒张效应,这是因为被作用的血管平滑肌细胞上具有不同的受体。

(一)自主神经递质

1. 乙酰胆碱　乙酰胆碱(acetylcholine,ACh)是外周神经末梢释放的一类神经递质。凡以乙酰胆碱作为递质的神经纤维称为胆碱能纤维。自主神经系统中的胆碱能纤维包括全部交感和副交感神经的节前纤维、大多数副交感神经的节后纤维(除少数释放肽类物质的纤维外)、少数交感神经的节后纤维(指支配汗腺的交感神经的节后纤维和支配骨骼肌血管的交感舒血管纤维)。此外,躯体运动神经纤维也是胆碱能纤维。

自主神经的节前纤维和运动神经纤维所释放的乙酰胆碱的作用,与烟碱的药理作用相同,称为烟碱样作用(N 样作用);而副交感神经节后纤维所释放的乙酰胆碱的作用,与毒蕈碱的药理作用相同,称为毒蕈碱样(M 样)作用。

2. 去甲肾上腺素　去甲肾上腺素(norepinephrine,NE)是外周神经末梢释放的另一类神经递质。凡以去甲肾上腺素作为递质的神经纤维称为肾上腺素能纤维。交感神经节后纤维(少数交感神经胆碱能节后纤维除外)都属于肾上腺素能纤维。

除上述两类主要的外周递质外,还发现有嘌呤类和肽类递质。在胃肠道的自主神经系统中已发现多种肽类物质。例如,引起胃产生容受性舒张的迷走神经纤维释放的递质可能就是一种被称为血管活性肠肽的肽类物质。

(二)自主神经的受体

递质要发挥生理效应,必须和相应的受体结合。下面重点讨论胆碱能受体和肾上腺素能受体。

1. 胆碱能受体　指能与乙酰胆碱结合的受体称为胆碱能受体(cholinergic receptor)。根据其药理特性,胆碱能受体可分为毒蕈碱受体(muscarinic receptor, M 受体)和烟碱受体(nicotinic receptor ,N 受体)两类,它们因分别能与天然植物中的毒蕈碱和烟碱这两种生物碱相结合并产生两类不同生物效应而得名。

(1)毒蕈碱受体　这类受体主要分布在副交感神经节后纤维支配的效应器细胞、交感节后纤维所支配的汗腺,以及骨骼肌血管的平滑肌细胞膜上。目前已分离出 $M_1 \sim M_5$ 五种亚型,均为 G-蛋白耦联受体。当 M 受体激活时,可改变细胞内第二信使(cAMP 或 IP_3 和 DG)的浓度,进而产生一系列自主神经效应。包括心脏活动的抑制、支气管平滑肌、胃肠道平滑肌、膀胱逼尿肌、虹膜环行肌收缩,消化腺、汗腺分泌增加和骨骼肌血管舒张等。这些作用称为毒蕈碱样作用,简称 M 样作用,M 样作用可被 M 受体拮抗剂阿托品(atropine)阻断。

2. 烟碱受体　烟碱受体存在于自主神经节的突触后膜和神经-骨骼肌接头的终板膜上。小剂量 ACh 能兴奋自主神经节后神经元,也能引起骨骼肌收缩,而大剂量 ACh 则可阻断自主神经节的突触传递。这些作用称为烟碱样作用,简称 N 样作用。N 样作用不能被阿托品阻断,但能被筒箭毒阻断。N 受体可再分为 N_1 和 N_2 受体两种亚型,位于交感和副交感神经节的突触后膜上的受体为 N_1 受体(又称神经元型烟碱受体),可被六烃季铵阻断;位于骨骼肌运动终板膜上的受体为 N_2 受体(又称肌肉型烟碱受体),可被十烃季铵阻断。两种 N 受体都是配体门控通道(属于化学门控通道)。

3. 肾上腺素能受体　能与儿茶酚胺类物质(包括去甲肾上腺素、肾上腺素等)结合的受体称为肾上腺素能受体(adrenergic receptor),主要分为 α 型肾上腺素能受体(简称 α 受体)和 β 型肾上腺素能受体两类(简称 β 受体)两种。

(1)α 受体　α 受体又分为 α_1 和 α_2 两种亚型。α_1 受体主要分布在效应器细胞膜上,而 α_2 受体主要存在于突触前膜,属于突触前受体。多数交感节后纤维末梢支配的效应器细胞膜上都有肾上腺素能受体,但在某一效应器官上不一定都有 α 和 β 受体,有的仅有 α 受体,有的仅有 β 受体,但在皮肤、肾、胃肠的血管平滑肌上以 α 受体为主;而在骨骼肌和

肝脏的血管则以 β 受体为主。去甲肾上腺素对 α 受体的作用较强,对 β 受体的作用较弱;肾上腺素与 α 受体和 β 受体的作用都很强。一般而言,去甲肾上腺素与 α 受体(主要是 α_1 和受体)结合后产生的平滑肌效应主要是兴奋性的,包括血管、子宫、瞳孔开大肌等的收缩;但也有抑制性的,如小肠舒张。酚妥拉明为 α 受体阻断剂(对 α_1 和 α_2 两种受体均有阻断作用),可消除去甲肾上腺素引起血管收缩,血压升高的作用,哌唑嗪和育亨宾分别可选择性阻断 α_1 受体和 α_2 受体。

　　(2) β 受体　β 受体又分为 β_1、β_2 和 β_3 三种亚型。β_1 受体分布于心脏组织中,如窦房结、房室传导系统、心肌等处,其作用是兴奋的,可使心率加快,心内传导速度加快,心收缩力加强。β_2 受体分布于支气管、胃、肠、子宫及许多血管平滑肌细胞上,作用是抑制性的,即促使这部分平滑肌舒张。β_3 受体主要分布于脂肪组织,与脂肪分解有关。普萘洛尔(propranolol,心得安)是重要的 β 受体阻断剂,它对 β_1 和 β_2 两种受体都有阻断作用。阿替洛尔(atenolol)能阻断 β_1 受体的作用,使心率减慢,而对支气管平滑肌作用很小,故对于患有心绞痛、心率快但兼有支气管痉挛者比较适用。丁氧胺(butoxamine,心得乐)则要阻断 β_2 受体。

　　下面是自主神经系统受体的分类及其效应表(表 10-4)。

表 10-4　自主神经的受体分布及其效应

	效应器	肾上腺素能受体及效应		胆碱能受体及效应	
循	窦房结	β_1	心率加快	M	心率减慢
	房室传导系统	β_1	传导加快	M	传导减慢
	心肌	β_1	收缩加强	M	收缩减弱
环	脑血管	α			
	冠状血管	α	收缩		
器		β_2	舒张(为主)		
	皮肤黏膜血管	α	收缩		
	骨骼肌血管	α	收缩		
官		β_2	舒张(为主)	M	舒张
	腹腔内脏血管	α	收缩(为主)		
		β_2	舒张		
呼吸	支气管平滑肌	β_2	舒张	M	收缩
器官	支气管腺体			M	分泌增多
	胃平滑肌	β_2	舒张	M	收缩
消化	小肠平滑肌	α	舒张	M	收缩
	括约肌	α	收缩	M	舒张

续表 10-4

	效应器	肾上腺素能受体及效应		胆碱能受体及效应	
器官	唾液腺	α	分泌	M	促进分泌
	胃腺	α	抑制分泌	M	分泌增多
泌尿	膀胱逼尿肌	β_2	舒张		
	内括约肌	α	收缩	M	舒张
生殖	妊娠子宫平滑肌	α	收缩		
	未孕子宫	β_2	舒张		
眼	瞳孔开大肌	α	收缩（扩瞳）		
	瞳孔括约肌			M	舒张
皮肤	竖毛肌	α_1	收缩		
	汗腺			M	分泌
代谢	胰岛	α_1	抑制分泌	M	促进分泌
	糖酵解代谢	β_2	增加		
	脂肪分解代谢	β_1	增加		

四、各级中枢对内脏活动的调节

（一）脊髓

脊髓是交感神经和部分副交感神经的起源部位,是内脏反射活动如血管运动、发汗、排尿、排便和勃起反射等的初级中枢。在脊髓第5颈椎以下离断的动物,脊休克过去以后,上述内脏反射可以逐渐恢复,说明脊髓对内脏活动的确具有一定的调节能力。

（二）脑干

脑干是许多内脏活动的中枢,其中延髓具有特别重要的作用。因为心血管运动、呼吸运动、胃肠运动、消化腺分泌等的基本反射中枢位于延髓。动物实验或临床观察到,如延髓被压迫或受损,可迅速出现呼吸、心跳等生命活动停止,造成死亡。因此,延髓被认为是基本生命中枢。此外,中脑还有瞳孔对光反射中枢。

（三）下丘脑

下丘脑内有许多神经核团,在内脏活动的调节中起重要作用。下丘脑大致可分为4个区,即前区、内侧区、外侧区与后区。下丘脑能把内脏活动与机体的其他生理过程联系起来,它与躯体运动及情绪反应等都有密切关系。因此,下丘脑是调节内脏活动较高级中枢,其主要功能表现在以下几个方面:

1. 对摄食行为调节　动物实验发现,下丘脑内有摄食中枢(feeding center)和饱中枢(satiety center)。如果损毁下丘脑外侧区,动物拒绝饮食;用电流刺激此区,动物食量频繁,食量大增。因此,认为下丘脑外侧区内存在摄食中枢。如果刺激下丘脑腹内侧核,动物将停止摄食活动;毁坏腹内侧核,动物饮食量增大,逐渐肥胖。临床上还发现,脑内肿瘤损伤下丘脑腹内侧核的病人,引起多食、肥胖,称为下丘脑性肥胖。说明下丘脑腹内侧核中存在饱中枢。一般情况下,摄食中枢与饱中枢之间具有相互抑制的关系。

2.对水平衡的调节　人体对水平衡的调节包括摄水与排水两个方面。实验证明,下丘脑内控制摄水的区域在外侧区,与摄食中枢靠近。破坏下丘脑外侧区后,动物除拒食外,饮水也明显减少。但是,控制摄水的中枢确切部位还不清楚。下丘脑控制排水的功能是通过改变抗利尿激素的分泌来实现的,下丘脑内存在着渗透压感受器,它能随血浆渗透压的变化来调节抗利尿激素的分泌,此种感受器可能就在视上核和室旁核内。一般认为,下丘脑控制摄水的区域与控制抗利尿激素分泌的核团在功能上是有联系的,两者协同调节着水平衡。

3.对体温的调节　下丘脑不仅有大量对温度变化敏感的神经元,而且体温调节的基本中枢位于下丘脑。当体温超过或低于一定水平(这一水平称为调定点,正常时约为36.8 ℃)时,即可通过调节散热和产热活动使体温保持相对稳定。因此,对于维持体温的相对恒定,下丘脑有着十分重要的作用。

4.对腺垂体及其他内分泌功能的调节　下丘脑内有些神经元可合成多种调节腺垂体功能的肽类激素,对人体的内分泌功能调节有十分重要的作用(详见第十一章)。

5.对情绪反应的影响　情绪是人类的一种心理现象,是在一定条件下由神经活动所产生的,如喜、怒、哀、乐、恐惧与憎恨等。动物实验证明,下丘脑有和情绪反应密切相关的神经结构,在间脑水平以上切除大脑的猫,可出现一系列交感神经活动亢进的现象,如张牙舞爪、毛发竖起、心跳加快、呼吸急促、瞳孔开大、血压升高等,好似发怒一样,故称为假怒。在平时,下丘脑的这种活动由于受到大脑皮层的抑制,不易表现出来。切除大脑后,抑制被解除,轻微的刺激就能激发"假怒"反应。研究指出,下丘脑近中线两旁的腹内侧区存在"防御反应区",刺激该区可表现出防御性行为。临床上,人类的下丘脑疾病,也常出现不正常的情绪反应。

6.对生物节律的控制　机体内的各种活动按一定的时间顺序呈现周期变化的节律,这种变化的节律称为生物节律(biorhythm)。根据周期的长短可划分为日节律,月节律、年节律等。日节律是最重要的生物节律,如血细胞数、体温、促肾上腺皮质激素分泌等都是日周期的变动。研究指出,这种日节律的控制中心可能在下丘脑的视交叉上核。视交叉上核可通过视网膜-视交叉上核束与视觉感受装置发生联系,因此能随昼夜光照改变其活动,使机体一些重要的功能活动与昼夜交替的周期同步化。如人为改变每日的光照和黑暗时间,可使一些功能的日周期发生改变。

(四)大脑皮层边缘系统

大脑皮层对内脏活动的调节,目前了解不多。与内脏皮层关系密切的皮层结构,是边缘系统和新皮层的某些区域。

1.边缘系统　边缘叶是指大脑半球内侧面皮层与脑干连接部和胼胝体旁的环周结构,如海马、海马回、扣带回、胼胝体回等。边缘叶连同与其密切联系的岛叶、颞极、眶回等皮层,以及杏仁核、隔区、下丘脑和丘脑前核等皮层下结构,统称为边缘系统(limbic system)。

边缘系统对内脏活动的调节作用复杂而多变。例如,刺激扣带回前部可引起呼吸抑制或加速、血压下降或上升、心率减慢、胃运动抑制、瞳孔扩大或缩小;刺激杏仁核可引起咀嚼、唾液和胃液分泌增加、胃肠蠕动增强、排便、心率减慢、瞳孔扩大;刺激隔区可引起阴茎勃起、血压下降或上升、呼吸暂停或加强。

2.新皮层　新皮层中的某些区域也与内脏活动密切相关。例如,用电刺激皮层运动区及其周围区域,除产生不同部位的躯体运动以外,还可分别引起血管舒缩,汗腺分泌、呼吸运动、直肠和膀胱活动等改变。这些结果表明,新皮层与内脏活动有关,而且区域分布和躯体运动代表区的分布有一致的地方。

近年来,随着医学模式由生物医学模式向生物-心理-社会医学模式的转变,人们愈来愈重视社会心理因素对人体功能的影响。大量的研究表明,社会心理因素的刺激主要通过神经系统,内分泌系统和免疫系统来影响各器官的功能。其中神经系统起主导作用,大脑皮层是社会心理因素影响人体健康的门户。

人要与所处的社会环境发生联系时,各种心理活动与生理活动是可以互相作用的。其中社会心理性紧张刺激,特别是突然性超强持久性的消极情绪很容易引起疾病的发生。这些劣性的紧张刺激作用于大脑皮层以后,首先使下丘脑兴奋,肾上腺髓质释放大量肾上腺素和去甲肾上腺素,引起心血管、呼吸、消化等活动变化。另一方面下丘脑还通过垂体使抗利尿激素、糖皮质激素、盐皮质激素等释放增加,引起机体更多器官和系统的功能发生变化。人体常处于这种紧张状态,就会使某一器官、某一系统、甚至整个机体出现功能紊乱。在临床上可看到,由于人长期处于紧张、愤怒、忧虑、烦闷等不正常的情绪中,造成自主神经功能紊乱,导致与情绪有关的疾病,如冠心病、高血压、支气管哮喘、胃肠溃疡等疾病的发生。因此,紧张刺激引起的身心紊乱乃是心理和躯体患病的前奏,如能及早消除病源,进行矫正治疗,就有利于健康恢复;若任期发展下去,将可能使病情加重。

（陈　悦）

第五节　脑的高级功能与脑电活动

一、学习与记忆

学习与记忆是脑的高级功能之一,它是人或动物改变自身行为或产生新的行为以适应生活环境的必要过程。学习是指人和动物获得新知识或新技能的过程。而记忆则是指将学习到的知识或技能编码、储存以及随后读出的神经活动过程。学习与记忆是脑的一种基本功能,并且是一个相互联系、分阶段的动态过程。学习是记忆的前提、是基础,而记忆是学习的结果。

（一）学习的形式

1.非联合型学习　非联合型学习也称简单学习,即刺激与反应之间不存在某种明确的联系。习惯化和敏感化属于这种类型的学习。习惯化是指当一个不产生伤害性效应的刺激重复作用时,机体对该刺激的反射反应逐渐减弱的过程,例如人们对有规律而重重出现的强噪音逐渐不再对它产生反应。敏感化是指反射反应加强的过程,例如一个弱伤害性刺激仅引起弱的反应,但在强伤害性刺激作用后弱刺激的反应就明显加强。在这里,强刺激与弱刺激之间并不需要建立什么联系。

2. 联合型学习　联合型学习是在时间上很接近、有一定规律的两个或两个以上事件重复发生时,两个事件在脑内逐渐形成联系,从而使人或动物学会在两个刺激间或刺激与行为之间建立联系。经典条件反射和操作式条件反射均属于联合型学习。

(1)经典条件反射　在动物实验中,给狗吃食物会引起唾液分泌,这是非条件反射。给狗以铃声则不会引起唾液分泌,因为铃声与食物无关,这种情况下铃声称为无关刺激。但是,如果每次给狗吃食物以前先出现一次铃声,然后再给以食物,这样多次结合以后,当铃声一出现,动物就会出现唾液分泌。铃声本来是无关刺激,现在由于多次与食物结合应用,铃声具有引起唾液分泌的作用,即铃声已成为进食(非条件刺激)的信号。所以这时就把铃声称为信号刺激或条件刺激,这样的反射就称为条件反射。可见,条件反射是在后天生活中形成的。因此,条件反射的形成就是条件刺激与非条件刺激在时间上反复多次的结合而建立起来的。这个反复多次的结合这过程,称为强化。一般来说,任何一个能为机体所感觉的动因均可作为条件刺激,而且在所有的非条件刺激的基础上都可建立条件反射,例如食物性条件反射、防御性条件反射等。

条件反射建立之后,如果反复应用条件刺激而不给予非条件刺激强化,条件反射就会逐渐减弱,最后完全不出现。这称为条件反射的消退。例如,铃声与食物多次结合应用,使狗建立了条件反射;然后,反复单独应用铃声而不给予食物(不强化)则铃声引起的唾液分泌量会逐渐减少,最后完全不能引起分泌。巴甫洛夫认为,条件反射的消退是由于在不强化的条件下,原来引起唾液分泌的条件刺激,转化成为引起中枢发生抑制的刺激。从这一观点出发,条件反射的消退并不是条件反射的丧失,而是原先引起兴奋的条件反射转化为引起抑制的条件反射。

(2)操作式条件反射　操作式条件反射比较复杂,它要求动物完成一定的操作。例如,将大鼠放入实验箱内,当它在走动中偶然踩在杠杆上时,即喂食以强化这一操作;如此重复多次,大鼠即学会了自动踩杠杆而得食。然后,在此基础上进一步训练动物只有当再现某一特定的信号(如灯光)后踩杠杆,才能得到食物的强化。在训练完成后,动物见到特定的信号,就去踩杠杆而得食。这类条件反射的特点是,动物必须通过自己完成某种运动或操作后才能得到强化,所以称为操作式条件反射。

(3)人类的条件反射　研究动物条件反射的方法,原则上也可用于研究人的条件反射活动;例如,将无关刺激与食物性唾液分泌非条件反射相结合(可用于儿童),或将无关刺激与防御性运动非条件反射相结合等等。此外,人类还可应用词语强化的运动条件反射研究法;例如,当红光在受试儿童面前出现时,实验者说:"按",受试儿音即用手按压橡皮球。在这一实验中,红光是条件刺激,"按"是词语强化。用词语强化与红光结合 2 ~ 3 次后,如果受试者见到红光信号出现后,立即自动按球,这就形成了对红光的条件反射。在人同样可以用光、声、嗅、味、触等感觉刺激作为信号来形成条件反射;这种信号直接作用于眼、耳、鼻、舌、身等感受装置,都是现实具体的信号。此外,抽象的语词也可以代替具体的信号而引起条件反射反应。例如,受试者对每分钟摆动 120 次的快节拍器声音形成了用温热刺激强化的手臂血管舒张反射,而对每分钟摆动 60 次的慢节拍器声音形成了用冷刺激强化的血管收缩反射;当这些条件反射被巩固后,实验者对受试者说"快节拍器音"或"慢节拍器音",这些语词也分别能引起相应有血管舒张或血管收缩反应。如果说具体的信号是第一信号,则相应的语词是第一信号的信号,即第二信号。

因此,在人类有两种性质完全不同的信号,第一信号是具体的信号,第二信号(语词)是抽象的信号。巴甫洛夫提出人脑有两个信号系统。第一信号系统是对第一信号发生反应的大脑皮层功能系统,第二信号系统是对第二信号发生反应的大脑皮层功能系统。动物只有一个信号系统,相当于人的第一信号系统;而人类才具有两个信号系统,这是人类区别于动物的主要特征。第二信号系统的发生与发展是人类社会的产物,人类由于社会性劳动与交往产生了语言;人类借助于语词 来表达其思维,并进行抽象的思维。

(二)记忆的过程

外界通过感觉器官进入大脑的信息量是很大的,但估计仅有1%的信息能被较长期地贮存记忆,而大部分却被遗忘。能被长期贮存的信息都是对个体具有重要意义的,而且是反复作用的信息。因此,在信息贮存过程中必然包含着对信息的选择和遗忘两个因素。记忆可根据信息的类型、储存和读出的方式以及保留时间的长短来进行分类。

1. 根据记忆的储存及回忆方式分类

(1)陈述性记忆　　陈述性记忆是对自身经历和学习的事件进行编码、储存并回忆、再现的过程,是将片段信息进行加工、重组,有意识地回忆、读出,并表达出来。如参加一次有特殊意义活动的场景或人生中经历的重大事件,在很多年以后仍能回忆和再现,并能用语言表达出来,属于陈述性记忆中的情景式记忆。而对文字、语言和法律等的陈述性记忆,称为语义式记忆。

(2)非陈述性记忆　　非陈述性记忆的形成不依赖于意识或认知过程,但需要经过多次重复测试才能逐步形成,其表现主要是反复操作某些作业时,使动作具有连续性并逐渐掌握其步骤和程序,操作更加完善。又称为反射性记忆或程序性记忆。如汽车司机驾驶汽车的灵活动作。纺织女工的熟练技能,体操运动员优美而连贯的动作等,均属于非陈述性记忆。该记忆一旦形成,则往往不能用语言表达出来。

2. 根据记忆保留的事间长短分类　　普遍接受的一种记忆分类就是根据记忆保留的时间长短,将记忆分为短时程记忆和长时程记忆两大类。人类的记忆过程也相应的分为四个阶段,即感觉性记忆、第一级记忆、第二级记忆和第三级记忆。前两个阶段相当于短时程记忆,后两个阶段相当于长时程记忆。

(1)短时程记忆　　当外界信息短暂地传入脑后,首先在脑的感觉区内储存,其储存时间很短,一般不超过1秒钟。如果没有经过加工处理,则该信息会很快消失。这就是感觉性记忆阶段。如果对信息进行加工处理,将不连贯的、先后传入的信息进行整合,形成一个新的连续的印象,即从感觉性记忆转入第一级记忆。信息在第一级记忆中停留的时间仍然很短暂,从数秒到数分钟,其信息记忆容量也是有限的。如当查到一个新的电话号码时,当时可以记住它,然后可以拨打该电话,但当打完电话几分钟后,该电话号码就会忘掉。一般储存在感觉通路中的感觉信息大部分会迅速消退,只有那些受到注意和经过复习的小部分信息才能保持在短时程记忆中。

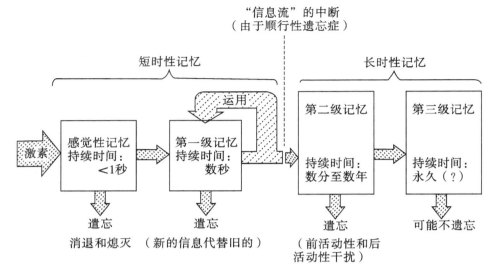

图 10-19　从感觉性记忆至第三级记忆的信息流图解

图示在每一级记忆内贮存的持续时间以及遗忘的可能机制。只有一部分的贮存材料能够到达
最稳定的记忆之中。复习(运用)使得从第一级转入第二级记忆更为容易。

（2）长时程记忆　长时程记忆有时还可分为中时程记忆和真正的长时程记忆两种形式，其主要区别是记忆保持的长短。中时程记忆可保留几分钟到几天，而真正长时程记忆可保留几天到数年，有些与自己和最亲近人密切相关的信息，甚至可以终生保持，形成永久记忆。长时程记忆是在第一级记忆的基础上，通过反复运用、强化而转入第二级记忆的。在第二级记忆中，信息可因先前的或后来的信息干扰而造成遗忘，分别称前活动性干扰和后活动性干扰。在克服了上述干扰或常年应用的有些记忆痕迹，则转入第三级记忆，成为永久记忆。人类的长时程记忆是一个庞大而持久的贮存系统，其容量几乎没有限度。

（三）遗忘

遗忘是部分或完全失去回忆和再认的能力，包括生理性遗忘和病理性遗忘两类。生理性遗忘是一种正常的生理现象。遗忘在学习后即刻开始，在感觉性记忆和第一级记忆阶段，遗忘的速率很快。但是，如果对信息进行分类、整理、运用、甚至与已形成记忆的事件相结合，则会减慢遗忘的速率，使某些信息进入长时程记忆。同时，遗忘并不意味着记忆痕迹的完全消失。复习已经遗忘的材料要比学习新的材料容易得多。产生遗忘的原因，主要是条件刺激长时间不能得到强化而引起的消退抑制，或者是由于后来信息的干扰造成的。

病理性遗忘是脑疾患的常见症状，称为遗忘症，如脑外伤、脑炎、脑缺氧以及长期饮酒等均可引起遗忘。在脑认知和运动障碍的同时也常伴有记忆功能的障碍。临床上把记忆功能障碍分为两类，即顺行性遗忘症（anterograde amnesia）和逆行性遗忘症（retrograde amnesia）。凡不能保留新近获得的信息的称为顺行性遗忘症。患者对于一个新的感觉性信息虽能作出合适的反应，但只限于该刺激出现时，一旦该刺激物消失，患者在数秒钟就失去作出正确反应的能力。所以患者易忘近事，而远的记忆仍存在。本症多见于慢性酒精中毒者。发生本症的机制，可能是由于信息不能从第一级记忆转入第二级记忆；凡正常脑功能发生障碍之前的一段时间内的记忆均已丧失的，称为逆行性遗忘症；患者不能回忆起紧接着本症发生前一段时间的经历。一些非特异性脑疾患（脑震荡、电击等）和麻醉均可引起本症。例如，车祸造成脑震荡的患者在恢复后，不能记起发生车祸前一段时期内的事情，但自己的名字等仍能记得。所以，发生本症的机制可能是第二级记忆发生了紊乱，而第三级记忆却不受影响。

二、大脑皮层的语言中枢

（一）大脑皮层的语言中枢

语言是人类特有的通讯手段，人类通过语言交流思想、进行思维和推理。在多数人，语言功能定位于大脑左半球，而理解和表达能力定位于左半球大脑皮层的不同区域。这些区域受损可以引致特有的各种语言活动功能障碍（图10-20）。临床发现，损伤布洛卡（Broca）三角区（44区，在中央前回底部之前，图中S区），会引致运动失语症（motor aphasia）。病人可以看懂文字与听懂别人谈话，但自己却不会讲话，不能用语词来口头表达；然而，其与发音有关的肌肉并不麻痹，就是不能用"词"来表达自己的意思。损伤额中回后部接近中央前回手部代表区的部位（图中W区），则病人可以听懂别人的谈话，看懂文字，自

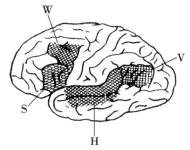

图10-20　人大脑皮层语言功能的区域

V区障碍不能认识词义，H区障碍不能听懂话，S区障碍不能讲话，W区障碍不能写字。

己也会讲话，但不会书写；然而，其手部的其他运动并不受影响，这种情况称为失写症（a-graphia）。颞上回后部（图中H区）的损伤，会引致感觉失语症（sensory aphasia），病人可以讲话及书写，也能看懂文字，但听不懂别人的谈话；事实上，病人能听到别人的发音，就是不懂其含义。角回（图中V区）受损，病人看不懂文字的含义；但其视觉和其他的语言活动功能仍健全，这种情况称为失读症（alexia），因此，语言活动的完整功能是与广大皮层区域的活动有关的，各区域的功能是密切相关的。严重的失语症可同时出现上述四种语言活动功能的障碍。

（二）大脑皮层功能的一侧优势

产生上述各种语言活动功能障碍时，在一般运用右手劳动为主的成年人中，其大脑皮层损伤经常发生在左侧。因为绝大多数用右手劳动为主的成年人，右侧大脑皮层的44区的损伤并不发生明显的语言活动障碍；然而其左侧大脑皮层布洛卡的损伤，则可形成严重的运动失语症，这种左侧大脑皮层的语言活动功能上占优势的现象，反映了人类两侧大脑半球功能是不对等的，这种一侧优势的现象仅在人类中具有。

由于左侧大脑半球在语言活动功能上占优势，因此一般称左侧半球为优势半球或主要半球，右侧半球为次要半球。但是研究指出，右侧半球也有其特殊的重要功能。目前知道，右侧大脑皮层在非语词性的认识功能上是占优势的，例如对于空间的辨认、深度知觉、触觉认识、音乐欣赏分辨等等。右侧大脑皮层顶叶损伤的病人，由于非语词性认识能力的障碍，常出现穿衣失用症（apraxia）；患者虽然没有肌肉麻痹，但穿衣困难，他会将衬衣前后穿倒或只将一只胳膊伸入袖内。右侧大脑皮层顶叶、枕叶、颞叶结合处损伤的病人，常

分不清左右侧,穿衣困难,不能维持绘制图表。右侧大脑半球后部的病变,常发生视觉认识障碍;患者不能辨认别人的面部,甚至不能认识镜子里自己的面部,而且还伴有对颜色、物体、地方的认识障碍。

一侧优势是指人类的脑的高级功能向一侧半球集中的现象;左侧半球在语词活动功能上占优势,右侧半球在非语词性认识功能上占优势。但是,这种优势是相对的,而不是绝对的;因为左侧半球也有一定的非语词性认识功能,右侧半球也有一定的简单的语词活动功能。

三、大脑皮层的电活动

大脑皮层的神经元具有生物电活动,因此大脑皮层经常有持续的节律性电位改变,称为自发脑电活动。临床上在头皮用双极或单极记录法来观察皮层的电位变化,记录到的自发脑电活动称为脑电图(图10-21)。在动物中将颅骨打开或以病人进行脑外科手术时,直接在皮层表面引导的自发脑电活动,称为皮层电图。此外,在感觉传入冲动的激发下,脑的某一区域可以产生较为局限的电位变化,称为皮层诱发电位。

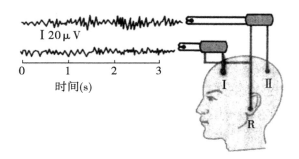

图10-21　脑电图记录示意图

无关电极放置在耳郭(R),由额叶(I)电极导出的脑电波
振幅低,由枕叶(II)导出的脑电波振幅高,频率较慢。

(一)脑电图的波形

正常脑电图的波形不规则,一般主要是依据其频率的不同来人工划分为四种基本波形(图10-22)。

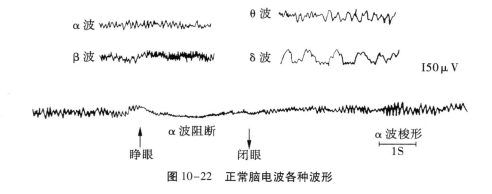

图10-22　正常脑电波各种波形

1. α 波　　频率为每秒 8～13 次,波幅为 20～100 μV。人类 α 波在清醒、安静并闭眼时即出现。α 波出现时,在枕叶部位最大,并可具有时大时小的变化;即波幅先由小逐渐变大,然后又由右面变小,接着又由小变大,如此反复,形成 α 波的梭形,每一梭形持续约 1～2 s。睁开眼睛或接受其他刺激时,α 波立即消失而呈现快波,这一现象称为 α 波阻断,如果被试者又安静闭眼时,则 α 波又重现。

2. β 波　　频率为每秒 14～30 次,波幅为 5～20 μV。当受试者睁眼视物或接受其他刺激时即出现 β 波。一般认为,β 波是新皮层处在紧张活动状态下的主要脑电活动表现。

3. θ 波　　频率为每秒 4～7 次,波幅为 100～150 μV 。一般在困倦时出现。

4. δ 波　　频率为每秒 0.5～3 次,波幅为 20～200 μV。成人在清醒时,见不到 δ 波,但在睡眠期间可出现。婴儿常可见到 δ 波

一般情况下,脑电图的波形随大脑皮层不同的生理情况变化。当许多神经元的电活动趋于一致时,就出现低频率高振幅的波形这种现象称为同步化;当皮层神经元的电活动不一致时,就出现高频率低振幅的波形,称为去同步化。一般认为脑电图的波形由同步化慢波转化为去同步化快波时,表示兴奋过程的增强;反之,由去同步化快波转化为同步化慢波时,则表示抑制过程的加深。

(二)脑电图的波形形成的机制

脑电图的波形是一种近似于正弦波的电位变化,而与神经干上见到的动作电位不一样。应用微电极记录皮层神经元细胞内电位变化,见到皮层表面出现类似 α 波节律的电位变化时,细胞内记录到的突触后电位变化也出现节律相一致的改变。由此认为,,此层表现的电位变化主要是由突触后电位变化形成的,也就是说由细胞体和树突的电位变化形成的。可以设想,单一神经元的突触后电位变化是不足以引起皮层表面的电位改变的;必须有大量的神经组织同时发生突触后电位变化,才能同步起来引起皮层表面再现电位改变。因此其电活动在同步时易于总和而形成强大的电场,从而改变皮层表面的电位。

目前知道,大量皮层神经组织的放电活动同步总和必须依赖丘脑的功能。在动物实验中见到,当用中度麻醉时,即使没有其他感觉传入的刺激,皮层会出现每称 8～12 次的自发脑电活动。这种脑电活动的波幅亦时大时小,并可以皮层广泛的区域内引出,因此这种脑电活动与人类脑电图中 α 波节律极相似。如果切断皮层与丘脑间的纤维联系,上述类似 α 波的电活动就大大减小。如用每秒 8～12 次节律性电刺激来刺激丘脑非特异投射系统的一些神经核(如髓板内核群),则皮层上会出现每称 8～12 次的节律性脑电变化。这种变化的波幅亦时大时小,同时在皮层的空间分布也是广泛的,因此,从频率、波幅形状以及空间分布上来看,刺激丘脑非特投射系统所获得的脑电变化,与上述类似 α 波的自发脑电活动相一致。由此认为,引起自发脑电形成的同步机制,就是皮层与丘脑非特异投射系统之间的交互作用;一定的同步节律的丘脑非特特异投射系统的活动,促进了皮层电活动的同步化。

如果用每秒 60 次的节律性电刺激来刺激丘脑非特异投射系统,则皮层上类似 α 波的自发脑电活动立即消失而转成快波。这可理解为高频刺激对同步化活动的扰乱,脑电出现了去同步化现象,快波的出现就是去同步化的结果。刺激脑干网状结构时引起的上行激动作用,一般也认为是其上行冲动扰乱了丘脑非特异投射系统与皮层之间同步化环节,脑电出现了激活状态,呈现了去同步化的快波。在人类脑电记录中所见到的 α 波阻断现

象,事实上也是由同样机制引起的。

(三)皮层诱发电位

诱发电位是指感觉传入系统受刺激时,在中枢神经系统内引起的电位变化。受刺激的部位可以是感觉器官、感觉神经或感觉传导途径上的任何一点。但是广义地说,用其他刺激方法引起的中枢神经系统的电位变化,也可称为诱发电位。例如,直接刺激脊髓前根,冲动沿运动神经逆向传至脊髓前多角引起的电位变化,亦可称为诱发电位。

大脑皮层诱发电位一般是指感觉传入系统受刺激时,在皮层上某一局限区域引出的电位变化;由于皮层随时在活动着并产生自发脑电活动,因此诱发电位时常出现在自发脑电波的背景之上。在动物皮层相应的感觉区表面引起的诱发电位可分为两部分,一为主反应,另一为后发放(图10-23)。主反应出现的潜伏期是稳定不变的,为先正后负的电位变化。后发放尾随主反应之后,为一系列正相的周期电位变化。皮层诱发电位是用以寻找感觉投射部位的重要方法,在研究皮层功能定位方面起着重要的作用。

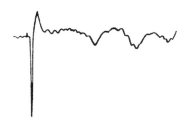

图10-23 家兔大脑皮层感觉运动区诱发电位

上线:诱发电位记录,向下为正,向上为负   下线:时间50 ms
第一个向上小波为刺激桡浅神经记号,间隔10 ms后即出现先
正后负的主反应,再间隔100 ms左右后,即相继出现正相波动的后
发放。

诱发电位也可在人体头颅外头皮上记录到。由于记录电极离中枢较远,颅骨的电阻很大,记录到的电位变化极微弱;而且诱发电位夹杂在自发脑电之间,电位很难分辨。运用电子计算机将电位变化叠加、平均起来,能够使诱发电位显示出来,这种方法记录到的电位称为平均诱发电位(averaged evoked potential)。平均诱发电位目前已成为研究人类的感觉功能、神经系统疾病、行为和心理活动的一种手段。临床常用的有体感诱发电位、听觉诱发电位和视觉诱发电位几种,对于中枢损伤部位的诊断具有一定的价值。

四、觉醒和睡眠

觉醒和睡眠都是生理活动所必需的过程,只有在觉醒状态下,人体才能进行劳动和其他活动;而通过睡眠,可以使人体的精力和体力得到恢复,于睡眠后保持良好的觉醒状态。成年人一般每天需要7~9小时,儿童需要睡眠的时间比成年人长,而老年需要睡眠的时间就比较短。

（一）觉醒状态的维持

动物实验中观察到,单纯在中脑网状结构的头端加以破坏,而保留各种感觉上传的特异传导途径,动物即进入持久的昏睡状态;各种感觉刺激都不能唤醒动物,脑电波不能由同步化慢波转化成去同步化快波,虽然这时感觉传入冲动完全可以沿特异传导途径抵达大脑皮层。因此认为,觉醒状态的维持是脑干网状结构上行激动系统的作用。

觉醒状态可分为行为觉醒和脑电觉醒两个方面。行为觉醒时机体对新异刺激出现探究行为;脑电觉醒是指脑电图呈现去同步化快波。在某些特殊情况下,行为觉醒和脑电觉醒可以发生分离。动物实验也证明了这一点。例如在静脉注射阿托品阻断脑干网状结构胆碱能系统的活动后,脑电图呈现同步化慢波而不再出现去同步化快波,但动物在行为上并不表现睡眠;如果仅破坏中脑黑质多巴胺递质系统后,动物脑电仍可有快波出现,但对新异的刺激不再表现探究行为,可见,行为觉醒的维持可能是黑质多巴胺递质系统的功能有关。动物实验还见到,破坏蓝斑上部(去甲肾上腺素递质系统)后,则动物脑电快波明显减少;但如有感觉刺激传入冲动时,则动物仍能被唤醒,其脑电呈现快波,不过这种唤醒作用很短暂,感觉传入刺激一旦停止,唤醒作用即终止。所以,蓝斑上部去甲肾上腺素递质系统与脑电觉醒的维持也有关系。其作用是持续的紧张性作用;而上行激动系统(乙酰胆碱递质系统)的作用是时相性作用。总之,觉醒的维持与中枢多个部位、多种递质系统的活动有密切关系。

（二）睡眠的时相

通过对整个睡眠过程的仔细观察,发现睡眠具有两种不同的时相状态。其一是脑电波呈现同步化慢波的时相,其二是脑电波呈现去同步化快波的时相。前者常称为慢波睡眠(slow wave sleep,SWW),一般表现为嗅、视、听、触等感觉功能暂时减退;骨骼肌反射运动和肌紧张减弱;伴有一系列自主神经功能的改变,例如,血压下降、心率减慢、瞳孔缩小、尿量减少、体温下降、代谢率减低、呼吸变慢、胃液分泌可增多而唾液分泌减少等。后者的表现与慢波睡眠不同,称为异相睡眠(paradoxical sleep,PS)或快波睡眠、快速眼球运动(rapid eye movements,REM)睡眠。异相睡眠期间,各种感觉功能进一步减退,以致唤醒阈提高;骨骼肌反射运动和肌紧张进一步减弱,肌肉几乎完全松弛;脑电波呈现去同步化快波。这些表现是异相睡眠期间的基本表现。此外,在异相睡眠期间还会有间断性的阵发性表现,例如眼球出现快速运动、部分躯体抽动,在人类还观察到血压升高和心率加快,呼吸加快而不规则。

慢波睡眠与异相睡眠是两个相互转化的时相。成年人睡眠一开始首先进入慢波睡眠,慢波睡眠持续 80~120 min 后,转入异相睡眠;异相睡眠持续 20~30 min 左右后,又转入慢波睡眠;以后又转入异相睡眠。整个睡眠期间,这种反复转化约 4~5 次,越接近睡眠后期,异相睡眠持续时间逐步延长。在成年人,慢波睡眠和异相睡眠均可直接转为觉醒状态;但觉醒状态只能进入慢波睡眠。而不能直接进入异相睡眠。在异相睡眠期间,如将其唤醒,被试者往往会报告他正在做梦。据统计,在 191 例被试者异相睡眠期间唤醒后,报告正在做梦的有 152 例,占 80% 左右;在 160 例被试者慢波睡眠期间唤醒后,报告正在做梦的只有 11 例,占 7% 左右。因此一般认为,做梦是异相睡眠的特征之一。

在人体中还观察到,垂体前叶生长激素的分泌与睡眠的不同时相有关。在觉醒状态下,生长激素分泌较少;进入慢波睡眠后,生长激素分泌明显升高;转入异相睡眠后,生长激素分泌又减少。看来,慢波睡眠对促进生长、促进体力恢复是有利的。

异相睡眠是睡眠过程中出现的生理现象,具有一定的生理意义。曾观察到,如几天内被试者在睡眠过程中一出现异相睡眠就将其唤醒,使异相睡眠及时阻断,则被试者会出现易激动等心理活动的扰乱。然后,又让被试者能自然睡眠而不予唤醒,开始几天异相睡眠增加,以补偿前阶段异相睡眠的不足;在这种情况下异相睡眠可直接出现在觉醒之后,而不需经过慢波睡眠阶段。动物脑灌流实验观察到,异相睡眠期间脑内蛋白质合成加快。因此认为,异相睡眠对于幼儿神经系统的成熟有密切关系;并认为异想睡眠期间有利于建立新的突触联系而促进学习记忆活动。看来,异相睡眠对促进精力的恢复是有利的。但是,异相睡眠会出现间断性的阵发性表现,这可能与某些疾病在夜间发作有关,例如心绞痛、哮喘、阻塞性肺气肿缺氧发作等。

(三)睡眠发生的机制

中枢内存在着产生睡眠的中枢,有人认为,在脑干尾端存在能引起睡眠和脑电波同步化的中枢。这一中枢向上传导可作用于大脑皮层(有人称之为上行抑制系统),并与上行激动系统的作用相对抗,从而调节着睡眠与觉醒的相互转化。

由于中枢神经递质研究的进展,已把睡眠的发生机制与不同的中枢递质系统功能联系了起来。慢波睡眠可能与脑干内 5-羟色递质系统有关,异相睡眠可能与脑干内 5-羟色胺和去甲肾上腺素递质系统有关。

总之,睡眠发生的中枢机制目前仍十分不清楚,但可以肯定的是,睡眠不是大脑活动的简单的抑制,而是一个主动的过程。

(樊志刚)

【思考题】

1. 试述化学性突触传递过程。
2. 试述丘脑特异性投射系统和非特异性投射系统的特点及主要的生理意义。
3. 何谓 EPSP? 其形成的机制是什么?
4. 低位脑干是如何调节肌紧张的?
5. 何谓去大脑僵直? 其形成机制是什么?
6. 试述自主神经系统作用的特征和意义。
7. 胆碱能受体和肾上腺素能受体有哪些? 有何作用?
8. 试述不同睡眠时相的特点与生理意义。
9. 试述中枢抑制及其意义。
10. 试述小脑的功能。

第十一章

内分泌

学习要点

1. 掌握内容
(1)激素作用的机制。
(2)下丘脑与腺垂体的功能联系。
(3)腺垂体激素的生理作用。
(4)甲状腺激素生物合成过程及生理作用,甲状腺功能的调节。
(5)肾上腺皮质激素种类、生理作用,肾上腺皮质激素分泌的调节。
(6)应急反应与应激反应。
2. 熟悉内容
(1)胰岛素和胰高血糖素的生物学作用及分泌的调节。
(2)甲状旁腺激素的生物学作用及分泌调节,维生素 D_3、降钙素的作用及分泌的调节。

第一节　概述

一、内分泌系统和激素的概念

内分泌系统是由内分泌腺和分散存在于某些组织器官中的内分泌细胞所组成的一个重要的信息传递系统。人体的主要内分泌腺包括垂体、甲状腺、甲状旁腺、肾上腺、胰岛、性腺、松果体和胸腺等;散在于组织器官中的内分泌细胞分布较广泛,如下丘脑、消化道黏膜、心、肺、肾、胎盘、皮肤等。

内分泌腺或内分泌细胞所分泌的高效能生物活性物质,称为激素(hormone)。

内分泌系统与神经系统紧密联系,相互协调,共同调节机体的多种功能,如新陈代谢、生长发育、生殖等,使机体各个系统的活动能适应内外环境的变化,维持机体内环境的相对稳定。

二、激素的信息传递方式及分类

(一)激素的信息传递方式

激素由内分泌细胞分泌后,经血液或组织液运输到各组织、器官而发挥调节作用。激素选择性作用的器官、组织和细胞分别称为靶器官、靶组织(target tissue)、靶细胞。

目前认为激素在细胞之间传递信息有以下几种方式:①大多数激素经血液运输至远距离的靶组织、靶细胞而发挥作用,称为远距分泌,如肾上腺髓质分泌的肾上腺素和去甲肾上腺素;②有些激素经组织液扩散作用于邻近细胞而发挥作用,称为旁分泌,如消化道的胃肠激素;③有些内分泌细胞分泌的激素在局部扩散后,又返回作用于产生该激素的细胞自身而发挥反馈作用,称为自分泌,如下丘脑生长激素释放激素对其自身释放的反馈调节作用途径;④神经内分泌细胞分泌的神经激素通过轴浆运输至末梢释放入血液,再作用于靶细胞的方式,称为神经分泌,如下丘脑视上核、室旁核合成和分泌的激素。

(二)激素的分类

激素的种类繁多,来源复杂,按其分子结构和化学性质,可分为两大类。

1.含氮激素 含氮激素又分为以下三种。

(1)蛋白质激素 如胰岛素、甲状旁腺激素和腺垂体分泌的多种激素等。

(2)肽类激素 如下丘脑调节肽、神经垂体激素、胃肠激素和降钙素等。

(3)胺类激素 如肾上腺素、去甲肾上腺素和甲状腺激素等。

2.类固醇激素 包括肾上腺皮质激素(如皮质醇、醛固酮)和性激素(如雌激素、孕激素、雄激素)。

三、激素的作用机制

(一)含氮激素的作用机制——第二信使学说

第二信使学说认为含氮激素随血液循环运输到达靶细胞,与靶细胞膜上的特异性受体结合后,可激活细胞膜上的鸟苷酸调节蛋白(简称G蛋白),进而激活细胞膜内侧面的腺苷酸环化酶(adenyl cyclase,AC),在Mg^{2+}参与下,催化三磷酸腺苷(ATP)转变为环一磷酸腺苷(cAMP)。cAMP可激活细胞内无活性的蛋白激酶系统,活化的蛋白激酶又激活磷酸化酶,使蛋白质磷酸化,引起靶细胞内特有的生理效应,如细胞内某些酶促反应和细胞膜通透性的改变、腺细胞分泌、肌细胞收缩等。cAMP发挥作用后,即被细胞内磷酸二酯酶(PDE)水解为5'-AMP而失活(图11-1)。由此可见,在含氮激素的作用过程中,有两次信息传递过程。激素将调节信息从内分泌细胞传递给靶细胞,而cAMP则将此信息在细胞内转导,并产生相应的生理效应。因此,将激素称为第一信使(first messenger),而将cAMP称为第二信使(second messenger)。

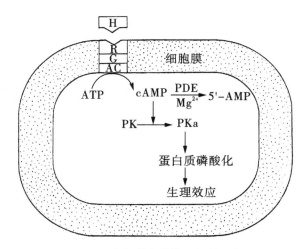

图 11-1　含氮激素的作用机制示意图

H. 激素　R. 受体　AC. 腺苷酸环化酶　PDE. 磷酸二酯酶　PKa. 活化
蛋白激酶　cAMP. 环-磷酸腺苷　G. 鸟苷酸调节蛋白

第二信使除 cAMP 以外,还有环一磷酸鸟苷(cGMP)、二酰甘油(DG)、三磷酸肌醇
(IP₃)、Ca²⁺和前列腺素等。

（二）类固醇激素作用机制——基因调节学说

类固醇激素分子小,而且具有脂溶性,到达靶细胞后,可通过细胞膜扩散进入细胞内,
先与胞质受体结合,形成激素-胞质受体复合物。受体蛋白发生变构,获得穿过核膜的能
力而进入细胞核内,再与核受体形成激素-核受体复合物。该复合物与染色质的非组蛋
白的特异位点结合,进而启动或抑制基因 DNA 的转录过程,促进或抑制 mRNA 的形成,
并诱导或减少新蛋白质(主要是酶)的合成,产生相应的生理效应(图 11-2)。这类激素
通过启动基因而发挥作用,故称为基因调节学说(又称基因表达学说)。

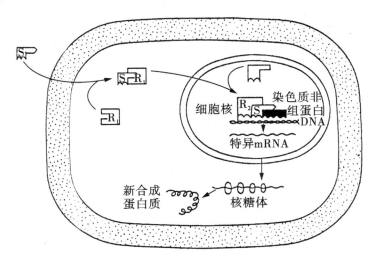

图 11-2　类固醇激素的作用机制示意图

S. 激素　R₁. 胞质受体　R₂. 核受体

四、激素作用的一般特性

上述含氮激素和类固醇激素的作用机制,并不是绝对的。如甲状腺激素虽然属于含氮激素,却可进入细胞内,通过基因调节发挥作用。而某些类固醇激素(如糖皮质激素)也可作用于细胞膜上的受体,发挥作用。

(一)激素的信息传递作用

激素作为一种化学信使物质,在实现其体液调节过程中,只是将某种调节信息以化学方式从内分泌细胞传递给靶细胞,使靶细胞内原有的生理生化过程增强或减弱。它即不能引起新的功能活动,也不能为原有的功能活动提供额外能量,仅仅起着将生物信息传递给靶细胞的"信使"作用。

(二)相对特异性

激素能选择性地作用于相应的靶器官、靶组织和靶细胞的特性,称为激素的特异性。激素作用的特异性与靶细胞上存在的某种特异性受体有关。各种激素作用的特异性差别较大。有些激素只作用于某一靶腺,如促甲状腺激素只作用于甲状腺,促肾上腺皮质激素只作用于肾上腺皮质;而有些激素作用广泛,没有特定的靶腺,如生长激素、甲状腺激素等,可作用于全身大多数组织细胞。但这些激素也是通过与靶细胞的特异受体结合而发挥特定的作用。

(三)高效能作用

激素在血液中的含量很低,一般在纳摩尔(nmol/L),甚至在皮摩尔(pmol/L)数量级。但其作用十分显著,其原因是激素与受体结合后,在细胞内发生一系列酶促反应,逐级放大,形成一个高效能的生物放大系统。例如,1 分子的胰高血糖素,经 cAMP-蛋白激酶途径,可激活 1 万分子的磷酸化酶;1 分子的促甲状腺激素释放激素,可使腺垂体释放 10 万分子的促甲状腺激素;1 分子的肾上腺素,可使肝细胞产生 1 亿分子的 1-磷酸葡萄糖。因此,若某内分泌腺分泌的激素稍有过多或不足,便可引起该激素所调节的功能明显异常,临床上分别称为该内分泌腺的功能亢进或功能减退。

(四)激素间相互作用

各种激素间的作用可以相互影响,主要表现为三种作用。①协同作用:指不同的激素对某一生理活动的调节结果类似。如生长激素、肾上腺素、胰高血糖素和糖皮质激素等,虽然作用于代谢的不同环节,但均可升高血糖。②拮抗作用:指不同的激素对某一生理活动的调节结果相对抗。如胰岛素能降低血糖,这与胰高血糖素等的升高血糖作用相拮抗。③允许作用:有些激素本身对某些器官组织或细胞的生理反应并不起直接作用,但它的存在却使另一种激素产生的效应明显增强,这种现象称为激素的允许作用(permissive action)。例如,糖皮质激素本身并不能引起血管平滑肌收缩,但只有它存在时,去甲肾上腺素才能更有效地发挥其缩血管作用。

第二节 下丘脑与垂体

一、下丘脑与垂体的功能联系

下丘脑在结构和功能上与垂体有着密切的联系。构成了下丘脑-腺垂体系统和下丘脑-神经垂体系统。

(一)下丘脑-腺垂体系统

下丘脑与腺垂体之间存在血管和功能上的密切联系,将它们看成一个功能单位,称为下丘脑-腺垂体系统。下丘脑与腺垂体之间没有直接的神经联系,它们之间的功能联系是通过垂体门脉系统来实现的。

下丘脑基底部"促垂体区",包括正中隆起、弓状核、腹内侧核、视交叉上核、室周核等。这些核团的肽能神经元(分泌神经肽或肽类激素的神经内分泌细胞)分泌的能调节腺垂体活动的肽类激素称为下丘脑调节肽。下丘脑调节肽经垂体门脉系统运输至腺垂体,调节腺垂体激素的合成与释放。

目前已知的下丘脑调节肽共有九种。下丘脑调节肽的种类、化学结构和主要作用见表11-1。

表 11-1　下丘脑调节肽的种类、化学结构和主要作用

种类和缩写	化学结构	主要作用
促甲状腺激素释放激素(TRH)	3肽	促进 TSH 和 PRL 的释放
促肾上腺皮质激素释放激素(CRH)	41肽	促进 ACTH 的释放
促性腺激素释放激素(GnRH)	10肽	促进 LH 和 FSH 的释放
生长激素释放激素(GHRH)	44肽	促进 GH 的释放
生长激素释放抑制激素(生长抑素,GHRIH)	14肽	抑制 GH 的释放
催乳素释放因子(PRF)	肽	促进 PRL 的释放
催乳素释放抑制因子(PIF)	多巴胺(?)	抑制 PRL 的释放
促黑激素释放因子(MRF)	肽	促进 MSH 的释放
促黑激素释放抑制因子(MIF)	肽	抑制 MSH 的释放

(二)下丘脑-神经垂体系统

下丘脑与神经垂体有直接的神经联系。下丘脑的视上核、室旁核有神经纤维下行到垂体后叶,构成下丘脑-垂体束。下丘脑的视上核、室旁核合成和分泌的血管升压素、催产素,经下丘脑-垂体束的轴浆运输到神经垂体贮存并释放到血液中发挥作用。

二、腺垂体

腺垂体是人体内最重要的内分泌腺,主要分泌七种激素:生长激素(GH)、催乳素

（PRL）、促黑激素（MSH）、促甲状腺激素（TSH）、促肾上腺皮质激素（ACTH）、促卵泡激素（FSH）和黄体生成素（LH），后两种激素统称促性腺激素（GTH）。FSH 、LH 、TSH 和 ACTH 被称为促激素，分别控制各自的靶腺（性腺、甲状腺和肾上腺皮质）而发挥调节作用。

（一）生长激素

生长激素（growth hormone，GH）是腺垂体中含量较多的一种激素。人生长激素（human growth hormone，hGH）含有 191 个氨基酸，属蛋白质激素。生长激素具有种属特异性，从其他哺乳动物（除猴外）提取的生长激素对人类均无效。

1. 生长激素的生理作用

（1）促进生长　生长激素能促进机体生长发育，尤其对骨骼和肌肉的作用更为显著。人幼年时期生长激素分泌不足，则生长发育迟缓，甚至停滞，身材矮小，但智力正常，称为侏儒症；如生长激素分泌过多，则生长发育过度，身材高大，引起巨人症。成年后生长激素分泌过多，因骨骺已钙化闭合，长骨不再生长，只能刺激肢端的短骨、颌面骨和软组织异常增生，出现手足粗大、鼻大唇厚、下颌突出以及内脏器官增大等现象，形成肢端肥大症。

生长激素对人体生长过程并无直接作用，而是通过诱导肝、肾产生一种称为生长激素介质（somatomedin，SM）的小分子多肽物质实现其调节作用。生长激素介质能促进硫酸盐、氨基酸进入软骨细胞，促进蛋白质的合成，促进软骨增殖与骨化，使长骨生长。生长激素介质对肌肉等组织也有类似作用，但对脑组织的生长发育无影响。

（2）促进代谢　①促进蛋白质合成，减少蛋白质的分解。其原因是生长激素能促进氨基酸进入细胞，加速 DNA 和 RNA 的合成；②促进脂肪的分解，增强脂肪酸氧化，提供能量，使组织的脂肪量减少；③生长激素可抑制外周组织摄取和利用葡萄糖，减少葡萄糖消耗，使血糖升高。因此，生长激素分泌过多时，可因血糖升高而引起糖尿，称为垂体性糖尿。

2. 生长激素分泌的调节

（1）下丘脑对生长激素分泌的调节　生长激素的分泌受下丘脑生长激素释放激素（GHRH）与生长抑素（GHRIH）的双重调节，前者促进生长激素分泌，后者抑制生长激素的分泌。

（2）睡眠的影响　人的生长激素分泌呈现明显的昼夜节律波动。人在觉醒状态下，生长激素分泌较少，进入慢波睡眠时，生长激素分泌增加，在深睡 1h 左右出现分泌高峰；转入快波睡眠时，生长激素分泌减少。

（3）代谢因素的影响　饥饿、运动、低血糖、血中氨基酸增加、应激反应时，均可引起生长激素分泌增加，其中以低血糖对生长激素分泌的刺激最强。血中游离脂肪酸增高抑制生长激素分泌。

（二）催乳素

催乳素（prolactin，PRL）是含有 199 个氨基酸的蛋白质激素。

1. 催乳素的生理作用

（1）对乳腺的作用　催乳素能促进乳腺的生长发育，引起并维持泌乳。女性青春期乳腺的发育是由于雌激素、孕激素、生长激素、糖皮质激素、甲状腺激素、及催乳素协同作用的结果。在妊娠期间，催乳素、雌激素、孕激素分泌增加，使乳腺进一步发育，并具备泌乳能力,但并不泌乳,原因是血中雌激素和孕激素浓度过高,与催乳素竞争乳腺细胞受体,使催乳素不能发挥泌乳作用。分娩后,血中雌激素和孕激素浓度显著降低,催乳素才能发挥作用,启动和维持泌乳。

(2)对性腺的作用　在女性,随着卵泡的发育成熟,卵泡内的催乳素含量逐渐增加,与颗粒细胞上的催乳素受体结合,有刺激黄体生成素受体生成的作用。黄体生成素与黄体生成素受体结合,发挥其促进排卵、黄体生成并分泌孕激素和雌激素的作用。在男性,催乳素可促进前列腺和精囊的生长,促进睾酮的合成。

(3)参与应激反应　在应激状态下,血中催乳素浓度升高,并常与促肾上腺皮质激素和生长激素浓度的增高同时出现,刺激停止后数小时才恢复至正常。

2.催乳素分泌的调节　催乳素的分泌受下丘脑催乳素释放因子(PRF)和催乳素释放抑制因子(PIF)的双重控制。PRF促进催乳素分泌;PIF抑制催乳素分泌。平时以PIF抑制作用为主。哺乳期,婴儿吸吮乳头可通过神经内分泌反射性引起催乳素分泌增多。

(三)促黑激素

促黑激素(melanophore-stimulating hormone,MSH)的靶细胞是黑色素细胞。人的黑色素细胞主要分布在皮肤、毛发、虹膜、视网膜的色素层和软脑膜。促黑激素的主要作用是激活黑色素细胞内的酪氨酸酶,使酪氨酸转变为黑色素,导致皮肤与毛发的颜色加深。促黑激素对于正常人皮肤的色素沉着并不是必需的。病理情况下,如肾上腺皮质功能过低(Addison病)时,血中的促肾上腺皮质激素和促黑激素都增多,患者皮肤的色素沉着可能与此有关。

促黑激素的分泌受下丘脑促黑激素释放因子(MRF)和促黑激素释放抑制因子(MIF)的双重调节,前者促进促黑激素分泌,后者抑制促黑激素分泌,平时以MIF的抑制作用为主。

促激素的生理作用和分泌的调节将在以后相关内容中详细介绍。

三、神经垂体

神经垂体不含腺细胞,不能合成激素,但能贮存和释放两种神经垂体激素——血管升压素(vasopressin,VP)和催产素(oxytocin,OXT),这两种激素实际上是由下丘脑的视上核和室旁核合成,视上核主要合成血管升压素,室旁核主要合成催产素。合成的激素沿下丘脑-垂体束通过轴浆运输至神经垂体贮存,在适宜刺激作用下再释放入血。

(一)血管升压素

血管升压素(VP)又称抗利尿激素(ADH)。血管升压素具有两方面的生理作用。①抗利尿作用:生理剂量的血管升压素可提高肾脏远端小管曲部和集合管对水的通透性,促进水的重吸收,使尿量减少。②升血压作用:生理剂量的血管升压素对动脉血压并无影响。但机体在脱水或失血的情况下,血中的血管升压素浓度显著升高,可引起全身小动脉收缩,使血压升高,对维持血压和保持体液有一定的意义。

临床上使用血管升压素多用于肺咯血、食管出血等的止血。由于血管升压素也能使冠脉血管收缩,导致心肌供血不足,故不用于升高血压。

血管升压素分泌的调节详见第八章。

(二)催产素

催产素的化学结构与血管升压素相似,其生理作用也有一定的交叉。

1. 催产素的生理作用   催产素具有促进排乳和刺激子宫收缩两种作用。

(1)对乳腺的作用   哺乳期的乳腺,在腺垂体分泌的催乳素的作用下,不断分泌乳汁,贮存于腺泡中。催产素可使乳腺腺泡周围的肌上皮细胞收缩,使乳汁排入乳腺导管或射出。婴儿吸吮母亲的乳头,可反射性地引起催产素的分泌增加,促进排乳,称为排乳反射。排乳反射是典型的神经内分泌反射,可建立条件反射。

(2)对子宫的作用   催产素可促进子宫平滑肌收缩,但与子宫的功能状态有关。未孕子宫对催产素敏感性很低,故催产素对未孕子宫的作用很小。妊娠晚期的子宫对催产素的敏感性大大提高,因此,催产素可使妊娠子宫平滑肌强烈收缩,有利于分娩。

2. 催产素分泌的调节   催产素分泌的调节属于神经内分泌调节。吸吮乳头、刺激子宫颈和阴道可反射性地引起催产素分泌增加。

在临床上,催产素主要用来引产和治疗产后宫缩无力所引起的出血。

第三节   甲状腺

甲状腺是人体内最大的内分泌腺,其重量约为 20 ~ 25 g。甲状腺由许多腺泡组成。腺泡上皮细胞能合成和释放甲状腺激素。

一、甲状腺激素的合成和运输

甲状腺合成和分泌的激素称为甲状腺激素(thyroid hormone),是酪氨酸的碘化物,包括三碘甲腺原氨酸(T_3)和四碘甲腺原氨酸(T_4,又称甲状腺素)两种。甲状腺分泌的激素主要是 T_4,约占总量的90%,T_3分泌量少;但 T_3 的生物活性较强,约是 T_4 的 5 倍。T_4 在外周组织脱碘可转变为 T_3。

(一)甲状腺激素的合成

甲状腺激素的合成原料为碘和酪氨酸。合成甲状腺激素所需要的碘来自食物。人体每天从食物中摄取的碘大约 100 ~ 200 μg,其中1/3 被甲状腺摄取利用。甲状腺激素的合成过程包括以下三个步骤。

1. 腺泡聚碘   由肠道吸收的碘以无活性的 I^- 的形成存在于血浆中,浓度约 250 μg/L。甲状腺内 I^- 的浓度比血液高出 20~25 倍,腺泡壁上皮细胞又有 -50 mV 的静息电位。因此,甲状腺对碘的摄取是通过上皮细胞膜上的碘泵(Na^+ – I^- 转运体蛋白)来完成的,能量来自于基底膜上的 Na^+ 泵的活动。甲状腺腺泡上皮细胞聚碘的过程属于逆电化学梯度的继发性主动转运过程。

2. I^- 的活化   由腺泡上皮细胞摄取的 I^- 并不能与酪氨酸结合,首先需要在过氧化酶(thyroperoxidase,TPO)的催化下氧化成具有活性的 I^0(碘原子)或 I_2,这一过程称为碘的活化。

3. 酪氨酸碘化与甲状腺激素的合成   活化后的 I_2 取代酪氨酸残基上氢原子的过程称为酪氨酸碘化。碘化的酪氨酸包括:一碘酪氨酸(MIT)和二碘酪氨酸(DIT)。然后 1 分子

MIT 和 1 分子 DIT 耦联生成 T_3,2 分子 DIT 耦联生成 T_4。

在甲状腺激素的合成过程中,I^- 的活化、酪氨酸碘化以及耦联都需在过氧化酶系的催化下完成。因此,能抑制这一酶系的药物如硫尿嘧啶,有阻断甲状腺激素合成的作用,临床上常用来治疗甲状腺功能亢进。

(二)甲状腺激素的贮存、释放、运输与代谢

1. 贮存　合成的甲状腺激素是以甲状腺球蛋白的形式贮存于腺泡腔内(细胞外贮存),其贮存量大,可供人体利用 50～120 天,是体内贮存量最大的激素。因此,临床上应用抗甲状腺药物治疗甲状腺功能亢进时,需要较长时间才能奏效。

2. 释放　当受到适宜刺激时,甲状腺腺泡上皮细胞通过吞饮作用将腺泡腔内的甲状腺球蛋白吞入细胞内,在溶酶体蛋白水解酶的作用下,将 T_3、T_4 从甲状腺球蛋白分子中分离出来,并释放入血。

3. 运输　进入血液的 T_3、T_4,99% 以上和某些血浆蛋白结合,游离的不到 1%。只有游离型激素才能进入组织发挥作用。结合型与游离型之间可以互相转换,使游离型激素在血液中保持一定浓度。T_3 主要以游离型存在,T_4 主要以结合型存在。

4. 代谢　血浆中 T_4 的半衰期为 7 天,T_3 的半衰期为 1.5 天。甲状腺激素主要在肝、肾内降解。80% 的 T_3、T_4 在外周组织被脱碘酶脱碘,一部分 T_4 脱碘生成 T_3,这是血液中 T_3 的主要来源。T_3 同样经脱碘作用而失活。脱下的碘除由甲状腺再摄取利用合成甲状腺激素外,其余大部分由肾脏排出。20% 的 T_3、T_4 在肝内降解,与葡萄糖醛酸或硫酸结合后,随胆汁进入小肠,经粪便排出体外。

二、甲状腺激素的生理作用

甲状腺激素的主要生理作用是调节物质代谢、能量代谢和促进生长发育过程,其作用非常广泛。

(一)对代谢的影响

1. 能量代谢　甲状腺激素具有显著的产热效应,可提高绝大多数组织的耗氧量和产热量。据估计,1 mg T_4 可使人体产热量增加 4 200 kJ,基础代谢率提高 28%。因此,甲状腺功能亢进时,产热量增加,基础代谢率升高,患者怕热喜凉、多汗,体温偏高;甲状腺功能低下时,产热量减少,基础代谢率降低,患者怕冷喜热,体温偏低。

2. 物质代谢

(1)糖代谢　甲状腺激素对糖代谢的影响是双向的。一方面甲状腺激素能促进小肠黏膜对糖的吸收,增强糖原的分解,抑制糖原的合成,使血糖升高;另一方面甲状腺激素又能加强外周组织对糖的利用,使血糖降低。但前一作用大于后一作用。因此,甲状腺功能亢进时,血糖升高,甚至出现糖尿。

(2)脂肪代谢　甲状腺激素能促进脂肪的分解和脂肪酸氧化;加速胆固醇的合成和降解,但分解速度大于合成。故甲状腺功能亢进患者血中胆固醇的含量低于正常人。

(3)蛋白质代谢　甲状腺激素对蛋白质代谢的影响与剂量有关。生理剂量的甲状腺激素能促进蛋白质的合成,有利于机体的生长、发育;大剂量的甲状腺激素则促进蛋白质的分解。甲状腺功能低下的病人,蛋白质合成减少,肌肉乏力,但组织间隙中粘蛋白增多,

并结合大量离子和水分子,可引起黏液性水肿(myxedema)。甲状腺功能亢进的病人,蛋白质分解加速,特别是骨骼肌蛋白分解,以致肌肉消瘦无力。

(二)对生长、发育的影响

甲状腺激素是维持机体正常生长发育不可缺少的激素,尤其对脑和长骨的生长发育最重要,特别是在胚胎期和出生后头四个月内影响最大。甲状腺激素能促进神经元分裂和神经细胞树突、轴突的形成,促进髓鞘的形成和胶质细胞的生长,故对神经系统功能的影响极为重要。甲状腺激素除本身对长骨的生长发育有促进作用外,还可促进腺垂体分泌生长激素。甲状腺激素和生长激素有协同作用,如果缺乏甲状腺激素,则可影响生长激素发挥促生长发育作用。

甲状腺功能低下的婴幼儿,甲状腺激素分泌不足,生长发育明显受阻,脑的发育障碍,长骨生长迟缓,表现为智力低下,身材矮小,称为呆小症(又称克汀病,cretinism)。

(三)其他作用

1. 对中枢神经系统的影响　甲状腺激素能提高中枢神经系统的兴奋性。因此,甲状腺功能亢进的患者,中枢神经系统兴奋性明显提高,表现为烦躁不安、多言好动、喜怒无常、失眠多梦、注意力不集中及肌肉颤动等症状;甲状腺功能低下的患者,中枢神经系统兴奋性降低,则有言行迟钝,记忆力减退、淡漠无情、少动嗜睡等表现。

2. 对心血管系统的影响　甲状腺激素增加心肌细胞膜上 β 受体数量和与肾上腺素、去甲肾上腺素的亲和力,促进肌质网释放 Ca^{2+},可使心率加快,心肌收缩力加强,心输出量增多;甲状腺激素可引起小血管扩张,外周阻力降低,使收缩压增高,舒张压正常或稍低,脉压增大。甲状腺功能亢进患者可出现心动过速、心肌肥大,甚至可导致充血性心力衰竭。

三、甲状腺激素分泌的调节

(一)下丘脑-腺垂体-甲状腺轴

下丘脑分泌的促甲状腺激素释放激素(TRH)经垂体门脉系统运至腺垂体,促进腺垂体促甲状腺激素(TSH)的合成和释放(图11-3)。TRH 的产生受中枢神经高级部位的影响。内外环境的变化(如寒冷、精神紧张等)可通过脑的高级部位,经一定的神经联系使TRH 的分泌量增多,继而通过 TSH 的作用促进甲状腺激素的分泌。

促甲状腺激素是腺垂体合成和分泌的一种糖蛋白,其主要作用是促进甲状腺腺泡增生,腺体肥大;促进甲状腺激素的合成和释放。

血液中游离的甲状腺激素浓度的变化,对腺垂体 TSH 的合成和释放起着经常性反馈调节作用。当血中甲状腺激素升高时,抑制腺垂体分泌 TSH,结果使甲状腺激素释放减少;反之则增加。通过这种负反馈调节,以维持血中甲状腺激素浓度的相对稳定。甲状腺激素对下丘脑 TRH 的分泌也有反馈作用。

当饮食中缺碘,造成甲状腺激素合成减少,对腺垂体的负反馈作用减弱,使 TSH 分泌量增多,导致甲状腺腺泡增生,腺体肿大,称为地方性甲状腺肿或单纯性甲状腺肿。

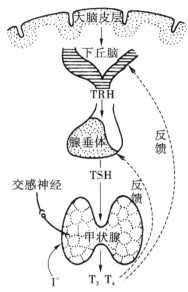

图 11-3　甲状腺激素分泌调节示意图

TRH. 促甲状腺激素释放激素　　TSH. 促甲状腺激素

————表示促进　------表示抑制

(二)甲状腺的自身调节

在没有神经和体液因素影响的情况下,甲状腺可依据血碘水平调节其自身对碘的摄取和合成甲状腺激素的能力,称为甲状腺的自身调节。当饮食中碘含量不足时,甲状腺的摄碘能力增强,甲状腺激素合成增加;反之,当碘供应增加时,最初甲状腺激素合成增加,但碘量超过一定限度时,甲状腺激素合成明显下降。过量碘所产生的抗甲状腺聚碘作用,称为 Wolff-Chaikoff 效应。临床上常利用过量碘产生的抗甲状腺效应处理甲状腺危象。

(三)自主神经对甲状腺功能的调节

甲状腺受自主神经支配。电刺激交感神经可促进甲状腺激素的合成和释放;电刺激副交感神经则抑制甲状腺激素的合成和释放。

目前认为下丘脑-腺垂体-甲状腺轴主要调节甲状腺激素水平的稳态;而自主神经主要是在内外环境变化引起机体应激反应时对甲状腺的功能起调节作用。

第四节　肾上腺

肾上腺包括皮质和髓质两部分,它们的形态发生和生理功能完全不同,是两个独立的内分泌腺。

一、肾上腺皮质

肾上腺皮质由外向内分为球状带、束状带和网状带三层。球状带主要分泌盐皮质激素,以醛固酮为主;束状带主要分泌糖皮质激素,以皮质醇为主;网状带能分泌少量的糖皮质激素和少量的雄激素、微量的雌激素。通常肾上腺皮质激素仅指糖皮质激素和盐皮质激素。

(一)糖皮质激素

1.糖皮质激素的生理作用

(1)对物质代谢的作用

1)糖代谢　糖皮质激素既能促进糖异生,又能抑制肝外组织对葡萄糖的摄取利用,导致血糖浓度升高。糖皮质激素分泌过多时,可引起血糖浓度升高,甚至出现糖尿;若糖皮质激素分泌不足,则可出现低血糖。

2)脂肪代谢　糖皮质激素能促进脂肪分解,增强脂肪酸在肝内的氧化过程,有利于糖异生。糖皮质激素还使体内脂肪重新分布,即四肢脂肪减少,面部和躯干的脂肪增多。当肾上腺皮质功能亢进或者过多使用糖皮质激素时,就会出现面圆、背厚、躯干部脂肪堆积而四肢消瘦的"向心性肥胖"。

3)蛋白质代谢　糖皮质激素可促进肝外组织特别是肌肉组织的蛋白质分解,抑制蛋白质合成;加速氨基酸入肝进行糖异生。糖皮质激素分泌过多时,蛋白质分解增加,合成减少,将出现生长停滞、肌肉消瘦、骨质疏松、皮肤变薄、淋巴组织萎缩及创口愈合缓慢等现象。

4)水盐代谢　糖皮质激素有较弱的保钠排钾作用;还可降低肾小球入球小动脉阻力,增加肾小球血浆流量而使肾小球滤过率增加,有利于水的排出。肾上腺皮质功能严重不足患者排水能力明显下降,可出现"水中毒"。

(2)对其他组织器官的作用

1)血细胞　糖皮质激素能增强骨髓造血功能,使血液中的红细胞和血小板数量增加;动员附着在小血管壁的粒细胞进入血液循环,使血液中的中性粒细胞数量增加。糖皮质激素能抑制淋巴细胞DNA的合成过程,抑制胸腺与淋巴组织的细胞分裂,使淋巴细胞数量减少;还将嗜酸性粒细胞收留在脾和肺内,增加嗜酸性粒细胞的破坏,导致血液中嗜酸性粒细胞的数量减少。

2)循环系统　糖皮质激素可增加血管平滑肌细胞膜上的儿茶酚胺受体数量,提高血管平滑肌对肾上腺素和去甲肾上腺素的敏感性(允许作用),使血管平滑肌保持正常的紧张性。此外,糖皮质激素还能降低毛细血管壁的通透性,减少血浆的滤出,有利于维持血容量。因此,糖皮质激素对维持正常血压是必需的。

3)神经系统　糖皮质激素可提高中枢神经系统的兴奋性。小剂量可引起欣快感;大剂量则引起思维不能集中,烦躁不安和失眠等现象。

4)消化系统　糖皮质激素能增加胃酸和胃蛋白酶原的分泌,减弱胃黏膜的保护和修复功能。因此,长期大量服用糖皮质激素,可诱发和加剧溃疡病,临床应用时应予以注意。

(3)在应激反应中的作用　当机体受到缺氧、创伤、手术、感染、寒冷、饥饿、疼痛、紧张、焦虑、惊恐等有害刺激时,使血中促肾上腺皮质激素(ACTH)的浓度急剧增高,糖皮质激素也大量分泌,并产生一系列的全身反应,这一现象称为应激反应。引起应激反应的刺激称为应激刺激。应激反应中,下丘脑-腺垂体-肾上腺皮质轴活动增强,可提高机体对有害刺激的抵抗力和生存能力。在应激反应中,交感-肾上腺髓质系统也参与,故血中肾上腺素和去甲肾上腺素含量相应增加。另外增加的激素还有生长激素、催乳素、胰高血糖素、血管升压素和醛固酮等。所以,应激反应是一种以促肾上腺皮质激素和糖皮质激素增多为主,多种激素共同参与的增强机体抵抗能力的非特异性反应。

2. 糖皮质激素分泌的调节 糖皮质激素的分泌受下丘脑-腺垂体-肾上腺皮质轴的调节(图11-4)。

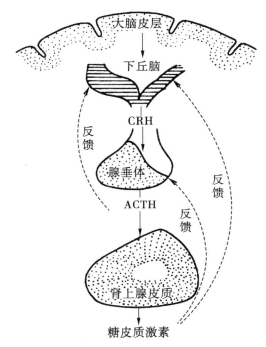

图11-4 糖皮质激素分泌调节示意图

CRH.促肾上腺皮质激素释放激素 ACTH.促肾上腺皮质激素

——→表示促进 ------→表示抑制

(1)下丘脑-腺垂体对糖皮质激素分泌的调节 下丘脑促垂体区的神经元合成和释放的促肾上腺皮质激素释放激素(CRH)通过垂体门脉系统作用于腺垂体,促进腺垂体合成和释放促肾上腺皮质激素(ACTH),ACTH促使肾上腺皮质合成和释放糖皮质激素。人体处于应激状态时,各种应激刺激传入中枢神经系统,最后信息汇集于下丘脑促垂体区,使下丘脑-腺垂体-肾上腺皮质轴的活动加强,血中ACTH和糖皮质激素分泌增多。

ACTH的分泌呈日节律波动。入睡后ACTH分泌逐渐减少,午夜最低,随后又逐渐增多,至觉醒起床前进入分泌高峰。ACTH的分泌波动受CRH节律性释放的控制,且使糖皮质激素的分泌发生波动。

(2)糖皮质激素对下丘脑和腺垂体的反馈调节 当血中糖皮质激素浓度升高时,可反馈抑制下丘脑分泌CRH和腺垂体分泌ACTH,这属于长反馈调节。血中ACTH的升高也能抑制下丘脑CRH的释放,这属于短反馈调节。通过上述负反馈调节机制,以保持血液中糖皮质激素水平的相对稳定。

但需要指出的是,当机体遇到有害刺激发生应激反应时,上述负反馈调节机制会暂时被抑制或失效,使血液中 ACTH 和糖皮质激素的浓度明显升高,有利于增强机体对有害刺激的适应能力。

临床上长期大剂量应用糖皮质激素的患者,由于血中外源性糖皮质激素浓度增高,通过负反馈机制抑制腺垂体合成和分泌 ACTH,甚至导致肾上腺皮质萎缩、功能减退。此时,若患者突然停药,可出现肾上腺皮质危象,甚至危及生命。因此,停药时须采用逐渐减量的方法或在用药期间间断给予 ACTH,以防止肾上腺皮质的萎缩。

(二)盐皮质激素

盐皮质激素的生理作用和分泌调节,详见其他章。

二、肾上腺髓质

肾上腺髓质的嗜铬细胞可分泌肾上腺素和去甲肾上腺素。它们都属于儿茶酚胺类化合物。髓质中肾上腺素和去甲肾上腺素的比例约为 4:1。血液中的肾上腺素主要来自肾上腺髓质;去甲肾上腺素除来自肾上腺髓质外,还来自肾上腺素能神经纤维末梢。

(一)肾上腺髓质激素的生理作用

肾上腺素和去甲肾上腺素对心血管系统的作用,已在第四章叙述,这里重点介绍对代谢、内脏平滑肌及神经系统的作用。

1. 对代谢的作用　肾上腺素和去甲肾上腺素能促进糖异生和糖原分解,减少胰岛素的分泌,使血糖浓度升高;促进脂肪分解,增加组织的耗氧量和产热量,提高基础代谢率。肾上腺素的作用明显大于去甲肾上腺素。

2. 对内脏平滑肌的作用　肾上腺素和去甲肾上腺素使胃肠平滑肌、膀胱逼尿肌舒张,括约肌收缩;还使支气管平滑肌舒张,故肾上腺素可用作支气管解痉药。

3. 对神经系统的作用　肾上腺素与去甲肾上腺素能提高中枢神经系统的兴奋性,使机体处于警觉状态,反应灵敏,有利于应付紧急情况。

现将肾上腺髓质激素的生理作用列表总结如下(表 11-2):

表 11-2　肾上腺素与去甲肾上腺素的生理作用

	肾上腺素	去甲肾上腺素
心脏	心率加快,心缩力增强,心输出量增加	离体心率加快,在体心率减慢
血管	皮肤、肾脏、胃肠血管收缩;骨骼肌、肝脏和冠脉血管舒张	全身血管广泛收缩
外周阻力	变化不大或稍降低	增大
血压	升高(心输出量增加)	显著升高(外周阻力增大)
支气管平滑肌	舒张(作用强)	稍舒张(作用弱)
胃肠活动	抑制	抑制
代谢	升高血糖、分解脂肪、增加产热	作用同肾上腺素,但较弱
瞳孔	开大	开大

(二) 肾上腺髓质激素分泌的调节

1. 交感神经的作用　肾上腺髓质受交感神经节前纤维的支配。因此,肾上腺髓质的生理作用与交感神经兴奋时的效应相似,把交感神经与肾上腺髓质在结构和功能上的这种联系,称为交感–肾上腺髓质系统。机体在安静时,髓质只释放少量的肾上腺素和去甲肾上腺素。当机体遇到紧急情况时,如恐惧、焦虑、剧痛、脱水、失血、缺氧、创伤等,交感–肾上腺髓质系统立即被调动起来,肾上腺素与去甲肾上腺素分泌量急剧增加,可提高中枢神经系统的兴奋性,使机体处于警觉状态,反应灵敏;同时呼吸加快加深,肺通气量增加;心率加快,心肌收缩力增强,心输出量增加,血压升高;代谢增强,血糖升高等。这种在紧急情况下,通过交感–肾上腺髓质系统发生的适应性反应,称为应急反应(emergency reaction)。

"应急反应"与"应激反应"是不同的概念,但二者既有区别又有联系。应激反应主要是下丘脑–腺垂体–肾上腺皮质轴活动增强,血中 ACTH 和糖皮质激素浓度明显升高,重在提高机体对有害刺激的耐受力;而应急反应主要是交感–肾上腺髓质系统活动加强,使血中肾上腺素和去甲肾上腺素浓度明显升高,重在提高机体的警觉性和应变能力。引起"应急反应"的各种刺激往往也是引起"应激反应"的刺激。肾上腺皮质激素和髓质激素均参与机体的应激反应过程,二者相辅相成,共同维持机体对刺激的适应能力。

2. ACTH 和糖皮质激素的作用　ACTH 和糖皮质激素可促进肾上腺髓质激素的合成。

3. 反馈作用　当细胞内儿茶酚胺增加到一定浓度时,可抑制酪氨酸羟化酶,使儿茶酚胺的合成减少;而细胞内儿茶酚胺浓度降低时,则解除上述负反馈机制,使儿茶酚胺的合成增加。

第五节　胰岛

胰岛是散在于胰腺腺泡之间的内分泌组织,由 5 种功能不同的胰岛细胞组成。A 细胞约占胰岛细胞的 20%,分泌胰高血糖素(glucagon);B 细胞约占胰岛细胞的 75%,分泌胰岛素(insulin);D 细胞约占胰岛细胞的 5%,分泌生长抑素(somatostatin,SS);D$_1$ 细胞可能分泌血管活性肠肽(vasoactive intestinal peptide,VIP);PP 细胞分泌胰多肽(pancreatic polypeptide,PP)。

一、胰岛素

胰岛素是由 51 个氨基酸组成的小分子蛋白质。

(一) 胰岛素的生理作用

胰岛素是促进合成代谢,有利于能源物质的贮存和机体的生长以及降低血糖的激素。

1. 糖代谢　胰岛素能促进全身组织对葡萄糖的摄取和利用,促进肝和肌糖原合成,促进葡萄糖转变为脂肪酸(增加去路),还能抑制糖原分解和糖异生(抑制来路),使血糖降低。胰岛素分泌不足可引起血糖升高,超过肾糖阈时,葡萄糖随尿排出,导致糖尿病。胰岛素分泌过多可使血糖降低,严重时出现惊厥、昏迷。

2. 脂肪代谢　胰岛素可促进脂肪的合成与贮存,还可抑制脂肪的分解。胰岛素缺乏可导致脂肪代谢紊乱,脂肪的贮存减少,分解增加,血脂升高,可引起动脉硬化,进而引起心脑血管系统的疾病。由于脂肪酸分解增多,生成大量酮体,还可引起酮血症和酸中毒,甚至昏迷。

3. 蛋白质代谢 胰岛素能促进氨基酸进入细胞,增加 DNA、RNA 的生成,促进蛋白质合成,同时抑制蛋白质的分解。由于胰岛素能促进蛋白质合成,故有促进机体生长发育的作用。但胰岛素单独作用时,对生长并没有明显作用,只有与生长激素共同作用时,才表现出很强的促生长作用。

此外,胰岛素还能促进 K^+ 进入细胞内,使血钾浓度降低。因此,临床使用胰岛素时,应注意给病人补钾。

(二)胰岛素分泌的调节

1. 血糖浓度 血糖浓度是调节胰岛素分泌的最重要因素。血糖浓度升高时,胰岛素分泌明显增加,从而使血糖下降;而血糖浓度降低时,胰岛素分泌减少,促使血糖回升。

2. 激素作用 胃肠激素中,促胃液素、促胰液素、缩胆囊素和抑胃肽都能促进胰岛素分泌;胰高血糖素、生长激素、甲状腺激素、皮质醇、孕酮和雌激素也能促进胰岛素的分泌;肾上腺素、去甲肾上腺素对胰岛素的分泌则有抑制作用。

3. 神经调节 胰岛受迷走神经和交感神经双重支配。迷走神经兴奋时,既可直接促进胰岛素分泌,也可通过胃肠激素间接促进胰岛素分泌;交感神经兴奋则抑制胰岛素分泌。

二、胰高血糖素

胰高血糖素是由 29 个氨基酸组成的多肽物质。胰高血糖素是一种促进分解代谢的激素。

(一)胰高血糖素的生理作用

胰高血糖素可促进糖原分解及糖异生,使血糖明显升高;可促进脂肪分解和脂肪酸的氧化,使血中酮体增多;还可促进蛋白质的分解,使氨基酸加速进入肝细胞,为糖异生提供原料。

(二)胰高血糖素分泌的调节

1. 血糖浓度 血糖浓度是影响胰高血糖素分泌的重要因素。血糖浓度降低时,胰高血糖素的分泌增加;血糖浓度增高时,胰高血糖素的分泌减少。

2. 激素作用 胰岛素和生长抑素可通过旁分泌直接作用于 A 细胞,抑制胰高血糖素的分泌;胰岛素又可通过降低血糖间接促进胰高血糖素的分泌。

3. 神经调节 胰高血糖素的分泌还受神经系统的调节。交感神经兴奋促进胰高血糖素的分泌,迷走神经兴奋则抑制胰高血糖素的分泌。

第六节　甲状旁腺和甲状腺 C 细胞

甲状旁腺合成和分泌甲状旁腺激素(parathyroid hormone,PTH),甲状腺 C 细胞合成和分泌降钙素(calcitonin,CT)。在体内,甲状旁腺激素、降钙素以及 1,25 - 二羟维生素 D_3

直接参与钙磷代谢的调节,控制着血浆中钙和磷的水平。

一、甲状旁腺激素

甲状旁腺激素是由甲状旁腺主细胞合成和分泌的含84个氨基酸残基的多肽,分子量为9 500。

(一)甲状旁腺激素的生理作用

甲状旁腺激素是调节钙磷代谢的最重要激素。其主要生理作用是升高血钙、降低血磷。该作用主要通过以下三条途径而实现。

1. 对骨的作用　体内99%以上的钙主要以骨盐的形式贮存于骨组织内。甲状旁腺激素可促进骨盐溶解,骨钙入血,使血钙升高。此作用可分为快速效应和延迟效应两个时相。快速效应是指甲状旁腺激素作用后数分钟即可出现,主要是通过提高骨细胞膜对Ca^{2+}的通透性,使骨液中的Ca^{2+}进入细胞内,进而使钙泵活动增强,将Ca^{2+}转运到细胞外液中,使血钙升高。延迟效应是指甲状旁腺激素作用后12 ~ 14小时出现,需几天或几周后才达高峰,主要是通过加强破骨细胞的活动,使骨盐溶解而实现。甲状旁腺激素的上述两种效应相互配合,既能保证机体对血钙的急需,又能保证血钙水平在较长时间内维持相对稳定。

2. 对肾的作用　甲状旁腺激素可促进远端小管对钙的重吸收,抑制近端小管对磷的重吸收,结果使尿钙减少而血钙升高,尿磷增多而血磷降低。

3. 对小肠的作用　甲状旁腺激素能激活肾内的1α-羟化酶,使25-羟维生素D_3(25-OH-D_3)转变为有活性的$1,25$-二羟维生素D_3[$1,25$-$(OH)_2$-D_3]。$1,25$-二羟维生素D_3能促进小肠对钙、磷的吸收。

临床上甲状腺手术时,若不慎误将甲状旁腺切除,可导致严重的低血钙,使神经和肌肉的兴奋性异常增高,引起手足抽搐,甚至因喉部肌肉痉挛而窒息死亡。

(二)甲状旁腺激素分泌的调节

甲状旁腺激素的分泌主要受血钙浓度的调节。当血钙浓度降低时,甲状旁腺激素的分泌增加;而血钙浓度升高时,甲状旁腺激素的分泌减少。通过这种负反馈调节机制使甲状旁腺激素的分泌和血钙浓度维持相对稳定。

二、降钙素

降钙素由甲状腺C细胞合成和分泌,是32个氨基酸组成的肽类激素。

(一)降钙素的生理作用

与甲状旁腺激素相反,降钙素的主要生理作用是降低血钙和血磷。降钙素作用的靶器官为骨和肾。

1. 对骨的作用　降钙素可抑制破骨细胞的活动,使溶骨过程减弱;能增强成骨细胞的活动,使骨盐沉积增多,引起血钙、血磷降低。与成年人相比,降钙素对儿童血钙、血磷的调节作用更为明显。

2. 对肾的作用　降钙素能抑制肾小管对钙、磷、钠和氯离子的重吸收,使尿中排出增多,导致血钙、血磷降低。

（二）降钙素分泌的调节

1. 血钙浓度　调节降钙素分泌的主要因素是血钙浓度。当血钙浓度升高时,降钙素的分泌增多;相反,血钙浓度降低时,降钙素的分泌减少。

2. 其他因素　胃肠激素如促胃液素、促胰液素、缩胆囊素可促进降钙素的分泌。另外,血中 Mg^{2+} 浓度升高也可促进降钙素的分泌。

三、维生素 D_3

（一） 1,25-二羟维生素 D_3 的生成

维生素 D_3 又称胆钙化醇。维生素 D_3 可从食物（鱼肝油、肝、乳制品等含量丰富）中摄取或在体内自身合成。人体所需要的维生素 D_3 主要由皮肤合成。从食物中摄取的维生素 D_3,或皮肤中的7-脱氢胆固醇经日光中紫外线照射后转化而形成的维生素 D_3,都没有生物活性,须先在肝内25-羟化酶的作用下羟化成25-羟维生素 D_3,然后,在肾脏 1α-羟化酶的作用下,使25-羟维生素 D_3 再次羟化生成为有活性的 1,25-二羟维生素 D_3。

（二） 1,25-二羟维生素 D_3 的生理作用

1,25-二羟维生素 D_3 的主要生理作用是升高血钙和血磷。1,25-二羟维生素 D_3 作用的靶器官为小肠、骨和肾。

1. 对小肠的作用　1,25-二羟维生素 D_3 主要促进小肠黏膜上皮细胞对钙的吸收,同时也促进磷的吸收,可升高血钙和血磷。

2. 对骨的作用　1,25-二羟维生素 D_3 对骨的作用是双重的。一方面,1,25-二羟维生素 D_3 可增强破骨细胞的活动,促进骨盐溶解,升高血钙和血磷。另一方面,1,25-二羟维生素 D_3 又可刺激成骨细胞的活动,促进骨盐沉积和骨的形成,有降低血钙和血磷的趋势。但总效应是血钙、血磷浓度升高。

3. 对肾的作用　1,25-二羟维生素 D_3 可促进肾小管对钙、磷的重吸收。因此,它能升高血钙和血磷。

当维生素 D_3 缺乏时,儿童可引起佝偻病,成年人可引起骨软化病。

（三） 1,25-二羟维生素 D_3 生成的调节

1,25-二羟维生素 D_3 的生成受血中钙磷浓度、甲状旁腺激素和降钙素等的调节。甲状旁腺激素和低血钙能促进 1,25-二羟维生素 D_3 的生成;而降钙素能抑制 1,25-二羟维生素 D_3 的生成。

第七节　其他激素

一、松果体素

人的松果体位于四叠体上丘之间的凹陷内,有一个柄与第三脑室的后顶相连。松果体分泌的激素有两类：一类是吲哚类，如褪黑素（melatonin，MT，也叫松果体素）；另一类是多肽类，有 GnRH、TRH 和 8-精氨酸催产素。

（一）褪黑素的生理作用

1. 对皮肤的影响　褪黑素与腺垂体分泌的促黑激素相反，能使皮肤颜色变浅。

2. 对生殖系统的影响　褪黑素具有抑制性腺活动的功能。褪黑素可抑制下丘脑-腺垂体-性腺轴的活动。即抑制下丘脑 GnRH 的释放，进而抑制腺垂体 FSH 和 LH 的分泌，从而抑制性腺的活动，因而可防止性早熟。

3. 对甲状腺的影响　褪黑素能抑制下丘脑-腺垂体-甲状腺轴的功能，使促甲状腺激素和甲状腺激素水平降低。

4. 调节衰老过程　褪黑素是一种重要的抗衰老激素。褪黑素具有抗自由基作用，可清除自由基对细胞的损伤；还能提高机体的免疫功能。因此，褪黑素可延缓衰老，并能降低老年病（如帕金森病、老年性痴呆、动脉硬化以及引起的心脑疾病、糖尿病和癌症等）的发生。

5. 控制生物节律　人体许多生理功能都有生物节律。其中日周期节律的控制部位在下丘脑的视交叉上核。褪黑素通过控制下丘脑视交叉上核的活动，共同控制人体的生物时钟。因而褪黑素有促进睡眠的作用。

（二）褪黑素分泌的调节

松果体受颈上交感神经节后纤维的支配。刺激交感神经，可促进松果体合成和分泌褪黑素。褪黑素的合成和分泌与日照周期同步，呈现出明显的"昼低夜高"的昼夜周期性变化。一般认为，视交叉上核是控制褪黑素昼夜节律性分泌的中枢。在黑暗环境中，视交叉上核发出神经冲动到颈上交感神经节，其节后纤维末梢释放去甲肾上腺素，与松果体细胞膜的 β 肾上腺素能受体结合，激活腺苷酸环化酶，诱导褪黑素合成酶系的活性增加，使褪黑素的合成和分泌增多。在光亮条件下，由视网膜传入的神经冲动可以抑制交感神经的活动，使褪黑素的合成和分泌减少。

二、胸腺激素

胸腺既是免疫器官，又是内分泌器官。胸腺可分泌多种胸腺激素，如胸腺素（thymosin）、胸腺肽（thymulin）、胸腺生长素（thymopoietin）和胸腺体液因子（thymic humoral factor，THF）。胸腺激素的主要作用是使淋巴干细胞成熟并发育分化为具有免疫功能的 T 淋巴细胞，提高机体的免疫功能。

三、前列腺素

前列腺素（prostaglandin，PG）是广泛存在于哺乳动物和人体各组织和体液中的一组重要的组织激素。前列腺素的化学本质为具有 20 个碳原子的不饱和脂肪酸。根据分子结构的不同，可把前列腺素分为 A、B、C、D、E、F、G、H、I 等型，且每种类型又有亚型。

前列腺素来源于花生四烯酸。花生四烯酸在环加氧酶的的作用下首先转化为环过氧化物。环过氧化物在不同的异构酶或还原酶的作用下转化为血栓烷 A_2（TXA_2）、前列环素（PGI_2）和 PGE_2、PGF_2 等。

前列腺素的生理作用极为广泛：①PGE_2 和 PGI_2 能舒张血管，降低外周阻力，使血压下降；②血小板产生的血栓烷 A_2 可使血小板聚集，还可收缩血管，相反，由血管内膜产生的 PGI_2 则抑制血小板聚集和舒张血管；③PGE_2 使支气管平滑肌舒张，降低肺通气阻力，而 PGF_2 却使支气管平滑肌收缩，增加肺通气阻力；④PGE 和 PGF 类均可引起胃肠道平滑肌收缩，PGE_2 还有明显的抑制胃酸分泌，保护胃黏膜的作用；⑤PGE_2 可增加肾血流量，促进水和钠的排出等。此外，PG 对体温调节、神经系统、内分泌和生殖系统的活动等均有影响。

（贾豫芳）

【思考题】

1. 简述含氮激素和类固醇激素的作用机制。
2. 试述生长激素的生理作用。
3. 试述甲状腺激素的生理作用及其分泌调节。
4. 试述糖皮质激素的生理作用及其分泌调节。
5. 简述胰岛素的生理作用以及胰岛素分泌不足时可能出现的异常。
6. 简述甲状旁腺激素、降钙素和维生素 D_3 对钙磷代谢的调节。

■第十二章

■生殖

学习要点

1. 掌握内容
（1）睾丸的功能及其调节。
（2）卵巢的功能及其调节。
2. 了解内容
了解月经周期与下丘脑-腺垂体-卵巢的关系。

生殖是指当生物个体生长发育成熟后，能够产生与自己相似的子代个体，这种生理功能称为生殖（reproduction）。任何生物体都有一定的寿命，必然要衰老和死亡。都能通过绵延和繁衍种系。但高等动物的生殖过程是通过两性生殖系统的共同活动来实现的，包括生殖细胞的形成、受精、着床、胚胎发育和分娩等多个环节，整个过程受神经系统和内分泌系统的共同调节。

第一节　男性生殖

睾丸是男性的主性器官，是由曲细精管和睾丸间质细胞组成，前者是精子生成的场所，后者具有内分泌功能，能分泌雄激素（主要是睾酮）。睾丸的功能受下丘脑-腺垂体的调节。男性的附性器官包括三个部分：①运输精子的器官，包括附睾、输精管、射精管和尿道；②附属腺，如精囊、前列腺、尿道球腺；③外生殖器官，如阴茎和阴囊等。本节主要介绍青春发育期以后睾丸的功能。

一、睾丸的生精功能

(一)精子的生成过程

生精是指精原细胞发育为成熟精子的过程。精子的生成发生在曲细精管。曲细精管的上皮是由生精细胞和支持细胞共同构成。原始的生精细胞为精原细胞,它紧贴于曲细精管的基膜上,青春期开始,精原细胞开始逐渐发育分化,依次经历初级精母细胞、次级精母细胞、精子细胞及精子等发育阶段,精子发育成熟,并脱离支持细胞进入管腔。我们把精原细胞发育成为精子的整个过程称为一个生精周期。

此外,精子的生成还需要有适宜的温度。阴囊内的温度要比腹腔内的温度低约 1 ~ 8℃,低温环境适宜于精子的生成。在胚胎发育期间,由于某种原因使睾丸不能正常降入阴囊,停留在腹腔或腹股沟内,临床上称之为隐睾症。因腹腔内的温度较高,曲细精管不能正常发育,抑制生精上皮的分化,精子不能正常形成,它是造成男性不育症的原因之一。

(二)支持细胞的功能

支持细胞对各级生精细胞均具有支持和营养作用,此外还具有内分泌功能。在精子生成的过程中,各级生精细胞周围的支持细胞构成特殊的"微环境",为生精细胞的正常发育与分化成熟,提供多种必要的物质,起到重要的支持和营养作用。在相邻的两个支持细胞之间存在"紧密连接",形成"血睾屏障",能够限制血浆中的一些大分子物质进入曲细精管,确保"微环境"的稳定,有利于精子的正常生成。此外支持细胞还可以产生与分泌雄激素结合蛋白、抑制素及 GnRH 等。

(三)精子的运输与射精

各级生精细胞在发育的过程中自曲细精管基部逐渐向管腔移动,最后精子进入管腔。曲细精管内的精子不具有运动能力,而是依靠曲细精管的类肌细胞的收缩和管道上皮细胞纤毛的运动被运送至附睾并进一步发育成熟,获得运动能力,附睾内存少量的精子,大量的精子则贮存于输精管及其壶腹部。故在输精管结扎术后的一段时间内,射出的精液中还有精子。

在性高潮时,精子被运送至后尿道,与附睾、精囊、前列腺和尿道球腺的分泌物混合共同形成精液,射出体外。正常男子每次射精约 3 ~ 6 mL,每毫升精液中含有 2000 万到 4 亿个精子,如果少于 2000 个,则不容易使卵子受精。

二、睾丸的内分泌功能

睾丸间质细胞和曲细精管的支持细胞都具有内分泌功能。睾丸间质细胞分泌的激素为雄激素(androgen),其中睾酮(testosterone,T)是最主要的激素;支持细胞能分泌抑制素、雄激素结合蛋白等。睾丸分泌的激素主要为雄激素。

(一)雄激素

雄激素包括睾酮、双氢睾酮、脱氢异雄酮等,睾酮活性最强。分泌入血后,睾酮 30% 与血浆中的雄激素结合蛋白结合,68% 与血浆蛋白结合,2% 处于游离状态。结合状态的睾酮可以转变为游离状态,只有游离状态的睾酮才具有生物活性。血液中有少量的睾酮可以转化为雌激素，但大部分的睾酮在肝脏内被灭活，其代谢产物随尿排出。

睾酮的生理作用主要有以下几个方面：

1. 影响胚胎性别分化　在男性胎儿血中睾酮的诱导下，含有 Y 染色体的胚胎向男性方面分化，从而促进内生殖器的发育；其中双羟睾酮主要刺激外生殖器的发育。

2. 维持生精作用　睾酮进入支持细胞内，转变为活性更强的双羟睾酮，与支持细胞分泌的雄激素结合蛋白结合，提高曲细精管中睾酮的浓度，促进和维持生精功能。

3. 刺激男性生殖器官的生长发育，促进男性第二性征的出现，并维持其正常状态。在进入青春期后，男性外表开始出现一系列区别于女性的特征，称为男性的副性征（或第二性征）。主要表现为喉结突出、嗓音低沉、胡须生长、毛发呈男性分布、骨骼肌粗壮、肌肉发达等。

另外，睾酮尚有维持正常性欲的功能。

4. 对代谢的影响　睾酮能促进蛋白质的合成代谢，同时还能促进骨骼生长及钙、磷的沉积。在青春期，睾酮与腺垂体分泌的生长素协同作用，使身体出现一次显著的生长过程。

5. 直接刺激红骨髓，促进红细胞生成，使红细胞数量增多。男性红细胞比女性偏高。

（二）抑制素

抑制素是由睾丸支持细胞分泌的可选择性地抑制腺垂体合成与分泌 FSH，对 FSH 的释放具有负反馈的调节作用，生理剂量的抑制素对 LH 无明显的影响。

三、睾丸功能的调节

睾丸的功能经常受下丘脑-腺垂体的调节，而睾丸所分泌的雄激素又对下丘脑-腺垂体具有反馈性调节作用。下丘脑、腺垂体、睾丸构成下丘脑-腺垂体-睾丸轴调节系统。

（一）下丘脑-腺垂体对睾丸活动的调节

下丘脑分泌的促性腺激素释放激素（GnRH）通过垂体门脉系统运送至腺垂体，促进卵泡刺激激素（FSH）和黄体生成素（LH）的合成，进而调节睾丸的功能活动。在男性，FSH 主要作用于曲细精管，调节睾丸的生精过程；LH 主要作用于睾丸间质细胞，调节睾酮分泌。

1. 腺垂体对睾丸生精功能的调节　睾丸的生精功能受 FSH 和 LH 的双重调节，二者对生精功能均具有促进作用。实验证明，FSH 启动生精过程，睾酮维持生精过程。LH 对生精过程的调节并非直接作用于生精细胞，而是通过刺激睾丸间质细胞合成和分泌睾酮来实现。二者配合，共同调节生精过程。

2. 腺垂体对睾丸内分泌功能的调节　LH 可促进睾丸间质细胞合成分泌睾酮，所以LH 又称为间质细胞刺激素。

另外，在 FSH 的作用下，曲细精管的支持细胞分泌的抑制素可通过负反馈作用抑制腺垂体分泌 FSH，使 FSH 的分泌稳定在一定水平，保证睾丸生精功能的正常进行。

（二）睾丸对下丘脑-腺垂体的反馈性调节

睾丸通过间质细胞分泌的雄激素和支持细胞分泌的抑制素对下丘脑-腺垂体发挥反馈性的调节作用（图 12-1）。

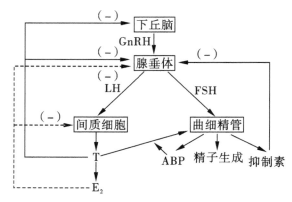

图 12-1 睾丸激素的反馈性调节示意图

ABP. 雄性激素结合蛋白

1. 雄激素 当血中睾酮达到一定的水平后,可作用于下丘脑和腺垂体,通过负反馈作用抑制 GnRH 和 LH 的分泌,从而使血中睾酮的浓度保持相对稳定的水平。

2. 抑制素 FSH 促进支持细胞产生抑制素,而抑制素又反过来负反馈地作用于腺垂体,调节 FSH 的分泌,使 FSH 的水平相对稳定。

第二节 女性生殖

卵巢是女性的主性器官。它既能产生卵子,又具有内分泌功能。附性器官包括输卵管、子宫、阴道、外生殖器等。本节主要介绍生育期卵巢的功能。

一、卵巢的生卵功能

卵巢随青春期的开始体积逐渐增大,功能渐趋完善。新生儿两侧卵巢中约有 60 万个原始卵泡,青春期后已降到 30 万～40 万个,正常生育年龄的女性,一生中约排出 300～400 个成熟的卵泡,其余在不同的阶段退化萎缩,形成闭锁卵泡。

生卵功能是成熟女性最基本的生殖功能。青春期前卵泡处于静止状态,青春期后,在 FSH 作用下,部分静止的卵泡开始发育。在每个月经周期中,起初 15～20 个卵泡开始发育,通常只有一个优势卵泡发育成熟并排卵,其余退化萎缩,形成闭锁卵泡。卵泡发育大致经过几个过程:初级卵泡→生长中的卵泡→成熟的卵泡。在卵泡成熟的过程中,卵泡细胞向卵泡腔分泌卵泡液,其中含高浓度的雌激素。当卵泡发育成熟后,在 LH 等多种激素的调节下,卵泡逐渐向卵巢表面移动,成熟的卵泡壁破裂,卵细胞和透明带、放射冠随卵泡液一同被排入腹腔的过程,称为排卵。排出的卵子随即被输卵管伞部摄取,并运送入输卵管中。排卵后,残余的卵泡壁塌陷,血液流入卵泡腔,并发生凝固,形成血体。随着血体被吸收,残留的颗粒细胞与卵泡膜细胞继续演化发育,血体转变为血管丰富的内分泌腺细胞团块,因外观呈黄色,故称为黄体。在 FSH 和 LH 的作用下,黄体分泌大量孕激素和少量雌激素。若排出的卵受精,在胚胎分泌的人绒毛膜促性腺激素(HCG)的作用下,黄体转变为妊娠黄体,继续分泌大量的孕激素和雌激素,以适应妊娠的需要。若排出的卵未受精,黄体转变为白体。月经黄体的寿命一般为 14 天左右。

二、卵巢的内分泌功能

卵巢主要分泌雌激素和孕激素,此外还可以分泌卵泡抑素及少量的雄激素等。

(一) 雌激素

雌激素主要由生长中的卵泡和黄体分泌,雌激素包括雌二醇、雌酮和雌三醇,雌二醇活性最强,雌三醇的活性最低。雌激素的生理作用主要是促进女性生殖器官的生长发育,并激发和维持女性的第二性征。

1. 对女性生殖器官的影响　青春期,雌激素与 FSH 共同作用促进卵泡发育,高浓度的雌激素水平通过正反馈作用引起排卵前的 LH 高峰,引发排卵,是卵泡发育,成熟、排卵不可缺少的调节因素。雌激素还能引发月经周期中子宫内膜、子宫颈、阴道的周期性变化。①使子宫内膜逐渐增厚,血管和腺体增生,但不分泌,使子宫内膜呈现增生期的变化。②使宫颈口松弛,分泌大量清亮、稀薄黏液,有利于精子通过。③使阴道上皮细胞增生、角化,使细胞内糖原含量增加,糖原分解使阴道呈酸性,增强阴道抗菌能力。④促进输卵管平滑肌的蠕动,有利于精子和卵子的运送。⑤在妊娠晚期降低子宫平滑肌的收缩的阈值,提高子宫平滑肌对催产素的敏感性。

2. 对乳腺的作用　雌激素是青春期促进乳腺发育最主要的激素,它能促进乳腺导管和结缔组织的增生。

3. 对女性第二性征的影响　进入青春期后,开始出现女性第二性征。表现为音调变高、骨盆变宽,脂肪堆积,乳房丰满而隆起,产生乳晕,臀部肥厚,毛发呈女性分布。

4. 对代谢的影响　①雌激素能够促进肌肉蛋白质的合成,对青春期的生长和发育发挥重要作用。②调节钙、磷代谢。促进骨骼的生长和钙磷的沉积,促进骨骼生长,促进骨骺愈合。因此,在绝经期的女性因为雌激素水平下降,影响钙磷沉积,容易患骨质疏松症。③促进脂肪的合成,加速胆固醇的降解与排泄,使血中胆固醇含量减少,胆固醇与磷脂的比例下降,有人认为这是生育期的妇女较少患冠心病的原因之一。④促进醛固酮的分泌,增加肾小管对 ADH 的敏感性,促进对肾小管水和钠的重吸收。

(二) 孕激素

孕激素以孕酮(P)作用最强,主要作用于子宫、乳腺和下丘脑等器官。

1. 对子宫的影响　①使子宫内膜在增殖期的基础上进一步增生变厚,使腺体分泌,使子宫内膜呈现分泌期的变化,为孕卵的着床提供更为适宜的环境。②在妊娠期,使子宫平滑肌兴奋性降低,并降低子宫平滑肌对催产素的敏感性,具有安胎的作用;③使子宫颈口闭合,宫颈黏液分泌量减少,变稠,阻止精子穿透。故妊娠的过程中不会出现再次受孕。孕激素对子宫的作用是保证妊娠的顺利进行。如果孕激素缺乏,可能发生早产。

2. 对乳腺的影响　在雌激素的基础上,孕激素促进乳腺小叶和腺泡的发育,促进乳腺导管进一步分化,并与催产素等激素一起为分娩后泌乳创造条件。

3. 产热作用　月经周期中,基础体温呈现双向变化。排卵前基础体温较低,排卵后,基础体温可上升 0.5~0.6℃,并在黄体期维持此水平,直至下次月经来临。临床上常利用测定基础体温,作为监测排卵的标志,是指导避孕的方法之一。

4.抑制母体对胚胎的免疫反应　胚胎对母体可视为异物,母体不发生排斥,可能与孕酮的作用有关。

三、月经周期

(一)月经周期的概念

自青春期开始,除妊娠外,在下丘脑-腺垂体的调控下,卵巢分泌的雌激素和孕激素的周期性变化,使子宫内膜经历了周期性的增殖、分泌和脱落的变化,称为生殖周期。表现为子宫内膜剥脱、出血、血液随阴道流出,这种现象称为月经。自月经来潮的第一天开始到下一次月经来潮为止,所经历的时间,称为一个月经周期。月经周期(只要在 21～36 天的范围内波动均属正常)平均 28 天。排卵发生于月经周期的第 14 天左右。女性自 12～14 岁开始出现第一次月经,称为初潮。50 岁左右,月经周期停止,称为绝经。

(二)月经周期中卵巢和子宫内膜的变化

卵巢分泌活动的周期性变化使子宫内膜出现一系列形态和功能的改变。根据子宫内膜变化月经周期分为三期。一般将月经来潮第一天作为月经周期的第一天(图 12-2)。

1.增生期(排卵前期)　如果月经周期为 28 天,增生期相当于月经周期的第 5～14 天,亦称为排卵前期。此期内,十几个卵泡同时生长发育,分泌大量的雌激素,一个优势卵泡到此期末发育成熟,并发生排卵,排卵发生于月经周期的第 14 天左右。在雌激素的作用下,促使月经后的子宫内膜开始修复、增生变厚,其中的血管、腺体迅速增生,尚不分泌。本期的特点主要是子宫内膜增生,但不分泌。故增生期是雌激素作用于子宫内膜的结果。

2.分泌期(黄体期)　相当于月经周期的第 15～28 天,即从排卵日起到下次月经来潮,亦称为黄体期或排卵后期。在此期内,排卵后残留的颗粒细胞与卵泡膜细胞发育,形成黄体,并分泌雌激素和大量的孕激素。孕激素使子宫内膜在雌激素的基础上进一步增生变厚,其中的血管生长,腺体变得迂回弯曲,并开始分泌黏液,子宫内膜变得松软,血供充足,子宫平滑肌活动相对静止,为胚泡的着床和孕卵的发育做好准备。本期的主要特点是子宫内膜进一步增生变厚,腺体开始分泌。故分泌期是雌、孕激素共同作用于子宫内膜的结果。

3.月经期　相当于月经周期的第 1～4 天,即从月经来潮的第一天开始到出血停止,此期内因排出的卵子未受精,月经黄体萎缩、退化,最后黄体细胞被结缔组织所代替,并纤维化,变为白体,分泌的雌、孕激素迅速减少。子宫内膜由于突然失去了两种激素的支持,血管痉挛,导致子宫内膜缺血、坏死、脱落和流血,进入月经期。月经期出血量约 50～100 mL。因子宫内膜组织中含有丰富的纤溶酶原激活物,故月经血是不凝固的。月经期内,子宫内膜脱落形成的创面容易感染,应注意保持外阴清洁,并避免剧烈运动。本期的主要特点是子宫内膜脱落、阴道流血。故月经期是由于雌激素和孕激素水平下降导致的结果。

如果排出的卵受精,月经黄体转变为妊娠黄体,继续分泌雌激素和大量的孕激素,使子宫内膜进一步增厚,形成蜕膜,月经周期停止,进入妊娠状态。分娩后月经周期逐渐恢复。

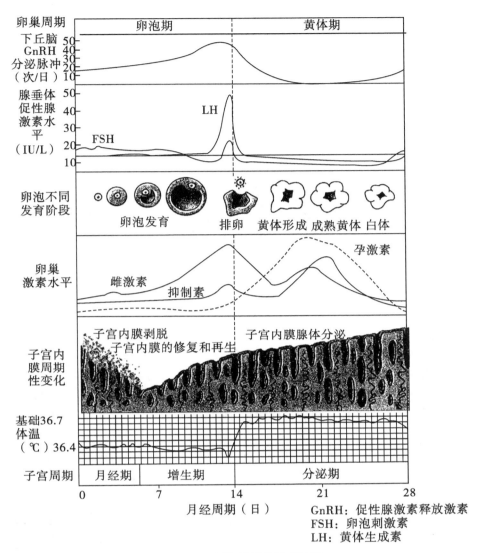

图 12-2　月经周期的形成过程

(三)月经周期的形成机制

月经周期的形成主要是下丘脑-腺垂体-卵巢轴共同活动的结果(图 12-3)。下丘脑分泌的 GnRH 作用于腺垂体,促使腺垂体合成分泌 FSH 和 LH,FSH 和 LH 作用于卵巢,调节卵巢的功能活动;下丘脑和腺垂体的分泌活动又受卵巢激素的反馈性调节。

1.增生期的形成　月经期,血中雌、孕激素水平下降,对下丘脑和腺垂体的负反馈作用解除,血中 GnRH、FSH 和 LH 浓度上升,FSH 促使原始的卵泡生长发育并成熟,与 LH 配合,使生长中的卵泡分泌大量的雌激素。在雌激素作用下子宫内膜增生变厚,发生增生期的变化。增生期末,即排卵前一天左右,雌激素在血中的浓度达到第一次高峰,通过正反馈的调节使下丘脑分泌的 GnRH 进一步地增加,促使腺垂体分泌 FSH 和 LH 增加,尤其是 LH,形成 LH 高峰。在高浓度 LH 作用下,发育成熟的卵泡里的卵泡液急剧增加,卵泡

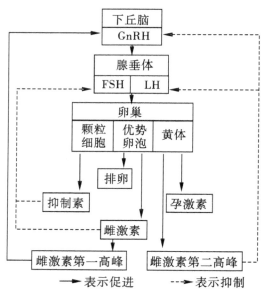

图 12-3 下丘脑-腺垂体-卵巢轴

壁破裂从而发生排卵。

2. 分泌期和月经期的形成 排卵后,在 LH 作用下,残留的颗粒细胞与卵泡膜细胞进一步增殖分化,形成月经黄体,分泌雌激素和大量的孕激素。孕激素使子宫内膜在雌激素的基础上发生分泌期的变化。随着黄体增长,雌、孕激素的分泌不断增加。排卵后第 8 ~ 10 天,雌、孕激素水平达到第二次高峰,通过负反馈的调节抑制下丘脑和腺垂体的活动,导致血中 GnRH、FSH 和 LH 的分泌减少。由于 LH 的减少,月经黄体萎缩、退化,变为白体,雌、孕激素的分泌减少,子宫内膜突然失去了雌、孕激素的支持,发生缺血、坏死、剥脱、流血,形成月经。

随着血中雌、孕激素浓度的降低,对下丘脑、腺垂体的抑制作用解除,卵泡又在 FSH 和 LH 的作用下生长发育,新的月经周期便又开始。到 50 岁左右,卵巢功能退化,卵泡停止发育,雌激素、孕激素分泌减少,子宫内膜不再呈现周期性变化,月经停止,进入绝经期。

四、妊娠、分娩

妊娠是指子代个体的产生以及在母体内孕育的过程。包括受精、着床、妊娠的维持、胎儿的生长发育及分娩。受精是妊娠的开始,分娩是成熟胎儿及其附属物从母体子宫内排出体外的过程,是妊娠的终止。妊娠时间以末次月经的第一天算起,妊娠全过程平均38 周。

(一)受精与着床

受精是指精子穿入卵子并相互融合的过程。正常情况下,受精的场所一般位于输卵管的壶腹部。精子与卵子相融合后称为受精卵。

1. **精子和卵子的运行**　精液进入女性的阴道后,精子的运行依靠尾部鞭毛的摆动和女性生殖道平滑肌的蠕动及输卵管上皮细胞纤毛的摆动,穿过子宫颈、子宫腔进入输卵管运行一段距离后到达受精部位,排卵后,卵子被输卵管伞所摄取,借助输卵管平滑肌的蠕动及其上皮细胞纤毛的摆动,逐渐向受精的部位运送。

一次射出的精液中含有数亿个精子,但在经过女性生殖道的几个屏障后,一般只有一个精子能使卵子受精。这是因为精子在向受精部位运行的过程中,要受多种因素的影响。如宫颈粘液的粘度、阴道内的酸碱度(pH 值为 4)等都对精子的运动有一定的影响。

2. **精子获能**　精子在子宫、输卵管内停留一段时间后,才能获得使卵子受精的能力,称为精子获能。精子在附睾内发育成熟,但不能使卵子受精。因为附睾和精液中存在对受精有抑制作用的物质,在子宫和输卵管中,含有解除这种抑制物的物质,因此,精子进入女性生殖道后,才能获得受精能力。

3. **受精过程**　精子与卵子相遇时,精子头部的顶体会释放顶体酶、透明质酸酶等,使卵子外围的放射冠、透明带和卵丘被溶解,使精子与卵子结合,称为顶体反应。精子与卵子结合形成受精卵。当精子进入卵细胞后,卵细胞的释放物与透明带反应,封锁透明带,使其他的精子难以再进入。因此一般只有一个精子与卵子结合。精子穿入卵细胞,诱发卵细胞完成第二次减数分裂,单倍体的精子与单倍体的卵子结合,形成 23 对染色体的受精卵。

4. **着床**　受精卵在输卵管壶腹部停留 3 天,受精卵发生卵裂,形成桑椹胚,在输卵管平滑肌和输卵管上皮纤毛的协助下,向子宫腔移动,并在宫腔游离 3 天,桑椹胚发育为胚泡。胚泡在排卵后的 6～7 天,吸附在子宫内膜,与子宫内膜相互作用逐渐进入子宫内膜的过程,称为着床或植入。于排卵后约 10～13 天,胚泡完全被植入子宫内膜中。

(二)妊娠的维持与激素调节

胚泡着床后,胚泡的滋养层细胞开始分泌人绒毛膜促性腺激素(HCG),使月经黄体转变为妊娠黄体,继续分泌雌激素和大量的孕激素,从而适应妊娠的需要。大部分细胞发育成为胎儿。滋养层细胞发育绒毛膜,绒毛突起吸收母体血液中的营养成分供给胎儿。同时子宫内膜增生形成蜕膜。属于母体的蜕膜和属于子体的绒毛膜结合形成胎盘。胎盘起到屏障作用,既在母体与胎儿之间进行物质交换,又是妊娠期间重要的内分泌器官。正常妊娠的维持是由多种因素共同作用完成的,但胎盘在其中发挥着更为重要的作用。

胎盘可以产生人绒毛膜促性腺激素、雌激素、孕激素等。对于调节母体与胎儿的代谢活动及维持正常妊娠起着相当重要的作用。

1. **人绒毛膜促性腺激素**　是由胎盘绒毛膜的合体滋养层细胞分泌的,在结构和功能上与 LH 相似,既促进胚泡的植入,又促进月经黄体转变为妊娠黄体,继续分泌雌激素和大量的孕激素,以维持妊娠的顺利进行。妊娠黄体维持 10 周左右后萎缩,胎盘替代妊娠黄体,合成与分泌雌激素和孕激素。HCG 抑制淋巴细胞的活力,防止母体对胎儿产生排斥反应,即具有"安胎"的效应。

在受精后的第 8～10 天,合体滋养层细胞开始 HCG,随着浓度迅速升高,妊娠第 8～10 周左右浓度达到高峰,持续 1～2 周后开始下降,妊娠 20 周左右降至较低水平,直至妊娠末期。产后 4 天血中 HCG 消失。因 HCG 在妊娠早期出现在母体血中,并随尿排出,故用放射免疫分析法测定母体血或尿中的 HCG 浓度,作为早期妊娠的一个诊断的指标。

2. 雌激素和孕激素　妊娠两个月左右,HCG 分泌达到高峰,以后开始减少,妊娠黄体逐渐萎缩,胎盘接替妊娠黄体分泌雌、孕激素,继续维持妊娠,直至胎儿分娩。在整个妊娠期内,孕妇血液中的雌、孕激素都保持在较高的水平,负馈作用于下丘脑-腺垂体,因此,在妊娠期间没有卵泡发育、成熟和排卵,故妊娠期不来月经。

（1）雌激素　胎盘分泌的雌激素,90% 是雌三醇,雌酮和雌二醇很少。妊娠期间雌激素的主要作用是:促进母体子宫、乳腺的生长;松弛骨盆的韧带;调节母体与胎儿的代谢。

（2）孕激素　由胎盘的合体滋养层细胞分泌。孕酮的主要作用:①维持子宫内膜蜕膜化,为早期胚胎的发育提供营养物质;②减弱子宫收缩,保持妊娠子宫的安静,防止早产;③促进母体乳腺腺泡的发育,为分娩后授乳做好准备。

（三）分娩与授乳

分娩是指发育成熟的胎儿及其附属物通过母体的子宫、阴道排出体外的过程。人类妊娠的全过程约 38～40 周（由末次月经第一天算起,约 280 天）。妊娠末期,子宫平滑肌兴奋性逐渐提高,最后引起强烈而有节律的宫缩,宫颈变软,宫颈口开放,驱使胎儿离开母体。分娩是一个正反馈的调节过程。分娩时,胎头下降,刺激子宫颈后反射性地引起催产素释放。催产素可加强子宫平滑肌的收缩,使宫颈受到更强的刺激,直至分娩过程完成。

妊娠期,由于催乳素、雌激素、孕激素分泌增加,使乳腺导管进一步增生,并促进乳腺腺泡的增生发育,具备泌乳能力,但并不泌乳,因为此时母体血中雌激素、孕激素浓度过高,抑制催乳素的泌乳作用。分娩后,由于胎盘的娩出,雌激素和孕激素的浓度降低,对催乳素的抑制作用解除,乳腺开始泌乳。在哺乳过程中,婴儿吸吮乳头,会引起排乳反射,致使乳汁射出。哺乳期高浓度的催产素,对促性腺激素的分泌具有抑制作用。因此在哺乳期间可出现月经暂停,一般为 4～6 个月,它能起到自然调节生育间隔的作用。

（马凤巧）

【思考题】

1. 简述睾丸的功能及其调节。
2. 简述卵巢的功能及其调节。
3. 简述雌激素的生理作用。
4. 简述孕激素的生理作用。
5. 试述在月经周期中,子宫内膜的变化。
6. 试述月经周期的形成机制。